HOMÖOPATHIE –
ALLES GUTE FÜR IHR KIND

Dr. med. Anne Sparenborg-Nolte
Dr. med. Stephan Heinrich Nolte

Homöopathie – alles Gute für Ihr Kind

Was Sie und die Natur für Ihr Kind tun können

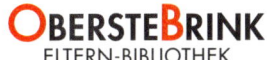
OBERSTEBRINK
ELTERN-BIBLIOTHEK

Impressum/Homöopathie

1. Auflage, 2011
© by Oberstebrink Elternbibliothek, ein Imprint der Cecilie Dressler Verlag GmbH
Alle Rechte liegen beim Verlag

Titelfoto: Mike Timo/GettyImages
Fotos: fotolia, Nolte
Gestaltung: magellan, düsseldorf
Satz und Herstellung: Aalexx Buchproduktion GmbH, Großburgwedel
printed in Germany
Verlag: Oberstebrink Verlag
Sankt Göres-Str. 12 · 40489 Düsseldorf
Tel.: 0211/51 36 56-0 · Fax: 0211/51 36 56-12
e-mail: verlag@oberstebrink.de
www.oberstebrink.de
Vertrieb: Cecilie Dressler Verlag GmbH
Poppenbütteler Chaussee 53 · 22397 Hamburg
ISBN: 978-3-934333-17-8

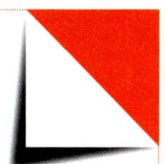

DIE OBERSTEBRINK
ELTERN-BIBLIOTHEK

Die Oberstebrink Eltern-Bibliothek bietet Lösungen für die wichtigsten Eltern-Probleme und gibt Antworten auf die häufigsten Eltern-Fragen. Von Experten, die in ihrem Fachgebiet auf dem neuesten Wissensstand sind und in ihrer Praxis täglich Eltern beraten und Kinder behandeln.

Die Bücher der Oberstebrink Eltern-Bibliothek werden von Kinder- und Jugendärzten, Hebammen, ErzieherInnen, LehrerInnen und Familien-TherapeutInnen laufend eingesetzt und empfohlen. Eltern schätzen diese Ratgeber besonders, weil sie leicht verständlich sind und sich alle Ratschläge einfach und erfolgreich in die Tat umsetzen lassen.

Eine Übersicht über alle Titel finden Sie auf den letzten Seiten dieses Buches.

GRUSSWORT

Seit der Begründung der Homöopathie durch Samuel Hahnemann sind in den vergangenen 200 Jahren Millionen von Menschen erfolgreich homöopathisch behandelt worden. Zehntausende Ärzte, Heilpraktiker, Hebammen und auch Laien wenden die Homöopathie in vielen Ländern der Erde an. Die Nachfrage und das Interesse an der Homöopathie sind groß, aber auch Missverständnisse und Fehlinterpretationen sind weit verbreitet. So können Patienten mangelhaft ausgebildeten Therapeuten oder falschen Konzepten dieser Heilmethode zum Opfer fallen. Klarstellungen und Standortbestimmungen sind daher immer wieder notwendig.

Frau Dr. Anne Sparenborg-Nolte und Dr. Stephan Heinrich Nolte haben einen Ratgeber für alle, die mit Kindern befasst sind, geschrieben. Er soll als Leitfaden für die Anwendung der Homöopathie im Kindes- und Jugendalter dienen, aber auch Wesentliches zur therapeutischen Grundhaltung und Einstellung gegenüber dem jungen Leben in gesunden und kranken Tagen beitragen.

Die genaue Wirkungsweise homöopathischer Arzneien ist für die Wissenschaft bislang ein Geheimnis geblieben, ihre Wirksamkeit aber in jahrhundertelanger Anwendung gut belegt. Diese ist nicht materieller Natur: Der menschliche Organismus hält ein Energiefeld aufrecht, das all die Informationen enthält, die wir über den gesunden und kranken Körper brauchen. Dieses Energiefeld nennen wir in der Homöopathie die „Lebenskraft". Auf dieser Ebene sollten wir den Ursprüngen von Krankheit nachspüren, und auf dieser Ebene wirken die homöopathischen Arzneien.

Wenn wir den Sitz der Krankheit nur in den einzelnen Zellen, ihren Strukturen und Molekülen suchen und ausschließlich auf dieser Ebene wirksame Medikamente einsetzen,

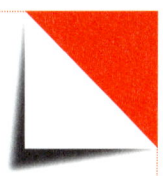

werden wir dem unendlich komplexen System, das der menschliche Körper und die ihn belebenden Energien darstellen, nicht gerecht. Wir werden kaum die notwendigen Informationen zum Verständnis von Gesundheit und Krankheit gewinnen können, und unsere Behandlung wird aufgrund ihrer Nebenwirkungen nicht selten mehr Schaden als Nutzen anrichten.

In seiner Individualität ist jeder Mensch einzigartig und unterscheidet sich von anderen wie in der Einmaligkeit seines Fingerabdrucks. Deshalb wird eine homöopathische Behandlung auf das Individuum und nicht auf einen Krankheitsnamen, eine Diagnose, ausgerichtet sein – und schon gar nicht allen Patienten mit derselben Diagnose auch das gleiche Heilmittel geben.

Dieses Buch hilft Eltern, die Zusammenhänge der Homöopathie zu verstehen und ihre Möglichkeiten in der Behandlung kranker Kinder zu erkennen. Eltern finden hier eine Fülle von Tipps, Anleitungen, Fallbeispielen und konkreten Hinweisen, wie sie die Erkenntnisse der Homöopathie bei ihren Kindern nutzen können.

Ich wünsche, dass dieses Buch auf breiter Basis zum Verständnis der Homöopathie beiträgt und vielen Eltern und ihren kranken Kindern konkrete Hilfen bietet.

Prof. George Vithoulkas,
Gründer der Internationalen Akademie für klassische Homöopathie,
Alonissos, Griechenland,
Träger des Alternativen Nobelpreises „Right Livelyhood Award", 1996

Liebe Eltern

„Natura sanat, Medicus curat." Dieser über 2.500 Jahre alte Satz aus den Hippokrates zugeschriebenen Schriften drückt sinngemäß aus: Die Natur heilt, der Arzt sorgt, pflegt, bemüht sich, behandelt, doktort herum...

Im Altertum wurde die ärztliche Tätigkeit als Kunst hochgehalten. Man wusste sehr wohl, dass Heilung eigentlich im Patienten geschieht und die wie immer gearteten – heute oft als unwirksam belächelten – Therapien die Selbstheilungskräfte und den Willen des Patienten zur Gesundung lediglich unterstützen können. Ebenso wurde in der Antike durch feine Beobachtungen und Beschreibungen bereits erkannt, dass es einen natürlichen Verlauf der jeweiligen Krankheitszustände gibt, dass diese einen gewissen zeitlichen Rahmen benötigen und stark mit individuellen Lebensumständen verknüpft sind. Therapieversuche, die das außer Acht lassen, schwächen die natürliche Heilkraft und schaden mehr, als sie nützen.

Diese im Grunde einfachen und einleuchtenden Erkenntnisse sind weniger banal, als es zunächst scheint. Das Vertrauen in die moderne Medizin ist groß, die Verfügbarkeit von medizinischen Dienstleistungen allgegenwärtig und „niedrigschwellig", hoch angepriesene Produkte der pharmazeutischen Industrie versprechen Gesundheit und „Wellness". Die Medien berichten täglich von spektakulären Operationen und neuen Therapieverfahren. So glauben viele, dass mit der modernen Medizin alles möglich und machbar sei und vertrauen auf ein System von Vorbeugemaßnahmen und Vorsorgeuntersuchungen, ohne die Notwendigkeit des eigenen Mitwirkens an gesundheitsfördernden Maßnahmen zu sehen. Erst wenn sie dann selbst erkranken, erleben sie, wie hilflos – beispielsweise bei einem banalen grippalen Infekt – doch im Alltag die Medizin sein kann. Der Faktor

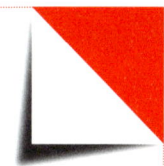

Zeit und die fürsorgliche liebevolle Pflege des Erkrankten sind das, was heute am meisten fehlt. Erkenntnisse über natürliche Verläufe von Erkrankungen und Auswege aus krankmachenden Situationen sind durch frühzeitigen Aktionismus verloren gegangen. Wir haben dieses Buch aus der Überzeugung geschrieben, dass das, was den Menschen gesund erhält und ihm Krankheiten zu bekämpfen hilft, von innen kommen muss – durch eine Kraft, die in der Homöopathie Lebenskraft genannt wird, und die sich aus dem Lebenswillen und der Lebensenergie zusammensetzt. In den medizinischen Bemühungen, ob durch Laienhände oder Heiler jedweder Vorbildung, müssen wir bescheiden sein. Denn selbst so ein einfacher Vorgang wie das Heilen einer Wunde geschieht nicht durch den Heiler, sondern durch die innere Heilkraft. Alles, was man dazu beitragen kann, ist, die natürliche Heilung nicht zu stören, die Wundränder zu reinigen und anzupassen, vielleicht zusammenzunähen, Fremdkörper aus der Wunde zu entfernen und sie sauber, möglichst keimfrei zu machen und ruhigzustellen.

All diese Maßnahmen nennt man in der Homöopathie Beseitigung von Heilungshindernissen. Bei komplizierteren Erkrankungen sieht es nicht viel anders aus. Auch hier müssen wir durch die Behandlung die Selbstheilungskraft stärken und störende Faktoren, eben Heilungshindernisse, beseitigen. Diese sind nicht nur körperlicher Art. Auch seelische oder soziale Heilungshindernisse müssen als solche erkannt und gemildert werden.

Heute entscheiden meist die Ärzte, ob jemand gesund oder krank ist. Dabei werden Zustände, die mehr am Rand der Bandbreite normaler Äußerungen menschlichen Lebens stehen, zunehmend als krankhaft und behandlungsbedürftig deklariert. Die

Gesellschaft gesteht den Ärzten diese Rolle mehr und mehr zu. Wir sehen den Arzt dagegen eher als unabhängigen Ratgeber und als „Anwalt des Kindes" – mit dem Anspruch, Kinder zu schützen: vor Krankheit, vor Gewalt, vor kinderfeindlichen Lebensbedingungen, aber auch vor unnötigen medizinischen Maßnahmen und vor den wachsenden Ansprüchen einer allumfassenden „Medikalisierung". Da wir es nicht nur mit Kindern, sondern auch mit Eltern und anderen Bezugspersonen zu tun haben, ist es uns auch ein Anliegen, diesen dabei zu helfen, Kinder und Jugendliche zu verstehen und sie ihren Platz im Leben finden zu lassen.

Wir möchten Sie als Eltern bei Ihren Aufgaben unterstützen und wünschen Ihnen viel Spaß bei der Lektüre und viel Freude mit Ihrem Kind.

Ihre
Anne Sparenborg-Nolte
Stephan Heinrich Nolte

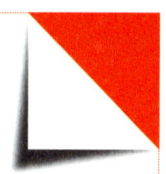

Prinzip der Gewaltlosigkeit

„Homöopathie ist die modernste und durchdachteste Methode, um Kranke ökonomisch und gewaltlos zu behandeln. Die Regierung muss sie in unserem Land fördern und unterstützen. Genauso wie mein Prinzip der Gewaltlosigkeit niemals
scheitern wird, enttäuscht auch die Homöopathie nie. Aber die Anhänger der Homöopathie könnten infolge falscher Anwendung der homöopathischen Prinzipien
versagen. Dr. Hahnemann besaß einen genialen Geist und entwickelte eine Methode, in der es keine Begrenzung gibt, um das menschliche Leben zu retten. Ich
verneige mich in Ehrfurcht vor seinem Können und vor dem großartigen humani-
tären Werk, welches er schuf."

(Mahatma Gandhi, indischer Staatsmann)

INHALT

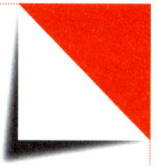

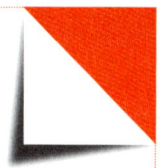

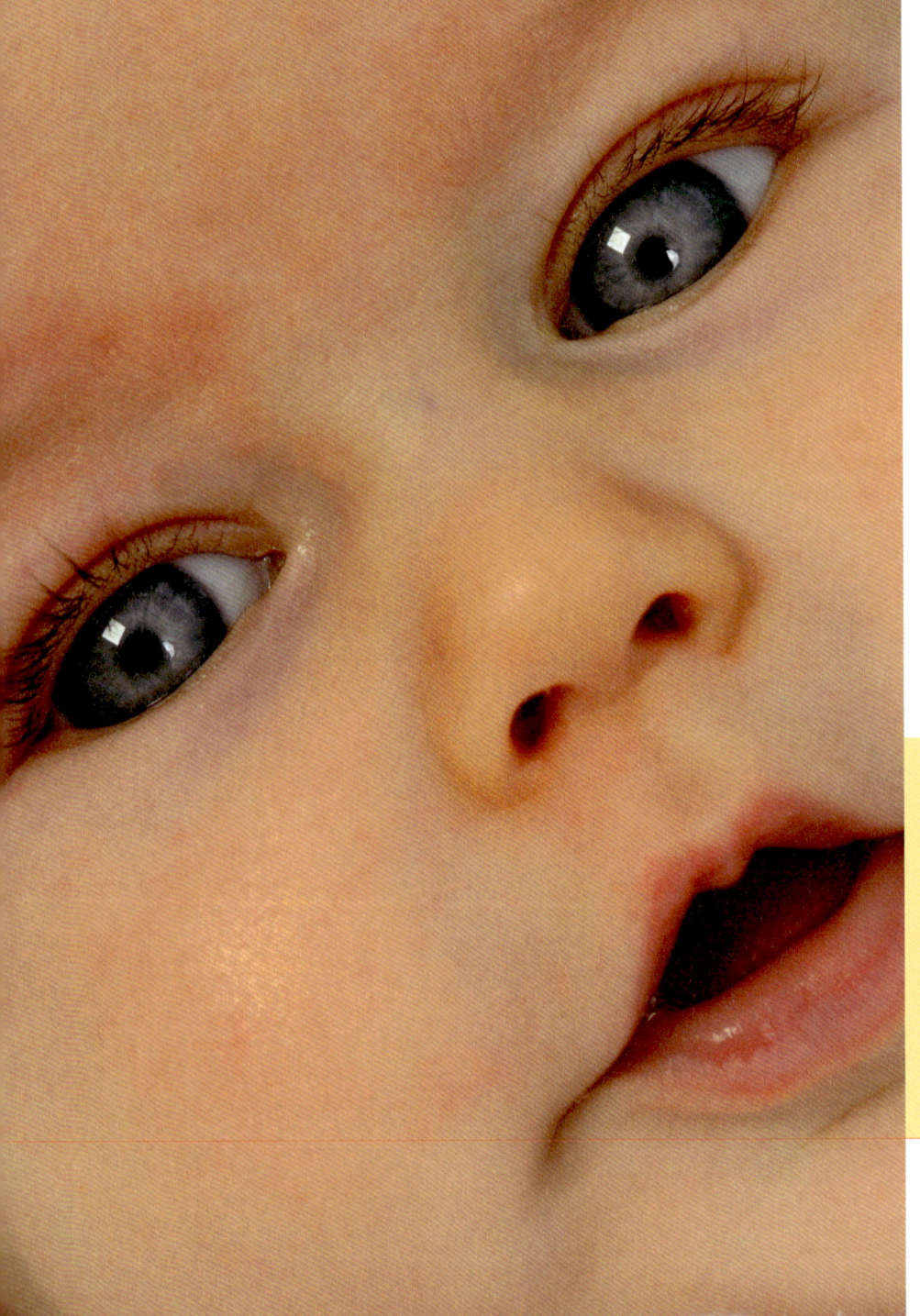

Homöopathie –
was ist das eigentlich?

In diesem Kapitel erfahren Sie, ...

▶ wie Homöopathie funktioniert

▶ wie Homöopathie in der ärztlichen Praxis umgesetzt wird

▶ woraus homöopathische Mittel gewonnen werden

▶ wie homöopathische Arzneien hergestellt werden

▶ wie der homöopathische Arzt die passende Arznei auswählt

▶ was Sie zu den am häufigsten gestellten Fragen wissen sollten

WIE FUNKTIONIERT HOMÖOPATHIE?

DIE STÄRKUNG DER LEBENSKRAFT

Die Homöopathie ist eine Lehre vom Menschen und seinen Erkrankungen, die bereits vor über 200 Jahren den Menschen in seinen lebens- und kulturgeschichtlichen Zusammenhängen gesehen hat – eigentlich eine Selbstverständlichkeit, die heute aber als „Bio-Psycho-Soziales Modell" neu beschrieben wird.

Das heute etwas altmodisch wirkende Wort „Lebenskraft" (*lat.* vis vitalis) war früher sehr verbreitet, aber wir können auch heute keinen besseren Begriff und keine bessere Erklärung finden. Von „Lebenskraft" oder „Lebensenergie" wird in vielen Bereichen der Alternativmedizin – einschließlich der Homöopathie – mit unterschiedlichem, oft auch recht esoterischem Verständnis gesprochen. In der Klassischen Homöopathie spielt der Begriff der Lebenskraft eine zentrale Rolle: Heilung kann nicht durch ein homöopathisches Arzneimittel erreicht werden, sondern nur durch die Korrektur und Förderung der Lebenskraft. Sie ist unsichtbar und nur an ihren Wirkungen zu erkennen. Das homöopathische Mittel soll dazu beitragen, sie wieder in geordneten Bahnen fließen zu lassen. Viele, vor allem chronische, Erkrankungen, für die die moderne Medizin zwar Behandlungen, aber keine Heilungen kennt, viele Symptome, die die Schulmedizin nur zur Kenntnis nimmt oder für bedeutungslos hält, lassen sich homöopathisch fassen, erklären und erfolgreich behandeln.

NICHT DIE KRANKHEIT BEHANDELN, SONDERN DEN MENSCHEN HEILEN

Die Homöopathie behandelt mit einer nach den jeweiligen Symptomen des Patienten individuell gewählten Arznei, die die Selbstheilungskräfte anregt und ihn so gesunden lässt. Die Wahl der Arznei bezieht sowohl die allgemeine körperliche und seelische Verfassung als auch spezifische Krankheitssymptome mit ein. Die Homöopathie behandelt den kranken Menschen und nicht die Krankheit.

DIE VERMITTLUNG HEILSAMER INFORMATIONEN

Bei der Homöopathie geht es nicht nur um das Funktionieren im technischen Sinne.

Die Homöopathie wirkt nicht auf substanzielle Weise. Eine molekulare Wirkung ist insbesondere bei hohen Potenzen gar nicht denkbar, da die Arznei kein einziges Molekül der Ausgangssubstanz enthalten muss – und dennoch wirkt.

Dieses Phänomen gibt es auch in anderen Bereichen. Auch andere Informationsträger enthalten keine molekularen Bestandteile.

- Ein Tonband zum Beispiel ist vor und nach dem Überspielen einer Melodie oder eines Textes chemisch identisch. Auch physikalisch lassen sich Unterschiede nur funktionell, nicht mechanisch feststellen: So sind die kleinen Magneten, aus denen die Tonträgerschicht aufgebaut ist, nach der Tonaufnahme anders angeordnet als vorher, aber dennoch substanziell gleich. Die Tonspur wird mit einem entsprechenden Sender kodiert und kann nur mit einem passenden Abspielgerät abgehört werden. Ohne dieses Gerät entzieht sich der Inhalt eines Tonbandes völlig der akustischen Erfassung der darauf eingespielten Information.

Auch in der Homöopathie wird davon ausgegangen, dass die Information der Arznei in einer Form kodiert wird, die sich derzeit noch unserer Erfassung entzieht, aber durch einen geeigneten Empfänger sichtbar gemacht werden kann. Als Medium dient hier möglicherweise das Wasser, das durch seine besonderen physikalischen Eigenschaften ähnlich wie ein Magnetband Informationen speichern kann. Das liegt an der besonderen magnetischen Eigenschaft des Wassermoleküls: Es handelt sich um einen sogenannten Dipol, der weiträumige Muster, sogenannte Cluster, bilden und so informationsvermittelnd wirken kann.

- Ein anderes Beispiel, das den Unterschied zwischen physikalischen Vorgängen und Vorgängen der Informationsvermittlung illustriert: Stellen Sie sich einen Redner vor, der eine Rede vor einem Publikum hält. Physikalisch gesehen wird ein Schalldruck erzeugt, der von den Ohren des Empfängers in einen elektrischen Impuls umgesetzt wird. Der Schalldruck lässt sich messen, nicht aber die in ihm enthaltene Information. Wenn der Redner plötzlich *„Feuer!"* ruft und das gesamte Publikum in Panik zu den Ausgängen rennt, lässt sich diese Reaktion nicht durch Schalldruckpegel oder andere physikalische Phänomene, sondern lediglich durch den Inhalt der Information erklären. Dieser ist wiederum abhängig von Sender und Empfänger: Wenn dieser Ruf zum Beispiel in einer anderen, für das Publikum unverständlichen Sprache erfolgt, wird die Panikreaktion ausbleiben.

Diese Beispiele zeigen, dass zwischen messbaren Phänomenen und Inhalten von Informationen ein großer Unterschied besteht. In der Homöopathie haben wir es mit der Weitergabe von Informationen zu tun. Durch die weit in den Alltag eingedrungene moderne Computertechnologie ist das Verständnis einfacher geworden: Wir unterscheiden zwischen Hardware, den festen Bestandteilen eines Computers, und der Software, den Programmen, die erst den Computer zum Laufen bringen – Informationen, die auf einfachste Art kodiert sind, nämlich durch ein einfaches Ein/Aus- oder Ja/Nein-System (das binäre System). Diese kleinste Informationseinheit nennt man ein Bit. Acht solcher Informationen, nämlich ein Byte, kodieren bereits einen Buchstaben.

Die Natur hat sehr viel komplexere Kodierungsmethoden – zum Beispiel im genetischen Code, der unsere Eigenschaften und Anlagen speichert und durch komplexe Regelvorgänge freigibt oder sperrt. Wir kennen einfache Vererbungsvorgänge wie Augenfarbe oder Blutgruppen, sind aber weit davon entfernt, zu verstehen, wie komplexe Verhaltensweisen weitervermittelt, also vererbt werden – und sei es nur, wie zum Beispiel das Küken im Ei die Schale aufpickt und weiß, was es zu tun hat.

Wenn wir also in der Homöopathie noch nicht genau verstehen, wie die Informationsvermittlung vonstatten geht, befinden wir uns in guter Gesellschaft und müssen uns – wie so häufig im Alltag – als reiner Nutzer eines Systems verstehen, das wir nicht begreifen können (und auch nicht müssen). Beim Bedienen eines Fernsehapparates oder eines Autos geht es den meisten von uns im Grunde auch nicht anders.

In vielen Jahren der Auseinandersetzung der wissenschaftlichen Medizin mit der Homöopathie wurde immer der noch nicht bekannte Wirkmechanismus kritisiert und damit die ganze Wirkung infrage gestellt. Um mit dem Worten von *Christian Morgensterns* „Palmström" zu sprechen: *„Weil, so schließt er messerscharf, nicht sein kann, was nicht sein darf".*

Die Homöopathie in der Forschung

Es gibt in den letzten Jahren eine zunehmende Zahl von Forschungsarbeiten, die für eine Wirksamkeit homöopathischer Arzneimittel sprechen. Aber auch aus Sicht der homöopathischen Ärzte gibt es noch Forschungsbedarf. Diese Forschung sollte von der Theorie und von den methodischen Problemen der Homöopathie ausgehen. So ist die heute für wissenschaftliche Studien geforderte „randomisierte Doppelblindstudie" sicher ein gutes Instrument, um eine standardisierte Therapie in einer standardisierten Ausgangssituation (definierte Krankheit) mit einem standardisierten Ergebnis (definierte und messbare Erfolgsparameter) zu untersuchen. Bei einer Behandlung in der Praxis lassen sich aber weder die Ausgangssituation (Individualisierung), noch die Therapie (individualisierte Arzneiwahl), noch das Ergebnis (individualisierte Verlaufsbeurteilung) gut standardisieren. Dennoch können in einigen Fällen – nämlich dann, wenn bei einer vergleichbaren Ausgangssituation (z.B. Verletzungen, andere „bewährte Indikationen") relativ gleiche Beschwerden auftreten – auch Doppelblindstudien möglich sein.

Weiterhin ist es methodisch schwierig, dass nur Effekte statistisch fassbar sind, die sich bei allen Patienten in ähnlicher Weise darstellen: Wenn nun bei einem Teil der Patienten zwar nicht das Symptom, aber der Allgemeinzustand besser wird, bei einem anderen Teil das Symptom, bei einem dritten Teil vielleicht ganz andere Symptome auftreten oder sich bessern, dann ist das statistisch kaum zu sichern. Es kann aber aus der Sicht des Arztes und des einzelnen Patienten eine erfolgreiche Behandlung sein.

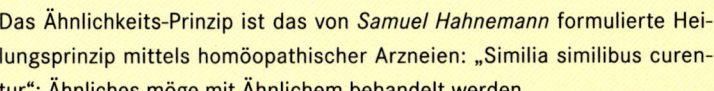

Das Ähnlichkeits-Prinzip

Das Ähnlichkeits-Prinzip ist das von *Samuel Hahnemann* formulierte Heilungsprinzip mittels homöopathischer Arzneien: „Similia similibus curentur": Ähnliches möge mit Ähnlichem behandelt werden.
Eine Heilung kann dann erfolgen, wenn die Symptome des Kranken denjenigen Symptomen ähnlich sind, die eine Arznei zuvor bei einem gesunden Prüfer erzeugt hat. (→ Arzneimittelprüfung)

Auch für das *Ähnlichkeits-Prinzip* gibt es eine ganze Reihe von empirischen Belegen, so aus der Beobachtung der Wirkung konventioneller Pharmaka. Wenn man zum Beispiel die Entzugssymptomatik eines Morphin-Abhängigen mit der Wirkung von Morphin vergleicht, zeigt sich, dass ein Medikament in der Nachwirkung das Gegenbild seiner Wirkung hervorruft. Auf diesem Prinzip beruht die Behandlungsweise der Homöopathie.

Bei einer Behandlung von Fieber mit Paracetamol oder Ibuprofen wird im Vergleich zu einer homöopathischen Behandlung der kurzzeitige Erfolg – zum Beispiel das Ausmaß der Fiebersenkung nach vier Stunden – immer besser sein, aber die längerfristigen Ergebnisse (Wie geht es dem Patienten nach drei Tagen oder nach einer Woche, nach einem Monat?) sind selten Endpunkt einer Studie und damit letztlich unerforscht. Auch wird bei der Behandlung einer Neurodermitis im Vergleich zwischen Cortisonsalben und einer homöopathischen Behandlung kurzfristig das Cortisonpräparat unbestreitbar günstiger abschneiden, aber wenn es auch die quälenden Hauterscheinungen rasch beseitigt, handelt es sich aus homöopathischer Sicht um eine Unterdrückung, deren Langzeitfolgen wir nicht kennen. Verwertbar werden Therapieeffekte erst dann, wenn man nach Monaten oder Jahren die Ergebnisse vergleicht. Solche Langzeituntersuchungen fehlen fast völlig.

Die renommierte britische Fachzeitschrift *„The Lancet"* beschwor in der Ausgabe vom 27. August 2005 den Untergang der Homöopathie. Als Beleg dafür diente eine Schweizer Untersuchung, eine Meta-Analyse, in der 110 homöopathische mit 110 schulmedizinischen Studien verglichen wurden – mit dem Ergebnis, dass die Wirkung der Homöopathie allein auf dem Placebo-Effekt beruhe. Dass aber die therapeutischen Erfolge der Homöopathie nicht auf einem Placebo-Effekt beruhen, ist in vielen Studien belegt worden, etwa bei Versuchen an Darmzellen. Auch wird die medizinische Qualität der Homöopathie in der täglichen Praxis belegt. Schulmedizinisch „austherapierte" chronisch kranke Menschen können oft mit Hilfe der Homöopathie geheilt werden. Verschiedene Studien, beispielsweise der Berliner Charité, konnten an großen Patientenzahlen zeigen, dass die Homöopathie in der Praxis einer konventionellen Behandlung mindestens ebenbürtig, zum Teil überlegen ist. Auch gibt es verschiedene Meta-Analysen, die der Homöopathie eine deutlich bessere Wirkung als Placebo bescheinigen, wie die von *Linde* et al von 1997, die ebenfalls im *Lancet* veröffentlicht wurde.

Dass der Homöopathie überhaupt so viel Aufmerksamkeit im *Lancet* gewidmet wird, dürfte unter anderem an der Arbeit eines Reportes der Weltgesundheitsorganisation (WHO) liegen, die für die Homöopathie recht günstig ausfällt. In diesem Report heißt es: *„Die Mehrzahl der wissenschaftlichen Studien in den letzten 40 Jahren hat gezeigt, dass die Homöopathie gegenüber Placebo überlegen ist und der konventionellen Medizin in der Behandlung von Menschen und Tieren gleichgestellt werden kann."* Die Verbraucherzeitschrift *„Stiftung Warentest"* kommt im Sommer 2009 zu dem Schluss: *„Hinweise ja, Beweise nein"* und nennt 37 Krankheitsbilder, von ADS bis Zerrung, bei denen Homöopathie wirksam sein kann. Wir erleben gerade eine *„Renaissance der klassischen Homöopathie"* (*„heute-Nachrichten"*). Immer mehr Krankenkassen bieten ihren Mitgliedern die Homöopathie auf Versichertenkarte an. *Samuel Hahnemann*, der Begründer der klassischen Homöopathie, sagte über die „Medizin der alten Schule": *„Solcherlei Medizin erzeugt keine dauerhafte Heilung, aber dauerhafte Kranke."* Aber wenn das wirklich so ist – welche Medizin macht dann gesund? Wir wollen hier keinen Wettbewerb zwischen Homöopathie und Schulmedizin veranstalten, sondern zeigen, was die Homöopathie für den Menschen leisten kann.

HOMÖOPATHIE IN DER ÄRZTLICHEN PRAXIS

DIE WÜNSCHE DER PATIENTEN

Fast drei Viertel der Patienten wünschen sich alternative Heilmethoden als Ergänzung zur Schulmedizin, wie aus der Gesundheits-Berichterstattung des Bundes (*„Inanspruchnahme alternativer Methoden in der Medizin"*) hervorgeht. Eine Patientenbefragung des Deutschen Allergie- und Asthmabundes zum Thema „Alternative Heilmethoden" zeigte, dass für den Wunsch nach Alternativen vor allem ausbleibende oder unzureichende Heilerfolge der Schulmedizin und die Furcht vor Nebenwirkungen verantwortlich sind. Über die Hälfte der Patienten war der Ansicht, dass ihnen alternative Heilmethoden immer gut geholfen hätten. Diese Patienten – über die Hälfte chronisch Erkrankte, überwiegend mit einem höheren schulischen Bildungsabschluss – zeigten insgesamt eine unterdurchschnittliche Inanspruchnahme des Gesundheitssystems und achteten selbst stärker auf ihre Gesundheit.

Die Zahl der Homöopathie anbietenden Ärzte in Deutschland hat sich in den letzten zehn Jahren mehr als verdoppelt und wird auf über 5.000 geschätzt. Daneben bieten etwa 15.000 Heilpraktiker und andere nicht-ärztliche Heilberufe (vor allem Hebammen und Physiotherapeuten) in nicht genau bekanntem Umfang Homöopathie an. Gerade unter Heilpraktikern gib es gut ausgebildete klassiche Homöophathen.

Leider ist der Begriff „Homöopathie" ebenso wenig geschützt wie die Berufsbezeichnung „Psychotherapie". Es ist für den Laien nicht zu durchschauen, was der Anbieter darunter versteht. Wir verstehen unter „Homöopathie" die klassische Einzelmittel-Homöopathie nach *Hahnemann*.

WIE WIRD EIN HOMÖOPATHISCHER ARZT AUSGEBILDET?

Der Arzt muss die normale klassische medizinische Ausbildung durchlaufen und einen Facharzt oder praktische Fähigkeiten erworben haben. Für die Zusatzbezeichnung „Homöopathie" muss er eine Weiterbildung absolvieren: vier Kurse und 100 Stunden Supervision mit einer abschließenden Prüfung durch Weiterbildungs-Ermächtigte.

Der Deutsche Zentralverein homöopathischer Ärzte (DZVhÄ) verleiht das Homöopathie-Diplom – an Ärzte mit einer homöopathischen Ausbildung von mindestens 300 Stunden Supervision und sechs Wochenkursen. Nur bei Ärzten mit diesem Diplom kann man sicher sein, dass sie über die Voraussetzungen verfügen, um Patienten mit chronischen Erkrankungen behandeln zu können.

WIE ARBEITET DER HOMÖOPATHISCHE ARZT IN DER PRAXIS?

Es gibt verschiedene Möglichkeiten, die Homöopathie in die Praxis zu integrieren. Die umfassendste Lösung ist die einer ausschließlich homöopathischen Privatpraxis – die minimale ist die, in einer „normalen" schulmedizinischen Praxis nach „bewährten Indikationen" hier und da Globuli zu geben. In diesem Spektrum bewegt sich die homöopathische Tätigkeit. Die Zahl der rein homöopathischen Privatpraxen ist in den letzten Jahren kontinuierlich angestiegen. Ohne eine Erstanamnese, die ausführliche Fallaufnahme, ist eine homöopathische Behandlung, die diesen Namen verdient, bei chronischen Krankheiten nicht möglich. Für diese sind mindestens 60 bis 90 Minuten zu veranschlagen.

In Einzelfällen kann sie auch länger dauern, so dass „open end"-Termine, zum Beispiel zum Ende der Sprechstunde, sinnvoll sind. Das Folgegespräch, die Folgeanamnese, in der Regel alle zwei Monate, soll mindestens 30 Minuten lang dauern.

HOMÖOPATHIE FÜR KASSENPATIENTEN

In der vertragsärztlichen Tätigkeit im Rahmen des Einheitlichen Bewertungsmaßstabes (EBM) ist die Homöopathie nicht verankert. Da aber die Leistungen im kassenärztlichen Bereich „budgetiert" und somit begrenzt sind, ist im geltenden System keine angemessene Vergütung für den Zeitaufwand möglich, den eine so verantwortungsvolle Behandlung benötigt.
Insofern können die ernsthaft homöopathisch arbeitenden Ärzte in Deutschland froh sein, dass sie durch die Möglichkeit, „individuelle Gesundheitsleistungen" (IGeL-Leistungen) anzubieten, die Homöopathie im Rahmen der Gebührenordnung abrechnen können. Das war nach früherem Kassenarztrecht unmöglich.

INTEGRIERTE VERSORGUNG HOMÖOPATHIE

Eine neuere Möglichkeit, in Deutschland die Homöopathie in die Kassenarztpraxis zu integrieren, stellen die vom Deutschen Zentralverein Homöopathischer Ärzte (DZVhÄ) mit einigen Kassen vereinbarten „Integrierten Versorgungsverträge" dar. Zur Zeit vergüten einige Krankenkassen im Rahmen dieser Verträge hierzu ermächtigten Ärzten Homöopathie zu festen Sätzen. Hintergrund dieser Vereinbarungen dürfte das Sparpotenzial der Homöopathie sein: Homöopathisch behandelte Patienten nutzen weit weniger teure Untersuchungen und Medikamente und sind allgemein medizinkritischer.
Auch einige regionale kassenärztliche Vereinigungen bieten inzwischen Homöopathie als Kassenleistung an. Durch das „Krankenkassen-Wettbewerbsstärkungsgesetz" werden die Krankenkassen zukünftig immer neue „Kann-Leistungen" in ihre Leistungskataloge aufnehmen. In der Praxis muss deshalb der Patient je nach seinem Versicherungsstatus individuell beraten werden. In der Rubrik „Homöopathie für Kassenpatienten" auf der Internet-Seite des Zentralvereins (www.welt-der-homöopathie.de) sind die Neuerungen jeweils tagesaktuell zu finden.

Wenn eine Krankenkasse keiner dieser Vereinbarungen beigetreten ist, gibt es noch die Möglichkeit, dem Patienten einen Kostenvoranschlag auf der Basis der GOÄ (Gebührenordnung für Ärzte) mitzugeben, den der seiner Kasse vorlegt. Aus Kulanzgründen wird gelegentlich wenigstens ein Teil der Kosten übernommen – vor allem, wenn es sich um schulmedizinisch „ausbehandelte" und sehr kranke Patienten handelt.

Manche Kassenpatienten haben eine Zusatzversicherung für Naturheilverfahren abgeschlossen. Hier ist es wichtig, das Kleingedruckte gut im Auge zu haben, da manche dieser Zusatzversicherungen nur die Behandlung durch Heilpraktiker bezahlen. Viele Patienten sind bereit, die Behandlung unabhängig von einer Erstattung selbst zu übernehmen. Klarheit verschafft ein schriftlicher und verbindlicher Behandlungsvertrag mit Auflistung des Behandlungsumfangs und der zu erwartenden GOÄ-Ziffern.

DER ÄUSSERE RAHMEN
DER HOMÖOPATHISCHEN BEHANDLUNG

Wichtig für die Integration der klassischen Homöopathie in die Praxis ist vor allem der Wille des Arztes, dem Patienten den entsprechenden Zeitrahmen zur Verfügung zu stellen. Dazu müssen andere Bedingungen geschaffen werden, als sie in lebhaften Arztpraxen häufig bestehen: Unabdingbar sind feste Terminvereinbarungen, Ruhe und Aufmerksamkeit seitens des Arztes und Vermeidung von Störfaktoren wie Telefon oder Unterbrechungen. Damit diese Vorgaben erfüllbar sind, ist eine angemessene Vergütung notwendig, um zu vermeiden, dass der Arzt ungeduldig auf die Uhr schaut und sich beklagt, dass der Patient ihm „die Zeit stiehlt". Wenn sich in der laufenden Sprechstunde die Notwendigkeit für eine homöopathisch-konstitutionelle Behandlung ergibt, sollte der Termin dafür auf einen extra dazu vorgehaltenen Zeitraum außerhalb einer offenen Sprechstunde gelegt werden.

Anamnese und Diagnose

Die homöopathische Anamnese

Das Erheben der Vorgeschichte wird „Anamnese" genannt. Sie steht, wie bei jeder medizinischen Behandlung auch, am Anfang der homöopathischen Behandlung und ist entscheidend für die Auswahl der Arznei und den Heilerfolg. *„Unbefangenheit, gesunde Sinne, Aufmerksamkeit im Beobachten und Genauigkeit im Aufzeichnen des Bildes der Krankheit"* sind die Qualitätsmerkmale, die *Hahnemann* fordert und die im Übrigen genau dem entsprechen, was die moderne psychosomatische Medizin fordert.

Eine homöopathische Anamnese erfolgt in mehreren Schritten. Zunächst werden die Vorinformationen aufgenommen: Patientendaten, Namen und Erreichbarkeit der Bezugspersonen des Kindes, Vorstellungsgrund der Anmeldung, warum „gerade jetzt". Dann sollen die Eltern im „Hier und Jetzt" mit einem Spontanbericht beginnen, der anschließend in den gelenkten Bericht übergeht. Hier fragen wir zunächst nach dem Ablauf der allgemeinen Entwicklung in der frühen Kindheit, dann – nach dem Kopf zu Fuß-Schema von oben nach unten – nach allen körperlichen Merkmalen und Besonderheiten. Schließlich fragen wir nach den psychosozialen Bedingungen, unter denen das Kind und seine Familie leben, und nach familiären chronischen Krankheiten. Dann sollten auch externe Befundberichte gesichtet werden.

Die Anamnese soll uns helfen, den Patienten so gut kennenzulernen, dass wir eine geeignete Behandlung finden. Da es in der Homöopathie darum geht, typische, unverwechselbare individuelle Eigenheiten und Besonderheiten des Patienten kennenzulernen, werden vielleicht Fragen gestellt, die dem Patienten merkwürdig erscheinen und die aus seiner Sicht nichts oder nur am Rande mit der Erkrankung zu tun haben. Bei den zum Teil sehr persönlichen Fragen geht es allerdings nicht um Wertungen oder Urteile, sondern allein darum, viele möglichst spezifische Informationen zu bekommen. So können auch scheinbar unwesentliche und nicht mit den geschilderten Beschwerden in Beziehung stehende Symptome bedeutsam sein.

Eine solche ausführliche Anamnese sollte eigentlich in jeder Arztpraxis die notwendige Eingangsvoraussetzung für eine längerfristige Betreuung sein. Wir erleben immer wieder, dass wir Patienten zum Teil schon jahrelang betreuen, die wir eigentlich gar nicht „kennen". Irgendwann sind sie, vielleicht im Notdienst oder als Vertretungsfall, zu uns gekommen und geblieben, ohne dass auch nur einmal grundlegende persönliche Daten und Fakten besprochen worden sind. Wenn sich dann ein chronisches Leiden oder etwas anderes homöopathisch Behandlungsbedürftiges einstellt und dann eine solche Anamnese erhoben wird, ergeben sich immer wieder „Aha-Erlebnisse", also überraschende Dinge und Vorkommnisse, die uns gar nicht bekannt waren, obwohl der Patient doch schon so lange kommt.

Für Ihren Arzt ist es wichtig zu wissen, was Sie von ihm erwarten: Wollen Sie nur eine bestimmte Frage klären, zum Beispiel in der Impfberatung vor einer Fernreise? Oder suchen Sie für Ihr Kind eine umfassende, dauerhafte Betreuung, die dann aber auch eine entsprechende Vertrautheit und das Vorwissen voraussetzt?

Deshalb unser **Tipp:** Wenn Ihr Arzt Sie beim Erstbesuch nicht danach fragt, sagen Sie ihm von sich aus, was Sie von ihm erwarten. Dann kann er sich besser auf Sie und Ihre individuellen Bedürfnisse einstellen.

Wir freuen uns immer besonders, wenn bereits werdende Eltern mit ihrem noch ungeborenen Kind zu uns in die Sprechstunde kommen, man sich gegenseitig „beschnuppert" und schon vor der Geburt wichtige Weichen für die Betreuung des Kindes stellen kann – denn bei dem ersten „offiziellen" Vorstellungstermin, der Vorsorge-Untersuchung U3, ist das Baby schon vier Wochen alt, hat die wichtige Neugeborenenzeit bereits hinter sich – und es ist unter Umständen schon viel, auch viel Vermeidbares, passiert.

Für den homöopathisch tätigen Arzt geht es nicht darum, den zehnten Husten und das achte Schreibaby am Tag behandelt zu haben, sondern um die Begegnung mit den Menschen, den Familien, mit dem hustenden Kind oder dem schreienden Säugling in seinen komplexen Lebenszusammenhängen.

DIE HOMÖOPATHISCHE DIAGNOSE

Im Gegensatz zur Diagnose, die ein konventioneller Arzt stellt, ist eine „homöopathische Diagnose" eine umfassende Erkenntnis des Zustandes des Patienten.

Die richtige Arznei zu finden, ist eine relativ komplexe Angelegenheit, zu der nicht nur die Symptome des Patienten gehören, sondern vor allem die Fähigkeit des Homöopathen, diese Symptome zu verstehen und zu einem Gesamtbild zu vereinen. Dieses Gesamtbild muss mit der Arznei, die ähnliche Symptome hervorbringt, in Übereinstimmung gebracht werden.

Was sind das nun für Arzneien? Woher stammen sie, wie werden sie gewonnen und aufbereitet?

DIE HOMÖOPATHISCHEN ARZNEIEN

In der Homöopathie ist es üblich, von Arzneien oder einfach nur von homöopathischen Mitteln zu sprechen. Der Ausdruck Medikament bleibt hingegen den substantiellen pharmazeutischen Produkten vorbehalten, seien es nun Schmerzmittel, Antibiotika, antiallergische oder antientzündliche Medikamente. Wir sprechen also von homöopathischen Arzneimitteln, oder einfach von homöopathischen Mitteln.

Homöopathische Arzneimittel stammen aus einem der folgenden vier Bereiche:

- Pflanzen
- Tiere, tierische Produkte
- Mineralien, Salze, Säuren, chemische Elemente
- Krankheitsprodukte oder Produkte aus Krankheits-Erregern (Nosoden)

PFLANZEN

Viele der bekannten Kinderarzneien stammen aus dem Reich der Pflanzen: Die Küchenschelle (Pulsatilla), die Kamille (Chamomilla), der Sturmhut (Aconitum) oder die Tollkirsche (Belladonna). Es fällt auf, dass auch

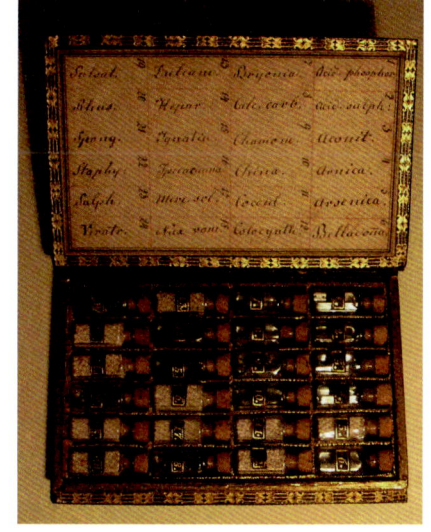

Förderung der Lebenskraft:
Homöopathische Arzneimittel

29

giftige Pflanzen dabei sind, wie der Sturmhut und die Tollkirsche. Andere sind dagegen harmlos.

Wie entsteht aus einer Pflanze ein homöopathisches Heilmittel? Aus dem Ausgangsstoff (z. B. die Wurzel, Blüte oder auch die ganze Pflanze) wird eine Urtinktur hergestellt, diese wird mit einer Wasser-Alkoholmischung verdünnt und verschüttelt. Dieser Vorgang, die sogenannte Potenzierung, wird viele Male wiederholt. Durch diesen Prozess entstehen sowohl aus giftigen als auch aus harmlosen Ausgangsstoffen wirksame Arzneien. Diesem Herstellungsverfahren ist es zu verdanken, dass homöopathische Mittel ungiftig sind, auch wenn ihr Name mitunter gefährlich klingen mag.

Tiere, tierische Produkte

Lieferanten homöopathischer Arzneien sind z. B. die südafrikanische Buschmeisterschlange (Lachesis mutus) oder die Biene (Apis mellificia), beide besitzen ein Gift für ihre Gegner. Auch hier gilt wieder: Erst durch die homöopathische Zubereitung wird das Gift zum Arzneimittel. Aber auch so seltsame Ausgangssubstanzen wie die Tinte des Tintenfischs (Sepia) oder eine Absonderung des Pottwals (Ambra grisea) kommen zur Anwendung.

Aus den Eigenschaften der Tiere kann man jedoch nichts über die Wirkung oder das Heilungspotenzial der homöopathischen Mittel ableiten. Auch das Aussehen, ob Tier oder Pflanze, sagt nichts darüber aus. Denn die Homöopathie ist keine „Signatur-Lehre", die aus dem Aussehen auf die Wirkung schließt. Allerdings spielen bei giftigen Substanzen die Vergiftungssymptome eine Rolle für die Heilkraft des Mittels. So eignet sich z. B. Apis (von der Biene) als Heilmittel bei Schwellungen, die stechend schmerzen und sich durch kalte Auflagen bessern, was beim Bienenstich häufig der Fall ist.

Mineralien, Salze, Säuren, chemische Elemente

Mineralien gehören neben den Pflanzen zu den häufigsten Ausgangsstoffen für homöopathische Kinderarzneien. Schauen wir uns als Beispiel den gelben Phosphor an, der als Element sehr giftig ist. Das daraus hergestellte homöopathische Mittel ist jedoch eins der am meisten angewendeten Mittel überhaupt und gerade auch für Kinder häufig geeignet. Das liegt an den Gesamteigenschaften dieser Arznei (→Arzneimittelbild), die so gut zu vielen Kindern passt, weil sie etwas typisch Kindliches repräsentiert. Neben den Krankheitssymptomen des Kindes sollte, vor allem bei chronischen Krankheiten, also noch die allgemeine Gemütslage, die sich ja bei kranken Kindern häufig ändert, in die Auswahl des Arzneimittels mit einbezogen werden (→ Wahl des Arzneimittels).

Aus krankhaften Körperprodukten hergestellte Arzneien (Nosoden)

Es ist nicht leicht zu verstehen, warum gerade Nosoden, deren Ausgangsstoff Krankheitsprodukte oder Krankheitserreger sind, eine so wichtige Rolle in der Kinder-Homöopathie spielen. Diese Nosoden unterliegen wie alle Arzneien dem Arzneimittelgesetz, müssen also entsprechend gesäubert, sterilisiert, kurz gesagt: unschädlich gemacht werden, bevor sie für die Herstellung einer Arznei dienlich sein können. Dazu kommt, dass die empfohlenen Zubereitungen so stark verdünnt und verschüttelt sind, dass kein Molekül der Ausgangssubstanz mehr nachweisbar ist (→Herstellung).

Kinder kommen leider doch nicht ganz „unschuldig" auf die Welt – sie tragen das Erkrankungspotenzial ihrer Vorfahren in ihrer Erbmasse und in ihrer Psyche. Deshalb müssen sie aber nicht chronisch krank werden. Jedes Kind hat Kraft genug und die Chance, Krankheiten, die sich nicht gesetzmäßig manifestieren müssen, abzuwehren, wie z. B. Diabetes, Krebs oder Depression. Dabei können die homöopathischen Nosoden (auch Erbnosoden genannt) eine große Hilfe anbieten.

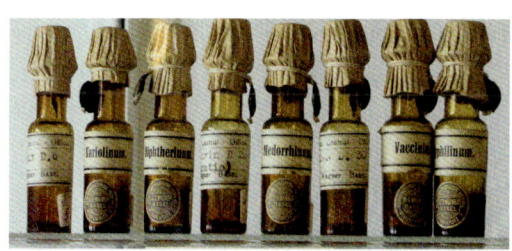

Nosoden:
Nicht nur Abwehr potentieller Krankheiten

Die Herstellung der Arzneien, Potenzen

In der Homöopathie wird der Ausgangsstoff für eine Arznei in Milchzucker verrieben oder in einem Wasser-/Alkoholgemisch verdünnt und verschüttelt. Den gesamten Vorgang nennt man Potenzierung. Die Menge des Milchzuckers bzw. des Wasser-/Alkoholgemischs und die Anzahl der Schüttelschläge sind unterschiedlich. Daraus ergeben sich verschiedene Zubereitungen:

- Dezimal (D-)Potenzen
- Centesimal (C-)Potenzen
- Quinquagintesimal (Q- oder LM-) Potenzen

Dezimalpotenzen

Bei den D-Potenzen wird ein Tropfen z. B. eines alkoholischen Auszuges der Pflanze (Urtinktur) in 9 Tropfen Wasser/Alkoholgemisch aufgelöst und 10x kräftig geschüttelt. Das ergibt die Potenz D 1. Wenn von dieser D 1 wieder ein Tropfen in 9 Tropfen Wasser-/Alkoholgemisch aufgelöst und 10x geschüttelt werden, erhält man die D 2. So kann man weiter verfahren bis zur D 200.
Die üblichsten D-Potenzen sind D 3, D 4, D6, D 8, D 10, D 12, D 30, D 200. Die berühmten homöopathischen Globuli (Kügelchen) entstehen, indem mit der fertigen flüssigen Arznei Zuckerkügelchen benetzt werden, die getrocknet und in Gläschen abgefüllt jahrelang haltbar sind.

Centesimalpotenzen

Die C-Potenzen sind stärker verdünnt und öfter verschüttelt, trotzdem wirken sie stärker und länger als die D-Potenzen. Ein Tropfen z. B. eines alkoholischen Pflanzenauszugs wird in 99 Tropfen Wasser-/Alkoholgemisch gelöst und 100x verschüttelt. So erhält man die C 1. Von der C 1 nimmt man wieder einen Tropfen, löst ihn in 99 Tropfen Wasser-/Alkoholgemisch auf und schüttelt 100x. Das ergibt die C 2. Nach dem gleichen Verfahren kann man die C-Potenzen bis zur C 1.000 oder sogar noch höher potenzieren.
Die üblichen C-Potenzen sind C 6, C 12, C 30, C 200, C 500, C 1.000 (C 5.000, C 10.000, C 50.000 werden seltener verwendet und sind in Deutschland teils nicht zu erhalten). Auch C-Potenzen sind als Zuckerkügelchen (Globuli) im Handel.

Q-Potenzen, LM-Potenzen

Diese Arzneien werden, ausgehend von der C3, in 50.000er Schritten verdünnt und bei jedem Schritt 100x geschüttelt. Die Ausgangssubstanz wird bei Q- und LM-Potenzen unterschiedlich hergestellt, die weitere Herstellung unterscheidet sich dann nicht mehr.

Übliche Potenzstufen sind Q (LM) 3, 6, 12, 18, 24, 30, 60, 90. Meistens sind die Globuli der Q (LM)-Potenzen deutlich kleiner als die Globuli der D- und C-Potenzen.

DOSIERUNG UND WIRKDAUER

Je nach Zubereitung wirken die homöopathischen Potenzen unterschiedlich stark und lange. Die folgenden Beispiele sollen dafür Anhaltspunkte geben.

D-Potenzen

D-Potenzen wirken im Allgemeinen nicht so stark und können deshalb bis zur D 12 täglich wiederholt werden. Je niedriger die D-Potenz, um so öfter wird sie mehrmals täglich gegeben. So wird z. B. eine D 4 dreimal täglich wiederholt, eine D 8 zweimal täglich und eine D 12 wird einmal täglich gegeben. Die D 30 dagegen sollte nur 1x in der Woche, die D 200 sogar nur einmal im Monat gegeben werden.

Nur weil eine D 30 oder eine D 200 seltener gegeben wird, sind sie deshalb nicht weniger wirksam, im Gegenteil. Möchte man aber im Akutfall die stärkeren D 30- oder D 200-Potenzen öfter geben, dann bietet sich die Verkleppermethode (→Darreichungsform) an.

Achtung: Da die D-Potenzen noch am meisten materielle Arzneisubstanz enthalten, können sie am ehesten überdosiert werden.

Beispiel: Eine Patientin, die Calcium carbonicum D 6 über ein Jahr lang täglich eingenommen hatte, berichtete über die Entwicklung von lästigem Kopfschweiß. Kopfschweiß gehört zu den Symptomen, die Calc. carb. heilen kann. Durch die zu lange, monotone Einnahme hatte sie jedoch das Symptom geradezu provoziert.

Dieselbe D-Potenz eignet sich nicht zur monate- oder gar jahrelangen täglichen Einnahme. Die Potenz muss bei längerer Einnahme verändert werden.

C-Potenzen

C-Potenzen sind die stärksten homöopathischen Arzneimittel. Niedrige C-Potenzen sind natürlich viel milder als hohe. Oft braucht man starke Arzneien, z. B. bei akuten Krankheiten, aber auch in der Langzeitbehandlung chronischer Krankheiten. Eine C-Potenz wirkt z. B. gegen Schmerzen oder hohes Fieber zuverlässiger als eine D-Potenz.

Für den Akutfall bietet sich die stündliche Einnahme der C 30 oder der C 200 in wässriger Lösung an (→Verkleppermethode).

C-Potenzen ab C 30 werden auch nach Bedarf dosiert, also bei Wiederauftauchen der Beschwerden einmalig wiederholt.

Auch eine C-Potenz kann, wenn zu häufig (täglich) in derselben Potenzstufe wiederholt wird, Symptome auslösen, die der Patient vorher nicht gehabt hat. Wird dieselbe C-Potenz in langen Abständen wiederholt, z. B. eine C 30 1x/Monat für ein halbes Jahr, verliert sie an Wirkung. Auch bei der C-Potenz sollte deshalb die Potenzstufe bei längerer Einnahme verändert werden.

Die C-Potenzen ab der C 30 sind extrem sparsam zu verwenden. Sie wirken wochen- bis monatelang, aber – und das wird darüber oft vergessen – sie wirken nicht ewig. Deswegen müssen sie bei chronischen Krankheiten in langen Abständen wiederholt werden, sonst hört die Wirkung auf und der angestoßene Heilungsprozess kommt zum Stillstand.

Q (LM)-Potenzen

Das Besondere der Q-Potenzen liegt darin, dass sie milde, aber zugleich kräftig wirken. Deshalb eignen sie sich für die tägliche oder wöchentliche Einnahme. Allerdings wird auch bei den Q-Potenzen die Potenzhöhe in bestimmten zeitlichen Abständen verändert.

In welchem Fall passt welche Potenz am besten?

Als Faustregel gilt:

- Je vitaler und gesünder der Patient vor der jetzt zu behandelnden Erkrankung war – umso höher die Potenz (C 30, 200, 500, 1.000)
- Je schwächer und kränker der Patient vor der jetzt zu behandelnden Erkrankung war – umso niedriger die Potenz (niedrige C-Potenzen, D-Potenzen, Q-Potenzen)
- Je akuter die zu behandelnde Krankheit, je kürzer sie besteht – umso höher die Potenz
- Je chronischer die zu behandelnde Krankheit, je länger sie besteht – umso niedriger die Potenz
- Je jünger der Patient – umso höher die Potenz
- Je älter der Patient – umso niedriger die Potenz
- Am Anfang der Behandlung chronischer Krankheiten: Niedrige Potenz
- Im weiteren Verlauf der Behandlung chronischer Krankheiten, bei zunehmender Besserung: Wechsel auf höhere Potenz

Die Darreichungsformen

Eine Einzeldosis besteht aus 2–3 Globuli oder 2–3 Tropfen. Im Prinzip reicht aber ein einziges Kügelchen/ein Tropfen aus. Die Globuli werden auf die Zunge gestreut, eine Berührung des Arzneimittelfläschchens mit der Zunge ist zu vermeiden. Sicherer ist es, die Globuli vorher auf ein kleines Stück sauberes, gefaltetes Papier zu streuen und dann erst auf die Zunge zu geben. Bei Wiederholung eines homöopathischen Mittels in derselben Potenz sollte es vorher in ein wenig Wasser aufgelöst werden. Das erübrigt sich bei der Einnahme von Tropfen.

Kleinen Babys wird man 2–3 Globuli in die Wangentasche stecken. Dort lösen sie sich schnell auf. Am besten macht das die Mutter selbst.

Eine größere Anzahl von Globuli/Tropfen als Einzelgabe hat keine größere Wirkung und ist unnötig. Die Einmalgabe vieler Globuli oder Tropfen wirkt nicht als Überdosis und ist ungiftig. Überdosierungen passieren nur bei zu häufiger Einnahme derselben Potenz und sind insgesamt selten.

Die Verkleppermethode

Darunter versteht man das Auflösen der Globuli/Tropfen in einem Glas mit stillem Wasser. Bitte gut umrühren. In Akutfällen (akute Schmerzen, z. B. nach Verletzungen, Zahnschmerzen, akuter Infekt mit Schmerzen oder Fieber) kann aus diesem Glas stündlich oder öfter ein Löffel eingenommen werden. Vor jeder Einnahme sollte noch einmal umgerührt werden. Die Verkleppermethode verstärkt und beschleunigt die Wirkung der Arznei, allerdings nur in Akutfällen, nicht in chronischen Fällen.

DIE WIRKUNGSWEISE HOMÖOPATHISCHER ARZNEIEN

Über die Wirkungsweise homöopathischer Arzneien ist schon viel spekuliert worden. Wir wissen allerdings, dass die Wirkung weder auf einen materiellen, d. h. chemischen Einfluss noch auf einen Placebo-Effekt (→Placebo) zurückzuführen ist. Es gibt gute Studien zum Wirksamkeitsnachweis homöopathischer Behandlung. Wissenschaftliche Studien allein können diese Frage aber nicht beantworten.

Im heutigen Informations- und Computerzeitalter ist es einleuchtend, sich die Wirkung der immateriellen homöopathischen Arzneien als eine Art der Informations-Übertragung vorzustellen. Bei der Herstellung der Arzneien wird diese Information vom Ausgangsstoff auf den Träger, also die wässrige Lösung oder den Milchzucker übertragen. Wird die Arznei eingenommen, kann sie mit einem der zahlreichen biophysikalischen Informations-Systeme des Menschen in Interaktion treten.

Daraus folgt auch, dass nicht eigentlich das homöopathische Mittel heilt oder eine Besserung bewirkt, sondern das Heilungs-System des Menschen selbst in Gang gesetzt wird.

DIE LEBENSKRAFT

Der Ausdruck „Lebenskraft" mag zwar veraltet klingen, es gibt aber bis heute keine bessere und neutralere Bezeichnung für die Kraft, die uns belebt und für unsere Gesundheit zumindest aus energetischer Sicht verantwortlich ist. Sie kann Symptome hervorbringen und wieder verschwinden lassen, sie ist das Barometer unserer Befindlichkeit, sie kann Alarmzeichen senden, lange bevor eine Krankheit sich manifestiert. Die Lebenskraft ist der eigentliche Wirkungsort der homöopathischen Mittel. Sie besitzt jedoch keine eigene Intelligenz und waltet „instinktartig". Außer durch die Symptome kann sie sich nicht mitteilen.

Der Homöopath liest und versteht die Symptomsprache des Patienten und kann das für die Verschreibung direkt nutzen. Deshalb interessieren ihn die Symptome des Patienten als erstes und erst in zweiter Linie die medizinische Diagnose.

DIE HEILUNG NACH ÄHNLICHKEIT

Was wir über die Wirkung einer homöopathischen Arznei wissen, setzt sich zusammen aus den Prüfsymptomen (→Prüfsymptome), den toxikologischen Symptomen und der klinischen Erfahrung mit der Verschreibung dieser Arznei. Insbesondere die Prüfsymptome, aber auch die toxikologischen Symptome, die die Arznei auslöst, sollen den Symptomen des Patienten möglichst ähnlich sein. Je ähnlicher sie sind, umso besser wirkt die Arznei.

Prüfsymptome

Prüfsymptome erhält man, indem eine gesunde Person freiwillig eine homöopathische Arznei einnimmt und dann genau darauf achtet, welche Symptome sich daraufhin bei ihr entwickeln. Kranke Personen entwickeln kaum Prüfsymptome, da sie zu sehr mit der eigenen Krankheit beschäftigt sind – sie können also nur von der Arznei profitieren, oder sie wirkt eben gar nicht. Prüfsymptome sind harmlos und klingen von selbst wieder ab. Es kommt vor, dass bei unsachgemäßer Dosierung (→Dosierung) auch bei Patienten Prüfsymptome auftreten.

DIE EINZELMITTELGABE

Da ein homöopathisches Mittel keinen oder viel zu wenig stofflichen Inhalt besitzt, um dem Patienten seine Wirkung aufzudrücken, sondern nur über sein eigenes (Selbst-) Heilungssystem arbeiten kann, ist es wichtig, dass dieses eigene System des Patienten die „Sprache des Mittels" versteht und seine Information aufnehmen kann. Das ist nur möglich, wenn nicht zu viele Informationen gleichzeitig gegeben werden. Stellen Sie sich vor, in einem Raum laufen fünf Radioprogramme gleichzeitig. Das sind zu viele Informationen auf einmal – und man kann kaum noch etwas verstehen.

Vor allem bei chronischen Krankheiten kommt es eben auf eine spezifische Information – also auf ein gut gewähltes Mittel als Einzelgabe – an und nicht auf viele unspezifische, die wirkungslos verpuffen.

DIE WAHL DER PASSENDEN ARZNEI

Bei *akuten Krankheiten* wird die passende homöopathische Arznei nach den erst kürzlich aufgetretenen akuten Symptomen ausgewählt. Dabei kommt es vor allem auf die Symptome an, die der Patient individuell bei sich beobachtet hat und nicht einfach nur auf die Diagnose.

> **Beispiel:** Ein Husten kann sich trocken, bellend, hohl oder gar erstickend anhören. Bei dem einen wird er besser durch kaltes Trinken, beim anderen vielleicht durch warmes. Der eine Patient hustet nur nachts, schläft aber gut dabei, der andere erwacht vom Husten und muss sich sogar aufsetzen. So kann sich allein ein Reizhusten von Person zu Person unterscheiden und dadurch das für diesen bestimmten Husten richtige Mittel anzeigen.

Bei *chronischen Krankheiten* fließen mehr Informationen in die Auswahl des Mittels ein. Nicht nur die gerade bestehenden Symptome, sondern auch frühere Symptome oder Allgemeinsymptome spielen eine Rolle.

Beispiel: Allgemeinsymptome wie Empfindlichkeit auf Geräusche, Gerüche, Nässe oder die Verschlechterung zu einer bestimmten Tageszeit können wertvolle Hinweise geben.

Deswegen wird bei chronischen Krankheiten die Aufnahme der Gesamtheit der Symptome meist 60 Minuten oder länger dauern. In der Homöopathie wird eine solche ausführliche Symptomsammlung, die auch dazu dient, den Patienten erstmal richtig kennenzulernen, *Erstanamnese* genannt.

DIE INDIVIDUELLE VERSCHREIBUNG

Nicht jeder Patient, der zum Beispiel an Asthma bronchiale erkrankt ist, bekommt das gleiche homöopathische Mittel. Die individuelle Zusammenstellung der Symptome entscheidet hauptsächlich über die Wahl der homöopathischen Arznei, nicht die Diagnose.

Beispiel: Wenn drei verschiedene Patienten an Heuschnupfen erkrankt sind, bekommt meist jeder ein anderes Mittel. Denn der eine Patient hat eine scharfe Absonderung aus der Nase, die die Nase ganz wund macht, der andere eine milde. Der eine kann nachts eine starke Nasenverstopfung haben, der nächste kann dafür warme Räume nicht ertragen.
Beispiel: Es kann aber passieren, dass ein Patient mit Rückenschmerzen das gleiche Mittel bekommt wie ein Patient mit Migräne. Wie kann das sein? Sie können beide stechende Schmerzen haben, beide fühlen sich besser durch Ruhe und schlechter durch Bewegung – und beide berichten über eine Besserung durch örtlichen Druck. Diese Symptome sprechen in beiden Fällen für das Arzneimittel **Bryonia.**

Da für bestimmte Erkrankungen natürlich auch bestimmte Symptome typisch sind, gibt es aber häufig doch eine Reihe von Arzneien, die bei bestimmten Erkrankungen häufiger vorkommen als bei anderen.

Beispiel: So haben sich bei Neurodermitis von den vielen Hunderten gut bekannter homöopathischer Mittel etwa zwanzig besonders bewährt. Man kann sie aber nicht alle gleichzeitig geben. (→Einzelmittelgabe)

AKUTE UND CHRONISCHE KRANKHEITEN

Eine *akute Erkrankung* besteht erst kurz und ist oft auf einen Einfluss von außen zurückzuführen. Die Prognose ist meistens gut. Man kann die Symptome mildern oder abkürzen, die Heilung geschieht jedoch von selbst durch die Selbstheilungskräfte (→Lebenskraft) des Patienten.

Beispiel: Fast alle Infektionskrankheiten und auch die typischen Kinderkrankheiten zählen zu den akuten Krankheiten, wie die Grippe, die winterlichen Infekte der Kleinkinder (Husten, Schnupfen, Ohrenweh, Halsschmerzen, Bronchitis), die Windpocken, die Ringelröteln, die Mundfäule.

In der Homöopathie werden auch die körperlichen Verletzungen und die Auswirkungen seelischer Verletzungen, sofern sie noch nicht lange zurückliegen, zu den akuten Störungen oder Krankheiten gezählt.

Bei Akutkrankheiten ist die Auswahl des homöopathischen Mittels viel weniger zeitaufwendig als bei chronischen, so dass viele homöopathische Ärzte sich der Homöopathie überwiegend bei akuten Krankheiten bedienen.

Manchmal neigen akute Krankheiten zu Komplikationen, oder sie lassen den Patienten geschwächt zurück. Gerade in der kalten Jahreszeit haben Kindergartenkinder einen akuten Infekt nach dem anderen, so dass man den Eindruck hat, sie seien eigentlich dauerhaft krank.

Um die Abwehrkräfte eines im Winter dauernd hustenden, schnupfenden oder irgendwie kränkelnden Kindes zu stärken, wird besonders gern die Homöopathie zu Rate gezogen. Und dafür eignet sie sich auch gut. Allerdings handelt es sich dann aus homöopathischer Sicht nicht mehr um die Behandlung einer akuten Krankheit, die man „mal eben aus dem Ärmel schütteln" kann. Um die Infektanfälligkeit zu behandeln, braucht der Homöopath ein längeres Gespräch, eine Erstanamnese.

Informationen sind das A und O

Als der vierjährige Eric im Februar wegen seines seit vier Monaten andauernden Schnupfens und Hustens beim homöopathischen Arzt vorgestellt wird, müssen die Eltern auch das Untersuchungsheft, das Impfbuch und die eventuell derzeit verabreichten Medikamente mitbringen, außerdem die Untersuchungsbefunde der Fachärzte, falls es welche gibt.

Dann wird ein etwa einstündiges Gespräch geführt, die homöopathische Anamnese: Der Arzt fragt nicht nur nach den derzeitigen Symptomen, sondern auch danach, was Erics Infekte eventuell auslöst (Schwimmen? Nasswerden?), nach seinem Essverhalten (Mag er gern Milch? Eier? Fleisch? Obst?), seinem Schlaf (Zähneknirschen im Schlaf? Sprechen, Schreien, Lachen im Schlaf?) und seiner Kälte- und Wärmempfindlichkeit.

Darüber hinaus interessiert den Arzt auch Erics Temperament: Ist er ängstlich, zornig, reizbar oder vielleicht auch sehr schüchtern, zu gutmütig oder auffallend weinerlich?

Diese Informationen dienen nicht in erster Linie dazu, den Eltern bestimmte Ratschläge in Bezug auf das Essen oder die Erziehung zu erteilen. Sie dienen in der Homöopathie neben dem unvoreingenommenen Kennenlernen des Patienten und der Abschätzung, in wieweit die bestehende Störung durch äußere Faktoren aufrechterhalten wird – die dann entsprechend angegangen werden müssen – vor allem der Auswahl der für Eric passenden homöopathischen Arznei.

Bei den echten *chronischen Krankheiten*, zu denen alle Erkrankungen zählen, die sich über Jahre hinweg hinziehen und keine spontane Selbstheilungstendenz zeigen, sollte von vornherein die im Beispiel gerade beschriebene Erstanamnese am Beginn der homöopathischen Behandlung stehen.

Beispiel: Krankheiten wie Asthma, Neurodermitis, Heuschnupfen oder Schulkopfschmerzen sind auch dann, wenn sie nicht ständig Beschwerden machen, sondern nur anfallsartig, periodisch oder saisonal auftreten, zu den chronischen Krankheiten zu rechnen.

Chronische Krankheiten benötigen auch im Kindesalter den Einstieg in eine homöopathische Behandlung, die den Patienten über längere Zeit begleitet. Am Anfang steht die Erstanamnese mit der Verschreibung des Arzneimittels. Dann folgt die Beobachtung und, wenn nötig, die Behandlung des Patienten durch seine Akutphasen hindurch. Erst wenn das homöopathische Mittel über längere Zeit – Monate, manchmal auch 1–2 Jahre – gewirkt hat, kann man andauernde Beschwerdefreiheit auch ohne homöopathische Mittel erwarten. Die homöopathische Behandlung bei chronischen Erkrankungen hat, wie nicht anders zu erwarten, eine Langzeitperspektive. Sie zielt jedoch bei grundsätzlich heilbaren Krankheiten auf die Heilung hin, nicht auf eine Chronifizierung mit langjähriger oder gar lebenslanger Abhängigkeit von Medikamenten.

ANTWORTEN AUF WICHTIGE FRAGEN

„Wie wirken homöopathische Mittel?"
Das Mittel wirkt direkt auf die Lebenskraft des Patienten. Es wirkt nicht chemisch oder stofflich. Man kann sich die Wirkung als Information für die Stimulation der Selbstheilungskraft vorstellen.

„Was ist ein Placebo?"
Wenn man voller Hoffnung und positiver Erwartung ist, dass eine Arznei oder eine Heilmethode helfen wird, dann kann man eine gewisse Zeit lang den Eindruck haben, dass sie auch hilft. Diese Wirkung ist ganz unabhängig davon, was in der Medizin enthalten ist – sie kann auch gar nichts enthalten, oder die Heilmethode kann Hokuspokus sein. Jedes Medikament, jede Heilmethode, jede Arznei können diesen Placebo-Effekt auslösen.

Manche Leute unterstellen der Homöopathie, dass ihre Wirkung allein auf dem Placebo-Effekt beruht – um sich überhaupt erklären zu können, warum Patienten der Ansicht sind, ein homöopathisches Mittel habe ihnen geholfen. Homöopathische Ärzte und Patienten wissen aber, dass bei der Auswahl des falschen Mittels nichts passiert, ganz im Gegenteil zur Einnahme eines gut passenden Mittels. Die Wirkung eines richtig ausgesuchten Mittels ist mit einem Placebo-Effekt überhaupt nicht zu vergleichen.

„Was ist eine Erstverschlimmerung?"

Unter einer Erstverschlimmerung versteht man die kurze krisenhafte Zuspitzung (meist nicht länger als drei Tage) der vorher bestehenden Beschwerden des Patienten, bevor diese Beschwerden sich dann zügig bessern. Erstverschlechterungen kommen nur bei chronischen oder nicht mehr ganz akuten Krankheiten vor, nicht bei hochakuten Zuständen. Neue Symptome oder das Wiederauftreten alter Symptome sind keine Erstverschlimmerung.

„Was tun bei Überdosierung?"

Eine Überdosierung geschieht bei homöopathischen Mitteln nicht durch die einmalige Gabe von zu vielen Globuli oder Tropfen – selbst wenn man die ganze Flasche Globuli auf einmal nimmt, passiert nicht mehr als bei einem Globulus. Nur in Einzelfällen, die insgesamt selten sind, kann das Arzneimittel beim Patienten Symptome auslösen: Wenn er es in unsachgemäßer Weise über lange Zeiträume hinweg einnimmt (z. B. *täglich für mehrere Monate dieselbe Potenz* einer Arznei). Durch Absetzen verschwinden die Symptome wieder.

„Kann Homöopathie mit anderen Therapien kombiniert werden?"

Ja, die Homöopathie kann mit fast allen Therapien kombiniert werden. Aber es ist schwierig, die Erfolge einer Behandlung zu beurteilen, wenn mehrere Therapien gleichzeitig angewandt werden. Weder die klassische Akupunktur, Psychotherapie, Bioresonanz, Bachblüten oder Reiki, noch pflanzliche oder chemische Medikamente können der Wirkung der homöopathischen Arzneien etwas anhaben. Jedenfalls gilt das für die meisten Medikamente. Im Einzelfall sollten Medikamente natürlich mit dem homöopathischen Arzt abgesprochen werden. Allerdings können andere homöopathische Mittel, die in manchen Heilmethoden eine Rolle spielen – ohne dass es sich dabei um Homöopathie im engeren Sinne handelt – störend wirken.

Beispiel: Elektroakupunktur nach *Voll*, Schüsslersalze, homöopathisch zubereitete anthroposophische Medizin sowie auch Komplexmittel (mehrere homöopathische Mittel in fixen Zusammenstellungen, empfohlen für eine bestimmte Erkrankung z. B. Halsschmerzen, Ohrenschmerzen oder Grippe) können die Wirkung eines homöopathischen Mittels stören oder beenden.

„Muss ich meine Medikamente absetzen?"
Nein. Es wäre unrealistisch und zum Teil auch gefährlich, alle Medikamente zu Beginn der homöopathischen Behandlung abzusetzen. Das betrifft natürlich nicht Medikamente, deren Einnahme von vornherein unnötig war. Alle wirklich notwendigen und wirksamen Medikamente werden beibehalten, bis der homöopathische Arzt den Patienten und den Verlauf seiner Beschwerden gut genug einschätzen kann, um ein allmähliches Absetzen eines Medikamentes – nicht aller gleichzeitig – zu wagen.

Beispiel: Entwickelt ein Kind während der homöopathischen Behandlung ein höheres Fieber, z. B. durch einen Virusinfekt, dann kann es ein fiebersenkendes Medikament bekommen, damit es ruhiger schläft oder ganz einfach weniger leiden muss. Bei akuten Ohrenschmerzen oder Kopfschmerzen ist natürlich aus denselben Gründen ein Schmerzmittel erlaubt.

Weitaus öfter als das Absetzen der Medikamente durch den Arzt geschieht es, dass der Patient ein Medikament selbst weglässt, weil er merkt, dass es ihm besser geht und er es nicht mehr braucht.

„Gibt es eine homöopathische Prophylaxe?"
Eine Vorbeugung gegen bestimmte Krankheiten, wie sie z. B. Impfungen bieten können, gibt es in der Homöopathie nicht. Dennoch kann man der homöopathischen Behandlung generell eine vorbeugende Wirkung zusprechen. Das gilt vor allem für die so genannte Konstitutionsbehandlung (→Konstitutionsmittel). Eine homöopathische Begleitung des Patienten über lange Zeit mit einem gut wirkenden, konstitutionellen Mittel kann die Lebenskraft positiv beeinflussen. Ererbte Anfälligkeiten und Dispositionen können abgeschwächt und aufgehoben werden, so dass sich diese Schwächen gar nicht erst als Krankheiten zeigen müssen.

Es gibt einen Sonderfall der Prophylaxe bei akuten Erkrankungen. Dazu folgendes **Beispiel:** Es ist Ende Januar, und im Kindergarten fehlt schon über die Hälfte der Kinder. Viele haben Fieber, Kopf- und Gliederschmerzen. Sie sind voller Unruhe und werfen sich im Bett hin und her. Da schon einigen Kindern erfolgreich Rhus toxicodendron verschrieben wurde, kann das Mittel bei einem neuen Erkrankungsfall schon bei den ersten Anzeichen gegeben werden – als sogenanntes epidemisches Mittel. Der sich gerade erst entwickelnde grippale Infekt wird dann entweder sofort beendet oder im weiteren Verlauf deutlich abgemildert.

„Was ist ein homöopathisches Arzneimittelbild?"

Jedes Symptom, das ein oder mehrere gesunde Personen bei der Einnahme der Arznei zu Prüfzwecken (→Arzneimittelprüfung) an sich feststellen konnten, wurde festgehalten. Zusätzlich wurden durch das gleiche Arzneimittel geheilte Symptome gesammelt. Solche Symptomsammlungen kann man mit Puzzlesteinen vergleichen, die zusammengesetzt ein Bild ergeben. Aber erst durch die Patienten, die durch die Arzneien geheilt werden konnten, wurden diese Bilder lebendig. So flossen in viele dieser Arzneimittelbilder die Erfahrungen mit ein, die die behandelnden Ärzte mit den Patienten, die auf eine bestimmte Arznei gut reagierten, gemacht haben: In welchen kritischen Situationen ihres Lebens wurden sie krank? Welche Organsysteme waren ihre Schwachpunkte? Durch welche Eigenschaften fielen sie besonders auf? Alle Informationen zusammen wurden von den Autoren homöopathischer Bücher zu den Arzneimittelbildern verdichtet.

„Was ist eine Konstitution (homöopathisch gesehen)?"

Unter Konstitution versteht man ganz allgemein die körperliche und seelische Verfassung und die Widerstandskraft eines Lebewesens. In der Sprache der Medizin bedeutet Konstitution auch Körperbau. In der Homöopathie hat der Konstitutionsbegriff eine Renaissance erlebt. Das mag folgende Gründe haben:

• Der Begriff Konstitution beinhaltet mehr als nur eine Ansammlung von Symptomen oder Diagnosen.
• Er schließt erbliche Faktoren mit ein.
• Er umfasst auch Krankheitsneigungen, Schwachstellen und Anfälligkeiten.

- Er bezieht sich nicht nur auf den körperlichen, sondern auch auf den psychischen Bereich.

Damit bezeichnet der Konstitutionsbegriff eine der Homöopathie eigene Art,
den Patienten als Ganzes zu sehen.

In der Homöopathie werden Konstitutionen von Arzneimittelbildern repräsentiert. Praktischerweise wird also mit dieser Arzneimittel-Konstitution auch
gleichzeitig das Heilmittel benannt. Die Arzneimittel-Konstitution wird durch
die Symptomsammlung des Patienten erkannt, vor allem durch die Eigentüm-
lichkeit dieser Symptome. Äußere Erscheinungen wie Haarfarbe, Körperge-
wicht, Aussehen oder allgemeine Temperaments-Merkmale und Charakter-
Eigenschaften beim Gesunden spielen eine eher untergeordnete und wenig
verlässliche Rolle.

„Was ist ein Konstitutionsmittel?"

Darunter versteht man ein homöopathisches Mittel, das nicht nur für die gerade vorherrschenden akuten Symptome (z.B. Husten) ausgesucht wurde, sondern auch zu den meisten Allgemeinsymptomen des Kindes passt.

Beispiel: Hat ein Kind ein- zwei- oder dreimal im Jahr Husten, dann
kann man das getrost jedes Mal mit einem für den Akutfall passenden
Mittel behandeln. Manchmal ist es sogar jedes Mal das gleiche Mittel. Hat das Kind jedoch viel häufiger Husten oder hustet es seit Monaten, ist es sinnvoller, sich einmal richtig Zeit zu nehmen und die
Allgemeinsymptome zu erfragen. Dann steht die Wahl des homöopathischen Mittels auf einer breiteren Grundlage und kann nicht nur für
den Akutfall, sondern auch für einen chronischen Zustand wirksam
werden. Es kann die Hustenanfälligkeit ganz beenden (→Prophylaxe).
Das gilt auch dann, wenn es sich um eine Neigung zu Bronchialveren-
gung handelt.

Man könnte das Konstitutionsmittel also auch „chronisches Mittel" oder „Mittel
für chronische Krankheiten" nennen.

„Habe ich das Mittel antidotiert (unwirksam gemacht)?"

Die Wirkung kann von einem der folgenden Einflüsse abgeschwächt oder aufgehoben werden:

* Einnahme oder äußerliche Anwendung kampferhaltiger Medikamente oder
  Tinkturen
* Täglicher Konsum großer Mengen von Kaffee oder Cola
* Täglicher Konsum oder Benutzung stark pfefferminzhaltiger Zubereitungen,
  Bonbons, Tees
* Röntgenstrahlen
* Einnahme anderer homöopathisch zubereiteter Mittel

Hier bietet sich am besten ein Mittelweg an: Übervorsichtiges Vermeiden jeder
Tasse Kaffee oder jedes Pfefferminzkaugummis ist nicht notwenig, aber von
einem uneingeschränkten Konsum ist abzuraten.

Und noch ein Hinweis: Ein gut auf den gesamten Patienten (bzw. seine Symptome) passendes konstitutionelles Mittel ist durch die erwähnten Einflüsse
nicht so leicht zu stören wie ein nur auf einen Teilaspekt passendes (Akut-)
Mittel.

Insgesamt ereignen sich Antidotierungen viel weniger oft als angenommen.

„Wie verlässlich wirkt das homöopathische Mittel?"

Es wirkt nur gut und verlässlich, wenn es auch gut passt – in der Sprache der
Homöopathie ausgedrückt: Wenn das Mittel ausreichend Ähnlichkeit mit den
Symptomen des Patienten hat. Trifft das nicht zu, hat das homöopathische Mit-
tel keine Wirkung oder eben nur den genannten „Placebo-Effekt".

Je nach Zusammenstellung der Symptome und auch je nach seiner Erfahrung
kann der homöopathische Arzt bei der Verschreibung abschätzen, wie verlässlich seine Verschreibung ist. Es gibt keine hundertprozentige Verlässlichkeit
– das gilt nicht nur für die Homöopathie. Deshalb sollte sich der Arzt bei akuten Zuständen in kürzeren Abständen Rückmeldung geben lassen, wie es geht.
Er kann seine Verschreibung dann auch, wenn nötig, korrigieren.

„Was ist eine ‚Bewährte Indikation'?"

In bestimmten Krankheitsfällen gibt es homöopathische Mittel, die in der spezifischen Situation oft gute Dienste geleistet haben. Beispiel dafür sind die Mittel bei Verletzungen und deren Folgen. Dieser spezielle Fall der Arzneiwahl

47

wird „bewährte Indikation" genannt. Auch einige akute Krankheiten, vor allem bei sonst gesunden Personen, eignen sich für die „bewährte Indikation". Der Vorteil ist, dass auch medizinische Laien sich solcher Mittel bedienen können, denn ihre Auswahl ist schnell und unkompliziert. Der Nachteil: Die Arzneiwirkung ist nicht so sehr zuverlässig.

Beispiel: Die Gabe von Arnika-Kügelchen bei akuten Verletzungen, vor allem bei Prellungen durch Schlag oder Stoß, ist eine „bewährte Indikation".

„Was kann ich selbst homöopathisch behandeln, was nicht?"

Allgemein gilt: Je mehr Erfahrung auch der Laie hat, um so mehr kann er selbst behandeln. Mit dem Ausdruck „Laie" ist hier nicht der medizinische Laie gemeint, sondern der homöopathische Laie, der keine Ausbildung in klassischer Homöopathie gemacht hat.

Eltern machen selbst Erfahrungen mit der Wirkung der homöopathischen Mittel, bei ihren Kindern und bei sich selbst. Sie können sich oft gut erinnern, was in welchen Situationen gut geholfen hat. Diesen Erfahrungen verdankt die Homöopathie ihre Beliebtheit.

Natürlich hat die Selbstbehandlung ihre Grenzen. Bei chronischen Krankheiten und auch bei akuten Erkrankungen, die auf einer ausgeprägten Anfälligkeit beruhen, ist die Selbstbehandlung nicht sinnvoll. Eine homöopathische Langzeitbehandlung, z. B. mit einem Konstitutionsmittel, sollte durch einen gut ausgebildeten Homöopathen erfolgen..

„Was gehört in eine homöopathische Hausapotheke?"

Es kann durchaus sinnvoll sein, einige homöopathische Mittel zu Hause griffbereit zu haben. Wenn irgend möglich, sollte der Patient sich aus seiner homöopathischen Apotheke jedoch nur mit Absprache seines Homöopathen bedienen. (Einen Vorschlag für eine homöopathische Hausapotheke für Kinder finden Sie im Info-Magazin am Endes des Buches.)

„Was kann ich sonst noch selbst tun?"

Das Wichtigste, um dem Homöopathen seine Arbeit zu erleichtern und damit zum Erfolg der Behandlung beizutragen, ist die Selbstbeobachtung. Dafür braucht man nicht eine detaillierte Liste über jedes „Zipperlein" zu führen. Aber eine gute Beobachtung eigener Symptome ist hilfreich – das kann auch mal ein „Symptomkalender" sein, z.B. bei Kopfschmerzpatienten über ihre Anfallshäufigkeit und -stärke.

Es kommt vor, dass ein Patient seinen Arzt beim ersten Termin mit einer Flut medizinischer Theorien überschwemmt. Alles, was er gelesen und gehört hat, was ihm Angst macht und was andere ihm schon für Ratschläge erteilt haben zu seiner Krankheit, möchte er loswerden. Er fragt sich: *„Was sagt der homöopathische Arzt dazu? Was hat er für eine Erklärung/Theorie?"*

Der homöopathische Arzt kann etwas erklären – ganz frei von Theorien ist er auch nicht. Aber er interessiert sich erstmal für die Symptome des Patienten, so wie der Patient – oder seine Angehörigen – sie schildern können. Erst nach sorgfältiger Aufnahme der Symptome kann er eine Erklärung wagen. Und ohne Symptome kann er leider gar nichts verschreiben.

Für eine Einschätzung der Krankheitsentwicklung während der Erstanamnese sind auch die Daten der wichtigsten gesundheitlichen Ereignisse und Eingriffe notwendig:

• Wann haben welche Operationen oder Unfälle stattgefunden?
• Wann ist eine neue Erkrankung aufgetaucht?
• Welche Medikamente oder Arzneien wurden eingenommen und wann?

Eigentlich ist es ganz selbstverständlich, so etwas wissen zu wollen. Denn alles, auch eine Krankheit, hat seine Vorgeschichte.

Beispiel: Eine Mutter erzählte mir, dass sich durch die Erfahrung mit der Homöopathie ihre Sichtweise geändert habe. Statt „wie das Kaninchen auf die Schlange zu starren" – gemeint war ihre medizinische Diagnose – achte sie mehr auf sich selbst und die Sprache ihrer Symptome.

„Wie finde ich einen guten homöopathischen Arzt?"

Mit dieser schwierigen Frage hat sich Hahnemann bereits in einem Artikel in der Zeitschrift *„Freund der Gesundheit"* 1795 auseinandergesetzt. Auf den fiktiven Brief einer hochgestellten Persönlichkeit, die die Schwierigkeiten bei der Suche nach einem Arzt beklagt, antwortet er, dass es unmöglich sei, die wissenschaftlichen Kenntnisse eines anderen Arztes zu beurteilen, wenn man nicht selbst ein großer Arzt sei. So müsse man sich einiger Umwege bedienen. Und er beschreibt drei Typen von Ärzten, wie man sie auch heute noch findet:

- den überheblichen Arzt, den die Schicksale seiner Patienten kalt lassen und der nur für die Reichen und bedeutenden Persönlichkeiten da ist
- den unermüdlichen, aber flüchtigen Arzt mit der Riesenpraxis, der im Schnelldurchgang von früh bis spät viel zu viele Patienten durchschleust und sich kaum einem wirklich widmen kann
- den angeberischen Gesellschaftslöwen, der auf allen Parketts zu Hause ist, im internationalen Jet Set, auf den Golfplätzen der Welt, wie man heute sagen würde

„Ein Mann mit gesundem Menschenverstand"

Hahnemann rät, dem Gefühl zu folgen: „Man erkundige sich nach einem schlichten Manne mit gesundem Menschenverstand, der sorgfältig abwägt – über alles, was sein Fach angeht, zu rechter Zeit und nie unverlangt Auskunft gibt, auch weltbürgerlich erfahren und kein Fachidiot ist. Vor allem soll er nicht auffahrend und hitzig sein, es sei denn, es ginge um etwas Unrechtes. Er soll sich nicht gefühllos abwenden – nur von Schmeichlern. Er soll wenige, aber herzensgute Leute zu Freunden haben, soll den Patienten ausreden lassen und sich nicht unbedacht äußern. Er soll nur wenige, einzelne Arzneien verordnen, nur da sein, wenn man ihn braucht, die guten Seiten seiner Kollegen anerkennen, ohne sich selbst zu rühmen, und ein ,Freund der Ordnung, der Stille, des Wohltuns´ sein." Und im Nachsatz rät er: „Noch eines! Belauschen Sie ihn doch, eh Sie ihn wählen, wie er mit den armen Kranken umgeht und ob er zu Hause, ungesehen, sich mit etwas Würdigem beschäftigt!"

In diesen etwas altmodischen Formulierungen steckt viel Gültiges drin – auch wenn man heute kaum die Möglichkeit hat, diese doch auch recht privaten Dinge zu erforschen. Dennoch kann man annehmen, dass eine Ärztin oder Arzt, die oder der ein gewisses gesellschaftliches Engagement zeigt und ehrenamtlich in sozialen und gemeinnützigen Aufgaben tätig ist, bescheiden lebt, sich ökologisch verantwortungsbewusst verhält, mit den Mitarbeitern nett umgeht und in der Praxis eine Atmosphäre verbreitet, die nicht durch glitzernde Kälte und reine Funktionalität geprägt ist, und dabei noch einige formale Qualifikationen besitzt, schon ganz in Ordnung sein wird.

Dabei sind persönliche Empfehlungen auch in der heutigen Zeit sicher besser als solche durch das Internet oder die Werbung. Folgen Sie Ihrem Gefühl und lassen Sie sich nicht blenden. Auch muss der Patient selbstverständlich die Freiheit haben, nachzufragen, ohne dass der Arzt beleidigt oder gekränkt ist. Der Arzt sollte Ratschläge und keine Befehle erteilen. Die „gemeinsame Entscheidungsfindung" ist der Maßstab dafür, wie die Patient-Arzt-Beziehung heute aussehen sollte.

Wichtig ist, Missverständnisse oder Differenzen gleich aufzuklären und nicht wütend aus der Praxis zu rennen. Entscheidend ist auch, ob Sie sich ernst genommen und gut aufgehoben fühlen. Bitten Sie ruhig um ein Kennenlern-Gespräch. Es ist von großem Vorteil, wenn Eltern bereits vor der Geburt des Kindes einen weiter betreuenden Arzt suchen, denn nach der Geburt überstürzen sich die Ereignisse häufig. So kann man die Erwartungen und Einstellungen abstecken und Fragen zur Praxis- und Notdienstorganisation schon vorher klären.

Eine erste Übersicht kann zum Beispiel das Arztverzeichnis des Deutschen Zentralvereins homöopathischer Ärzte bieten, für Kinder- und Jugendärzte auch das Verzeichnis des Berufsverbandes der Kinder- und Jugendärzte e. V., BVKJ. Hier sind auch die jeweiligen Facharzt- und Zusatzausbildungen aufgeführt (siehe Info-Magazin am Ende des Buches).

KAPITEL 1: DAS WICHTIGSTE IN KÜRZE

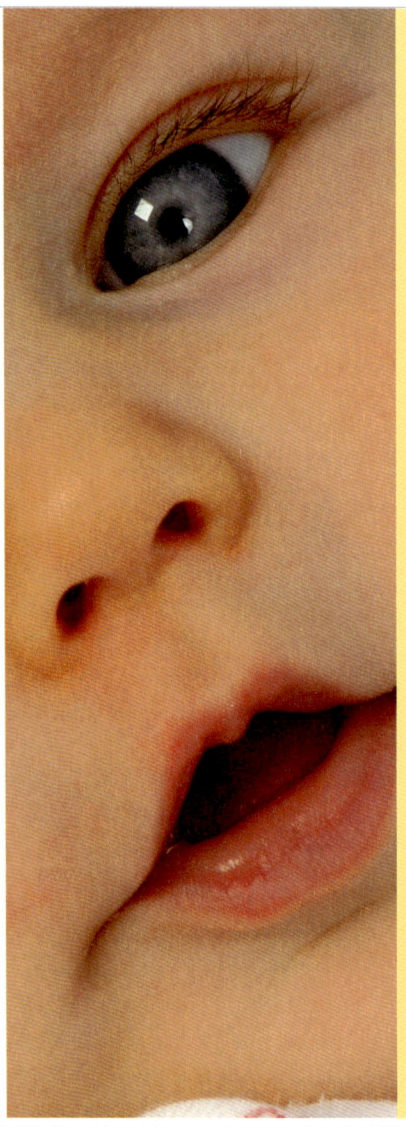

- ▶ In der Homöopathie werden nicht einzelne Krankheiten und ihre Symptome behandelt, sondern der ganze Mensch.
- ▶ Ziel jeder homöopathischen Maßnahme ist die Förderung und Stärkung der Lebenskraft.
- ▶ So hilft die Homöopathie dem Körper, sich selbst zu helfen.
- ▶ Jeder homöopathische Arzt muss vor seiner homöopathischen Spezialausbildung die gesamte klassische medizinische Ausbildung absolviert haben.
- ▶ Die Symptome des Patienten sind entscheidend für die Auswahl der Arznei und den Heilerfolg.
- ▶ Nicht alle Patienten mit der gleichen Diagnose bekommen das gleiche homöopathische Mittel. Die Arznei wird individuell auf den einzelnen Patienten abgestimmt.

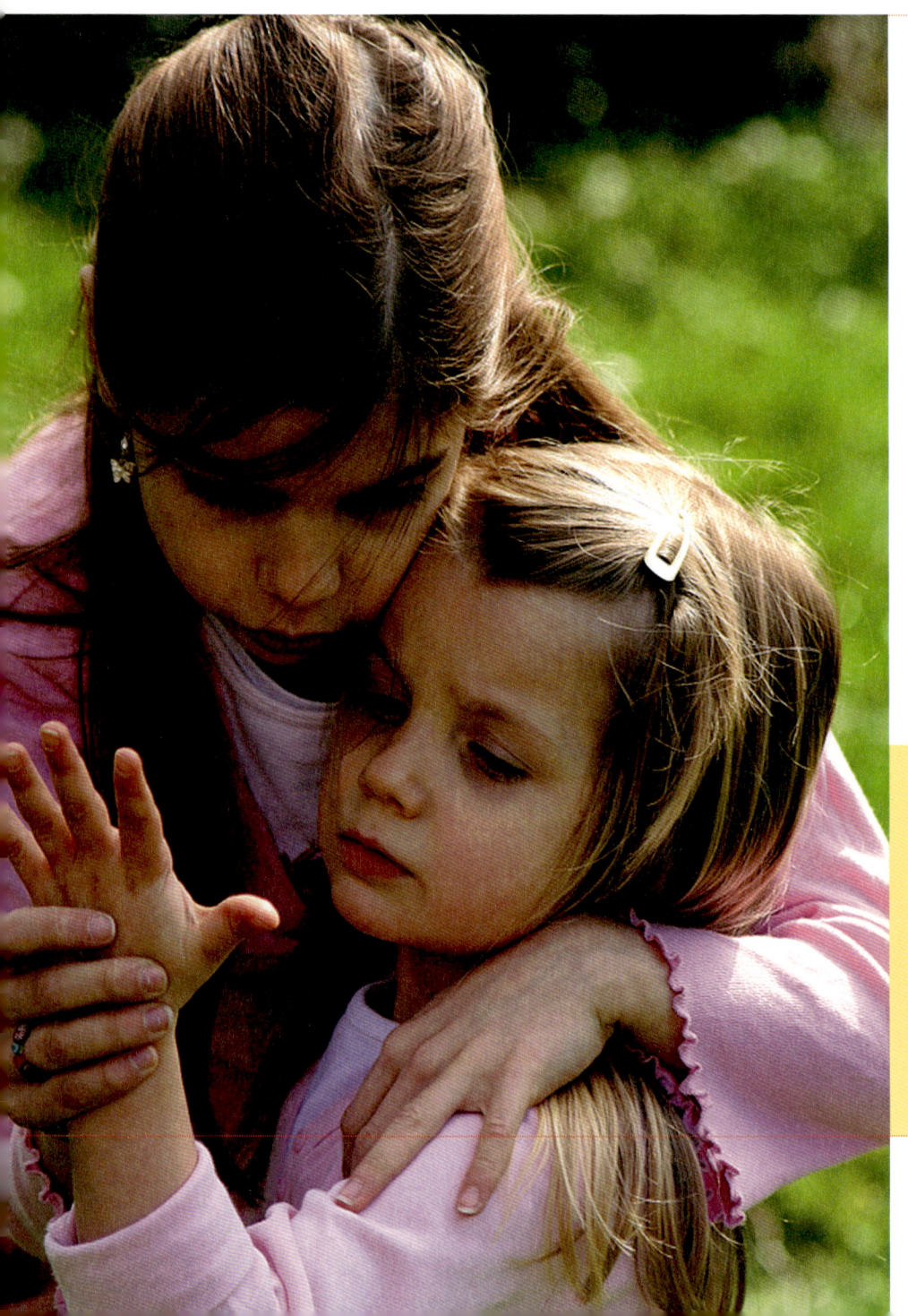

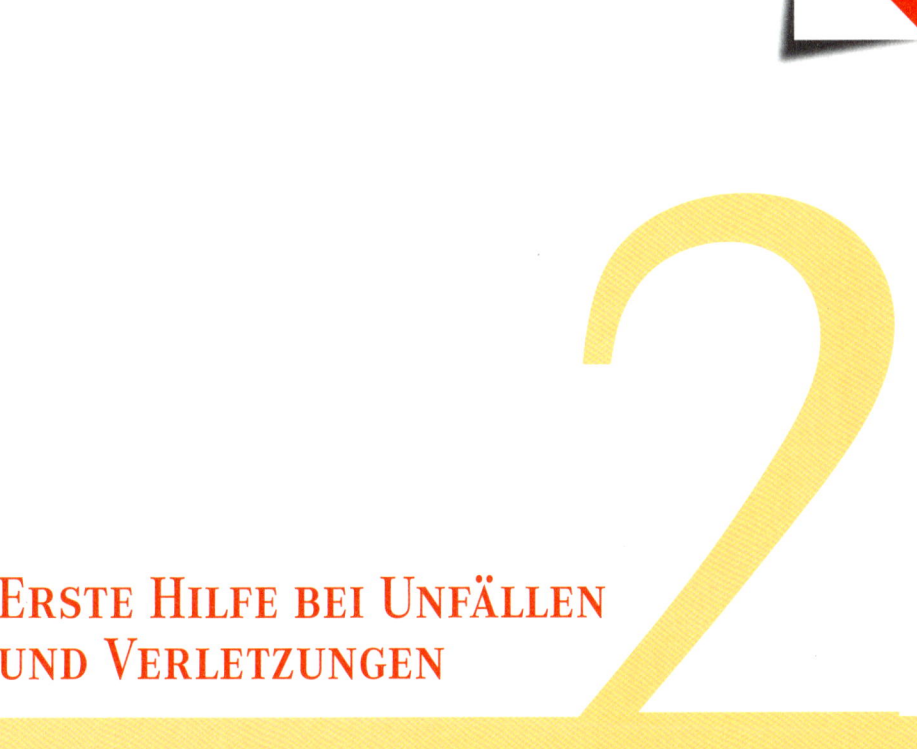

ERSTE HILFE BEI UNFÄLLEN UND VERLETZUNGEN

In diesem Kapitel erfahren Sie, ...

▶ worauf es beim Umgang mit Kinderunfällen und -verletzungen ankommt

▶ welche Verletzungen am häufigsten vorkommen

▶ welche homöopathischen Maßnahmen man bei diesen Verletzungen ergreifen kann

▶ was bei Vergiftungen zu tun ist

Kinder sind besonders gefährdet

Ruhe und Übersicht bewahren – das ist der wichtigste, aber auch der am schwersten zu befolgende Rat im Umgang mit Kinderunfällen und -verletzungen.

Die Gefahr, einen schweren Unfall zu haben, ist viel größer als die, schwer zu erkranken. Jenseits der Neugeborenenperiode bis in das 5. Lebensjahrzehnt sind Unfälle die größte Gefahr und die häufigste Todesursache. Die meisten Unfälle sind vermeidbar. Deshalb ist die Unfallvorbeugung ein wichtiges erzieherisches Ziel. Besonders Kinder sind durch Unfälle gefährdet: Statistisch zieht sich jedes siebte in Deutschland lebende Kind unter 15 Jahren jährlich eine Unfallverletzung zu, die ärztlich versorgt werden muss.

Die meisten Kinderunfälle ereignen sich zu Hause und in der Freizeit. Dabei verunglücken mehr Kinder als im Straßenverkehr. Über die Hälfte der häuslichen Unfälle betreffen Kinder unter sechs Jahren. Fast 300 Kinder pro Jahr erleiden einen tödlichen Unfall. Dabei ist nach den Verkehrsunfällen das Ersticken die zweithäufigste Todesursache, gefolgt von Ertrinken und Abstürzen. 200.000 Kinder werden jährlich wegen einer schweren Verletzung im Krankenhaus stationär behandelt, 40 % davon sind unter fünf Jahre alt. Etwa 1,7 Millionen Unfallverletzungen werden ambulant behandelt: Stürze, Zusammenstoß, Aufprall, Verletzung durch spitzen Gegenstand, Einklemmen, Einquetschen – in abnehmender Häufigkeit.

Ein Unfall ist zunächst immer ein Schreckereignis. Die Umgebung reagiert genau so panisch und aufgeregt wie der Patient. Dabei wird dann leicht das Elementare übersehen: dem Kind Sicherheit und Ruhe zu vermitteln. So ist das Trösten und Beruhigen zunächst wichtiger, als das genaue Ausmaß der Verletzungen zu bestimmen, wenn die Vitalfunktionen nicht gefährdet sind. In der Aufregung wird häufig nur das Offensichtliche und Naheliegende, nicht aber das für Leib und Leben Wesentliche gesehen. So bluten harmlose Kopfschwartenverletzungen ganz furchtbar, während die gefährlicheren inneren Blutungen zunächst gar nicht sichtbar sind. Auch sind aufregend aussehende Verletzungen der Extremitäten weniger schlimm als diejenigen innerer Organe. Die allgemeine Beeinträchtigung kann durch den unvorhergesehenen Schreck und Schock auch ohne Verletzungen sehr stark sein, während anfänglich unter Umständen auch sehr schwere Verletzungen gar nicht wahrgenommen werden.

Am häufigsten sind Prellungen, Schürfungen, Schnittverletzungen, also die Weichteilverletzungen. Das Skelettsystem steht mit Arm- und Beinbrüchen an nächster Stelle. Wenn keine sichtbare Fehlstellung oder ein offener Bruch vorliegt, ist eine Abklärung nicht hochdringlich. Verstauchungen und Verrenkungen bedürfen ebenfalls vordringlich einer Ruhigstellung, die früher geübte sofortige Operation von Bänderrissen gehört der Vergangenheit an. Wenn die Beschwerden nicht rasch abklingen, ist fachärztliche Hilfe anzuraten. Die sehr häufigen Verletzungen der Finger sind durch die reiche Nervenversorgung zunächst sehr schmerzhaft, heilen aber in der Regel sehr gut.

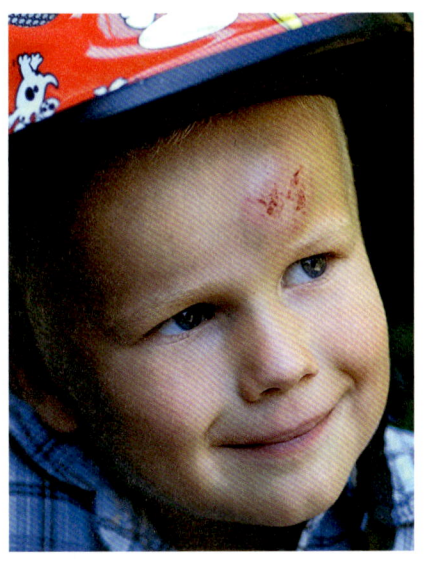

Der erste Schreck:
Oft größer als die Wunde

GRUNDSÄTZLICHES ZUR WUNDBEHANDLUNG

Der erste Schritt der Wundbehandlung ist die Wundreinigung. Sie kann mit Leitungswasser, unterwegs mit Flaschenwasser, erfolgen. Ein wenig Calendula wirkt desinfizierend. Großflächige Schürfwunden werden am besten abgeduscht: Schmutz, Steinchen, Fremdkörper sollten entfernt werden. Anzustreben ist immer eine offene Wundbehandlung, weil die Wunden dabei am besten heilen und die Infektionsgefahr am geringsten ist. Pflaster und Binden bilden häufig eine „feuchte Kammer", in der sich Keime besonders gut vermehren können.

Frische Wunden können genäht, geklebt oder durch Pflasterstreifen adaptiert werden. Ältere und infizierte Wunden sollten eher offen gehalten werden, sie müssen vom Wundgrund her zugranulieren.

VERLETZUNGEN: URSACHEN, FOLGEN, BEHANDLUNG

PRELLUNGEN, STÜRZE

Stürze und Abstürze – zum Beispiel vom Wickeltisch – sind die häufigste Unfallursache bei Säuglingen und Kleinkindern. Statistisch gesehen stürzt fast jedes zweite Kind einmal ab. Da die Wickeltische häufig im Bad stehen, ist oft ein harter Fliesenboden die Auftreffstelle. Grundsätzlich gilt: niemals das Kind, auch nicht das scheinbar noch unbewegliche Neugeborene, allein auf der Wickelfläche liegen lassen. Das Prinzip *„Ein Ende festhalten"* schützt zuverlässig und bietet eine große Reichweite. Bitte auch nicht den schlafenden Säugling im Ehebett oder auf dem Sofa liegen lassen. Mit zunehmender Mobilität steigt die Unfallgefahr: Plötzlich macht ein Kind Bewegungen, die es gestern noch nicht konnte. In bestimmten Altersgruppen sind Stürze, Prellungen und „blaue Flecken" an der Tagesordnung.

Sturz ohne blaue Flecken
Luca hat gerade eben laufen gelernt, da ist er auch schon die Treppe hinuntergefallen. Keiner weiß genau, wie es passiert ist. Jedenfalls hat er einige harte Stufen mitgenommen – und jetzt liegt er unten und schreit. Welch ein Schreck! Seine Mutter hebt ihn auf und drückt ihn an sich. Er schreit. Sie tastet ihn ab, schaut ihn an, ob er sich äußerlich verletzt hat – sie findet nichts. Sie tröstet ihn, so gut es geht, schließlich beruhigt er sich wieder. Jetzt steckt sie ihm drei Kügelchen Arnika C 200 in die Wangentasche. Er ist noch etwa eine Stunde lang sehr ruhig, dann aber entwickelt er wieder Interesse an der Erkundung seiner Umgebung und am Spiel. In der Nacht schläft er gut und am nächsten Tag benimmt er sich, als sei nichts gewesen. Er hat nicht einen einzigen blauen Fleck am Körper.

Da keiner genau weiß, was passiert ist, ist nicht klar, ob Luca nicht auch den Kopf beim Sturz von der Treppe angeschlagen hat. Also hätte die Mutter mit ihm auch zum Arzt gehen können. Aber gerade innerhalb der ersten Stunde kann auch der Arzt, wenn das Kind nicht äußerlich verletzt ist und normal reagiert, z. B. eine Gehirnerschütterung nicht sicher feststellen.

Arnika ist die erste und wichtigste Arznei nach allen möglichen Stürzen – von der Treppe, von der Mauer, vom Hochstuhl, vom Fahrrad oder Roller – mit Prellung der Weichteile mit oder ohne äußere Verletzung. Auch bei Zusammenstößen – mit einem anderen Kind, mit dem Laternenpfahl, mit der Wand – können Verletzungen entstehen, für die Arnika das erste und wichtigste Mittel ist. Am besten geeignet ist die einmalige Gabe einer Arnika C 200 in Form von drei Globuli direkt auf die Zunge oder in den Mund.

Wer ist nicht schon einmal durch Unvorsichtigkeit in einen solchen Zustand geraten? Nach der Verletzung schmerzt oft die betroffene Stelle, man mag nicht darauf liegen oder dort, wo es wehtut, berührt werden. In den ersten Minuten bis zu einer Stunde nach dem Unfall ist man noch wie unter Schreck oder Schock und ein wenig wie betäubt. Man verhält sich ruhig und vorsichtig – und manchmal kommt es vor, dass man im ersten Augenblick noch gar nicht registriert, was einem eigentlich nun wo am meisten wehtut. Alle diese Symptome sind ein deutliches Zeichen, dass Arnika das richtige Heilmittel sein wird.

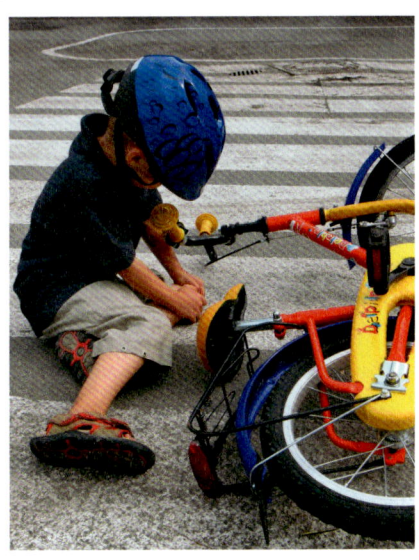

Blaue Flecken:
Bei Kindern an der Tagesordnung

Arnika wirkt in diesen Fällen wie ein Schmerzmittel und Heilmittel zugleich. Es kann, rechtzeitig gegeben, den weiteren Verlauf der Reaktionen nach Verletzung abkürzen oder aufheben. Oft berichten Eltern, die ihrem Kind nach einer Prellung oder einem Stoß Arnika gegeben haben, dass es keinen „blauen Fleck" bekommen habe, obwohl sie das eigentlich erwartet hätten.

In einem solchen Akutfall kann Arnika C 30 oder C 200, obwohl es eigentlich länger wirkt, doch schneller seine Wirkung erschöpfen. Kehrt der Schmerz wieder zurück, kann die gleiche Dosis, in etwas Wasser aufgelöst, noch einmal wiederholt werden.

Gehirnerschütterung

Eine Gehirnerschütterung, auch leichtes Schädel-Hirn-Trauma genannt, geht häufig mit einem kurzen Verlust des Bewusstseins einher. Sie wird meist durch einen Sturz oder Schlag auf den Kopf hervorgerufen. Es handelt sich um eine vorübergehende Funktionsstörung des Gehirns ohne nachweisbare Schäden der Gehirnstrukturen. Wenn bildgebende Untersuchungen zu einem sichtbaren Befund führen, spricht man je nach Verletzungstyp von einer Gehirnprellung, -blutung oder -quetschung.

Es kommt nach dem Ereignis zu wenige Sekunden bis Minuten dauernder Bewusstlosigkeit und anschließenden Kopfschmerzen, eventuell Übelkeit und Erbrechen. Für die Zeit unmittelbar vor oder nach dem Unfall besteht häufig eine Gedächtnislücke (Amnesie). Diese sollte aber höchstens für eine Zeit von einer Stunde nach oder 30 Minuten vor dem Ereignis bestehen. Der Notarzt sollte gerufen werden, wenn eine Bewusstlosigkeit mehr als nur ein paar Minuten gedauert hat, wenn das Kind erneut schläfrig wird oder verwirrt ist, es merkwürdig schaut, wenn kein Kontakt mit ihm aufgenommen werden kann oder fortgesetzte Übelkeit und mehrfaches Erbrechen auftreten.

Als Eltern müssen Sie wissen, dass in seltenen Fällen auch nach Stunden oder Tagen noch Symptome auftreten können. Das ist der Grund, warum Kinder, die in die Klinik gebracht worden sind, dort meist 1-2 Tage lang überwacht werden. Es ist aber in der Regel nicht notwendig, wenn eine gute häusliche Betreuung gewährleistet werden kann, da die Klinik bei Bedarf ja jederzeit wieder aufgesucht werden kann. Häufig treten Kopfschmerzen auf. Körperliche Schonung ist sinnvoll, tagelange Bettruhe unnötig. Da sowohl die Kinder, als auch die Bezugspersonen durch das Unfallereignis verschreckt sind, ist eine Beurteilung oft nicht einfach, und die

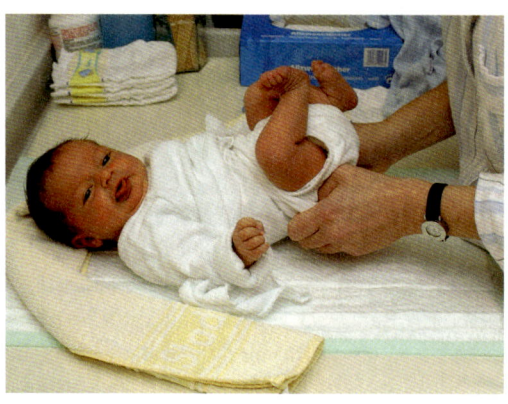

Unfallort Wickeltisch:

Absturz in Sekundenschnelle

zur Vermeidung weiterer Aufregungen notwendige Ruhe und Besonnenheit nicht leicht aufrechtzuerhalten.

Kopfüber vom Wickeltisch

Katrin ist fünf Monate alt und hatte sich bisher noch nie selbständig gedreht. Ausgerechnet auf dem Wickeltisch schaffte sie das erste Mal die „Rolle" – und landete unsanft auf dem Boden, leider mit dem Kopf voran. Katrin schrie sofort und ließ sich schlecht beruhigen. Das schreiende Kind noch auf dem Arm, rief die Mutter beim Arzt an – ja, sie solle vorbeikommen. Auf dem Weg dorthin hörte Katrin immerhin auf zu schreien. Der Arzt konnte bei der Untersuchung keine äußeren Verletzungen außer einer beginnenden Schwellung an der Scheitelregion feststellen, es ergab sich kein Anhaltspunkt für schwere innere Verletzungen, und er konnte die Mutter erstmal beruhigen. Nun kann man es damit auf sich beruhen lassen und weiter beobachten. In diesem Fall gab der Arzt dem Kind aber noch Arnika C 200 als Einmalgabe auf die Zunge. Das sei eine Vorbeugemaßnahme gegen eine eventuelle Gehirnerschütterung und könne auch anderen Komplikationen vorbeugen, erklärte er der Mutter.

Eiskalt erwischt

*Die 14jährige **Carla** wollte mit dem Rad schnell nach Hause, weil es schon etwas spät war und die Familie mit dem Abendessen auf sie wartete. Ihren Fahrrad-Helm hatte sie mal wieder vergessen. Mitten im Januar regnete es auf die gefrorenen Strassen, und Carla merkte nicht, dass der Regen die Straße mit einer spiegelglatten Eisschicht überzog. Beim ersten Bremsen passierte es: Das Rad scherte aus, sie wurde nach hinten geschleudert und landete mit einem Knall auf dem Hinterkopf. Die Leute liefen herbei, Carla rappelte sich auf, murmelte „Alles in Ordnung" und schob ihr Rad nach Hause. Ihr Kopf, der Rücken und der linke Ellbogen schmerzten aber stark. Carla war froh, als sie zu Hause ankam. Außer blauen Flecken und einer Schürfwunde war äußerlich an ihr nichts zu sehen. Am nächsten Tag hatte Carla Kopfschmerzen. Sie bekam von ihrer Mutter eine Dosis Arnika C 200 und wartete ab. Da es nicht half, versuchte sie eine höhere Potenz – eine Arnika C 1.000. Nun vergingen die Kopfschmerzen prompt, aber sie kehrten nach zwei Tagen wieder. So musste Carla fast zehn Tage lang in zwei- bis dreitägigen Abständen Arnika C 1.000 einnehmen, bis der Kopfschmerz ganz verschwunden war. Jedes Mal, wenn der Schmerz wieder auftrat, nahm sie eine neue Dosis, jedes Mal verschwand der Schmerz dann für ein paar Tage.*

Das ist ein klassisches Beispiel für die Behandlung einer Gehirnerschütterung mit Arnika. Die Dosis C 200 war zu schwach, und so wurde auf die höhere Dosis C 1.000 übergegangen. Es wurde nach Bedarf dosiert: Immer, wenn die Kopfschmerzen wieder auftraten, wurde erneut eine Dosis eingenommen, die dann über mehrere Tage wirkte. Arnika wirkt hier nicht nur deutlich besser als ein Schmerzmittel, sondern hat auch einen vorbeugenden Schutzeffekt auf die Nachwirkungen einer Gehirnerschütterung. Das können z. B. chronische Kopfschmerzen oder eine Anfälligkeit für Kopfschmerzen sein, die vorher nicht bestand.

Verletzungen der Finger

Fingerverletzungen sind wegen der reichen Nervenversorgung sehr schmerzhaft, heilen aber in der Regel auch besonders gut.

Finger eingeklemmt

*Der fünfjährige **Tobias** wollte seinem älteren Bruder gerade ins Zimmer folgen, als der ihm wütend die Tür vor der Nase zuschlug. Er hatte nicht gesehen, dass Tobias schon seine Hand am Türpfosten hatte – so bekam der Kleine seine Finger zwischen Türblatt und Pfosten. Er schrie erbärmlich. Nach der Befreiung der eingeklemmten Finger sahen die Fingerendglieder recht plattgedrückt aus, eine offene Wunde war aber nicht zu sehen. Tobias wusste vor Schmerz nicht wohin.*

Die Mutter eilte als erste herbei und tröstete. Dem noch schreienden Kind gab sie drei Globuli Arnika C 200 in die Wangentasche. Als Tobias sich beruhigt hatte, las sie ihm eine Geschichte vor – nach etwa einer Stunde begann er zu spielen und benutzte die verletzte Hand dabei wieder. Das bewog die Mutter, bis zum nächsten Tag abzuwarten.

Erstaunlicherweise gab es keinen Bluterguss, kein Fingernagel löste sich ab. Aber die geklemmten Fingerendglieder sahen noch zwei Wochen lang irgendwie anders aus, eben etwas platt gedrückt. Glück gehabt?

Auch hier war Arnika das richtige Mittel zur Ersten Hilfe. Ein anderes Mittel wäre zur Anwendung gekommen, wenn es eine offene Wunde gegeben hätte, die nicht gut abgeheilt wäre: **Calendula**. Das ist das richtige Mittel bei Verletzungen der Finger mit offenen Wunden wie Quetschwunden oder Risswunden.

Löst sich trotzdem der Nagel ab und kommt es zu einem Bluterguss, dann gibt man, wenn keine offene Wunde dabei ist, wiederum Arnika.

Eine glatte, saubere tiefe Schnittwunde der Finger wird am besten mit einem Gewebekleber geklebt. Danach muss der Finger mit einem Verband geschützt werden. Kommt es nicht mehr weiter zu Schmerzen, braucht man in diesem Fall kein homöopathisches Mittel.

Prellung des Rückens und der Wirbelsäule

Ein Sturz auf den Rücken kann häufig zu einer kurzen Atemstörung führen, die als sehr bedrohlich wahrgenommen wird. Knöcherne Rücken- und Rückenmarksverletzungen sind bei Kindern aufgrund der großen Elastizität des Stützapparates sehr selten. Dennoch können derartige Prellungen durch Reizung der Knochenhaut sehr schmerzhaft sein.

Vom Baum gefallen
Mirko, acht Jahre alt, ist beim Klettern aus etwa zwei Metern Höhe aus dem Baum auf den Rasen gefallen. Er landete auf dem Rücken, es verschlug ihm im ersten Augenblick regelrecht den Atem. Als er sich wieder aufgerappelt hatte und mühsam und mit schmerzendem Rücken ins Haus gelaufen war, fuhr sein Vater mit ihm ins Krankenhaus, um eine Röntgenaufnahme machen zu lassen. Es war alles in Ordnung mit der Wirbelsäule. Mirko bekam ein Schmerzmittel und schlief gut in der Nacht.
Einige Wochen später hatte Mirko aber noch immer Rückenschmerzen bei der geringsten Anstrengung, nur bei Ruhe und leichter Bewegung war er schmerzfrei. Da ging seine Mutter mit ihm zur homöopathischen Ärztin, die ihm eine einmalige Dosis Ruta C 200 gab. Er war bereits am übernächsten Tag beschwerdefrei.

Ruta ist das wichtigste homöopathische Heilmittel, wenn die Prellung die Knochen – in diesem Fall die Wirbel – betrifft. Überall, wo Knochen direkt unter der Haut liegen, also nicht durch Muskeln und anderes Gewebe abgepolstert werden, können bei Schlag oder Stoß solche Verletzungsschmerzen entstehen, ohne dass der Knochen deshalb direkt verletzt ist. Es handelt sich um eine Reizung der Knochenhaut, für die Ruta das passende Heilmittel ist.

Es gibt noch einen Sonderfall der Rückenverletzung, nämlich die Steißbeinprellung. Immer, wenn jemand sich plötzlich und unversehens auf den „Ho-

63

senboden" setzt – das passiert vor allem beim Schlittschuhlaufen oder Inliner-fahren – kann das Steißbein sehr wehtun, und man kann nicht mehr sitzen vor Schmerz. Das geeignete Heilmittel ist in diesem Fall Silicea C 200, in Einmaldosis.

SCHNITTE, BISSE UND STICHE

Schnittwunde

Eine glatte, saubere Schnittwunde, die genäht, geklammert oder geklebt wurde, braucht oft keine weitere homöopathische Unterstützung zur Heilung.

In den meisten Fällen kommt es beim Kind wie auch beim Erwachsenen durch eigene Unvorsichtigkeit zu einer Schnittverletzung. Aber in den glücklicherweise wenigen Fällen, in denen diese Verletzung dem Kind oder Erwachsenen von jemand anderem absichtlich zugefügt wurde, ist nicht nur der Körper, sondern auch die Seele verletzt. Dann heißt das Heilmittel für Körper *und* Seele **Staphisagria** C 200 (Einmaldosis).

Auch wenn eine versehentliche Verletzung mit einem scharfen Gegenstand an besonders „entehrenden" Stellen passiert – z.B. mitten im Gesicht oder an den (bzw. in der Nähe der) Genitalien, wie es bei einem Fahrradunfall manchmal vorkommen kann – ist Staphisagria das erste und beste Heilmittel.

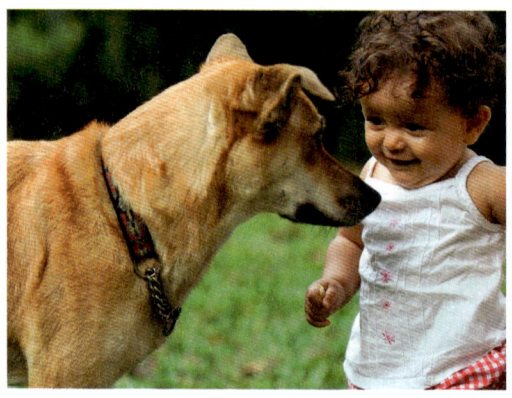

Oft infektiös:
Wunden von Hunden

Bisswunde

Jährlich müssen in Deutschland schätzungsweise 30.000 bis 50.000 Bissverletzungen, meist Hundebisse, ärztlich behandelt werden. Mehr als die Hälfte der Behandelten sind Kinder. Bissverletzungen bei Kindern sind häufig sehr viel schwerwiegender als bei Erwachsenen, weil Hunde kleine

Kinder häufiger in den Hals oder Kopf beißen. Da der Speichel – auch von Menschenbissen – ziemlich infektiös ist, kommen Wundinfekte häufig vor. Eine Wundnaht wird daher in der Regel unterbleiben, damit sich die Keime nicht in der Tiefe festsetzen. Aus Sicherheitsgründen wird in vielen Fällen unnötigerweise eine antibiotische Behandlung angeraten. Eine gründliche Wundreinigung ist vorrangig.

Wenn's um die Wurst geht

*Der vierjährige **Timo** hatte sein Wurstbrötchen auf den Stuhl gelegt, ohne zu ahnen, dass der Hund der Gastgeber nun das Brötchen als seine Beute betrachtete. Als Timo sein Brötchen wieder greifen wollte, schnappte der Hund nach seinem Arm und biss zu. Die Folge war eine tiefe Bisswunde am Unterarm, die sehr schmerzte, aus der aber nur verhältnismäßig wenig dunkles Blut sickerte.*

Timos Eltern stellten ihn beim Arzt vor, der die Wunde versorgte und den Impfschutz überprüfte. Zusätzlich gab er dem Kind eine Gabe Ledum C 200, drei Globuli auf die Zunge. Die Wunde heilte komplikationslos und die Schmerzen gingen rasch zurück.

Nicht nur beim Biss von Hunden oder Katzen, auch bei Skorpionstichen oder Stichen anderer giftiger Tiere kommt neben der örtlichen Wundbehandlung und sonstigen evtl. notwendigen medizinischen Behandlungen das homöopathische Mittel Ledum zum Einsatz – und zwar dann, wenn die Wunde sehr schmerzt und die Umgebung der Wunde blass oder sogar bläulich aussieht. Das aussickernde Blut sieht dunkel aus.

Bienen- oder Wespenstich

Bei einem Bienenstich bleibt der Stachel mit der Giftblase in der Haut stecken und sollte als erstes mit Pinzette oder Fingernagel entfernt werden. Danach kühlt man die brennende, juckende und schmerzende Einstichstelle durch kalte Umschläge mit Essigwasser (1 Teil Essig auf 2 Teile Wasser) „Coldpacks", Eiswürfel oder Alkoholumschläge. Auch die Auflage von frischen Zwiebelscheiben oder Propolis-Tinktur kann helfen. Die betroffene Körperstelle sollte ruhiggestellt und möglichst hoch gelagert werden.

Das Bienen- oder Wespengift verursacht sofort einen intensiven brennend-stechenden Schmerz. In den nächsten Stunden schwillt die Umgebung an, wird rot, fühlt sich heiß und gespannt an. Der Höhepunkt der Schwellung ist häufig erst am nächsten oder übernächsten Tag erreicht. Manchmal kann die Schwellung ziemlich umfangreich sein, sie hat aber bei einer normalen Reaktion auf das Gift noch einen örtlichen Bezug zum Stich. So kann zum Beispiel das Gesicht sehr stark anschwellen, ein Auge kann fast zuschwellen. Bei einem Stich am Fuß kann der ganze Unterschenkel mit anschwellen. Diese Schwellungen bilden sich von selbst nach einigen Tagen langsam zurück.

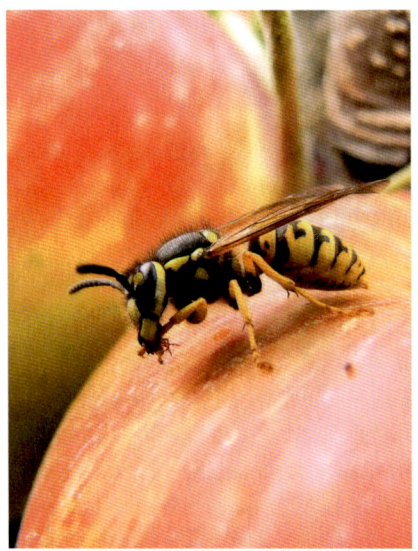

Zwei homöopathische Mittel kommen hauptsächlich zum Einsatz und sollten, je nach Farbe der Schwellung, frühzeitig gegeben werden:
Apis C 200, eine Dosis von drei Globuli auf die Zunge, wenn die Schwellung blassrot ist.
Belladonna C 200, eine Dosis von drei Globuli auf die Zunge, wenn die Schwellung hochrot ist.
Bei weiterer Zunahme der Schwellung kann das jeweilige Mittel am nächsten Tag, in Wasser verkleppert, noch einmal gegeben werden. (→ Verkleppermethode)

Giftspritzen:
Bienen und Wespen

Sonderfall Zeckenbiss

Zecken sollten möglichst rasch entfernt werden, weil sie bei längerem Verweilen Borrelien-Infektionen auslösen können. Da diese Erreger im Darm der Zecke sitzen, ist es wichtig, den Körper möglichst rasch zu entfernen, um die Infektionsgefahr herabzusetzen. Abtöten der Zecke mit Kleber oder Öl wird nicht mehr empfohlen, da die Zecken dann die Erreger in ihr Opfer erbrechen und so eine Infektion begünstigt wird. Oft bleibt der Kopf oder ein kleiner schwarzer Punkt, der Saugrüssel zurück. Das macht gar nichts und sollte nicht zu Suchschnitten oder Herumstochern mit der Pinzette führen. Diese Reste fallen von allein ab. Allerdings muss die Einstichstelle immer nachuntersucht werden. Meist erst nach 1–2 Wochen tritt ein roter, sich zu einem Ring vergrößernder Fleck auf – eine Wanderröte, ein Erythema chronicum migrans, als Zeichen einer Borrelien-Infektion. In der Regel wird dann zu einem Antibiotikum über 10–14 Tage geraten, um einer Absiedlung in Gelenken oder gar im Zentralnervensystem vorzubeugen. Ein rasches Schwinden der Röte spricht für eine erfolgreiche Behandlung.

VERBRENNUNG UND VERBRÜHUNG

Verbrennungen und Verbrühungen sind ein weiteres häufiges – und vermeidbares – Ereignis. Besonders in der Grillsaison kommt es immer wieder zu folgenschweren Unfällen; Kinder sollten vom Grill ferngehalten werden. Häufiger sind Verbrühungen durch heruntergezogene Kaffee- oder Teetassen oder -kannen und Töpfe vom Herd. Kopf und Brust sind neben den Extremitäten durch diesen Unfallhergang besonders betroffen. Als Erste Hilfe wird nicht mehr das eiskalte Wasser zur Neutralisierung empfohlen, da es häufig zu schweren Unterkühlungen kam, sondern kühles, laues Wasser. Auch werden Brandblasen, sofern sie nicht spannen oder vereitern, nicht mehr eröffnet, da sie einen guten Schutz für die sich neu bildende Haut darstellen. Tote Hautfetzen sollten allerdings entfernt werden, damit sich keine Taschen bilden, in denen sich das Wundsekret ansammelt und die einen reichen Nährboden für eine Keimbesiedlung bilden. Wenn eine anzustrebende offene Wundbehandlung nicht möglich ist, sind keimfreie fettimprägnierte Wundauflagen und nicht anklebende Gaze notwendig, die täglich gewechselt werden müssen. Der große Aufwand an teurem Verbandmaterial ist vor allem in armen Ländern problematisch – und gerade da kommen Verbrühungen und Verbrennungen besonders häufig vor. Schwere derartige Verletzungen müssen in speziellen Verbrennungszentren behandelt werden, die in Deutschland flächendeckend vorhanden und den Rettungsdiensten bekannt sind.

Plötzlich und unerwartet
*Der 18 Monate alte **Lorenz** war gerade mit seinem Vater im Wohnzimmer, als der Vater seine Tasse mit frisch aufgebrühtem Kaffee auf dem Wohnzimmertisch abstellte – an einem sicheren Platz, so meinte er, denn Lorenz hatte noch nie*

etwas vom Tisch geholt, er war immer zu hoch für ihn gewesen. Allerdings hatte der Vater die Tasse etwas zu weit an den Tischrand gestellt. Lorenz sah die bunte Tasse, stellt sich auf die Zehenspitzen, reckte sich hoch – und erreichte die Tasse. Er zog ein bisschen daran, sie kippte und ergoss ihren heißen Inhalt über seine Brust. Das Geschrei war groß. Sofort kühlte der Vater die etwa handtellergroße Verbrühungsstelle mit einem kalten Waschlappen.

Dann gab er ihm drei Globuli Cantharis C 200 auf die Zunge und fuhr mit Lorenz zum Arzt. Er deckte die verbrühte Hautstelle, an der sich Blasen gebildet hatten, steril ab und verschrieb ein Schmerzmittel, das Lorenz in der Nacht sicher brauchen würde. Lorenz schlief aber durch und schien keine Schmerzen mehr zu haben. Die Blasen fielen bald wieder in sich zusammen, und die Hautoberfläche blieb geschlossen. Ohne eine Spur zu hinterlassen, heilte die Stelle innerhalb der nächsten Wochen ab.

Cantharis eignet sich für eine Verbrennung oder Verbrühung 2. Grades, wenn sich Blasen auf der Haut bilden. Bei einer Verbrennung 1. Grades entsteht nur eine schmerzhafte Rötung der Haut, die sich heiß anfühlt und empfindlich ist auf Berührung und Wärme. Für diese Rötung ohne Blasenbildung eignet sich Belladonna C 200 besser.

OPERATIONEN

Auch Ärzte verletzen – etwa bei einer Operation. Für Sie als Eltern ist es legitim, angeratene Operationen zu hinterfragen und sich mehrere Meinungen anzuhören. Zweifelsohne gibt es „Muss-Operationen", wie etwa eine „Blinddarmentzündung". Aber eine Adenektomie (Entfernung der Polypen im Rachen) oder eine Nabelhernien-Operation ist immer eine „Kann-Operation". Nutzen und Risiko sollten abgewägt, Alternativen erwogen werden. Kosmetische Operationen wie Ohren anlegen sind grundsätzlich abzulehnen, da das Risiko, sei es auch noch so gering, gegenüber dem zu erwartenden Effekt nicht vertretbar ist.

Viele Eingriffe können auch auf ein Alter verschoben werden, in dem die Operation mit lokaler Betäubung durchgeführt werden kann. Das bringt zudem den Vorteil, dass das Kind in die Entscheidung mit einbezogen werden kann. Das ist zum Beispiel bei der Vorhautverengung, (Phimose) möglich: Es gibt buchstäblich keine Indikation, diese im Vorschulalter und in Allgemeinnarkose durchzuführen – es sei denn, ein Urinieren im Strahl wäre nicht mehr möglich.

Oft werden aber die in diesem Alter häufig noch bestehenden Verklebungen des inneren Vorhautblattes mit der Eichel, also eine Vorhautverklebung, mit einer echten Vorhautverengung verwechselt. Niemals operiert werden sollten Schamlippenverklebungen (Labiensynechien) bei Mädchen; diese lösen sich immer, spätestens unter dem Einfluß der Geschlechtshormone.

Glücklicherweise ist man heute auch bei Harntrakt-Anomalien wie Doppelnieren-Fehlbildungen oder Rückfluß von Blasenurin in die Nieren (Refluxkrankheit) mit Operations-Indikationen sehr zurückhaltend geworden. Holen Sie im Zweifelsfall immer eine Zweit- oder gar Drittmeinung ein.

Für die homöopathische Behandlung spielt es eine Rolle, aus welchem Grund die Operation durchgeführt werden musste. Handelt es sich um einen Eingriff, der durch einen frischen Unfall notwenig wurde? Dann werden auch Prellungen des umliegenden Gewebes vorliegen. In diesem Fall ist Arnika C 200 wieder das erste Mittel, das verabreicht werden sollte.

Aber auch nach einer Mandeloperation können schmerzhafte Schwellungen oder eine Nachblutung den Heilungsverlauf komplizieren. Deshalb ist Arnika C 200, gleich nach dem Aufwachen aus der Narkose gegeben, das richtige Mittel. Es kann diese Komplikationen verhindern.

Auch bei chirurgischen Eingriffen wie z. B. der Adenektomie oder der Entfernung eines entzündeten Blinddarms kommt Arnika erfolgreich zum Einsatz.

Wenn eine Operation allerdings den Unterleib betrifft, brauchen wir zur Unterstützung der Wundheilung Staphisagria. Vor allem, wenn es doch notwendig sein sollte, eine Verengung der Vorhaut operativ anzugehen – was bei kleinen Jungen nur höchst selten der Fall ist – sollte unmittelbar nach dem Eingriff eine Dosis Staphisagria C 200 gegeben werden.

FREMDKÖRPER

In den Körper eingedrungene Fremdkörper sollten immer entfernt werden. Nasen- oder Gehörgangs-Fremdkörper führen immer zu Entzündungen, solche in der Lunge zu Lungenentzündungen, lediglich im Magen-Darm-Trakt kann der Spontanabgang abgewartet werden. Bei verschluckten Teilen kann man davon ausgehen, dass auch bei Kleinkindern Fremdkörper etwa bis zu 50-Cent-Größe spontan abgehen. Das sollte allerdings durch sorgfältige Durchmusterung des Stuhls sichergestellt sein – zum Beispiel, indem man den Topf mit einer Plastiktüte ausstattet, die dann von außen durchgeknetet werden kann. Auch spitze

Gegenstände, Scherben, sogar Nadeln passieren den Magen-Darm-Trakt komplikationslos, wenn die Eingangs-Hindernisse in der Speiseröhre überwunden sind. Wenn der Fremdkörper nicht abgegangen ist, röntgen wir nach einer Woche, sofern man den Fremdkörper kennt und weiß, dass er röntgendicht ist. Ansonsten muss schon einmal eine Magenspiegelung erfolgen.

Gefürchtet sind Fremdkörper in der Lunge, die durch Verschlucken eingeatmet werden. Besonders unangenehm und relativ häufig geraten Erdnüsse in die Lunge. Wenn diese im Hauptbronchus sitzen, kann ein kompletter Lungenflügel ausfallen. Dieser Notfall muss sofort durch eine Bronchoskopie, eine Spiegelung der Bronchen, angegangen werden. Todesfälle durch das Einatmen von Erdnüssen (Erdnuss-Aspiration) sind beschrieben, daher gehören Erdnüsse nie in Kleinkinderhand, ebensowenig andere Objekte ähnlicher Größe. Sieht man dennoch ein Kleinkind mit derartigen Dingen spielen und

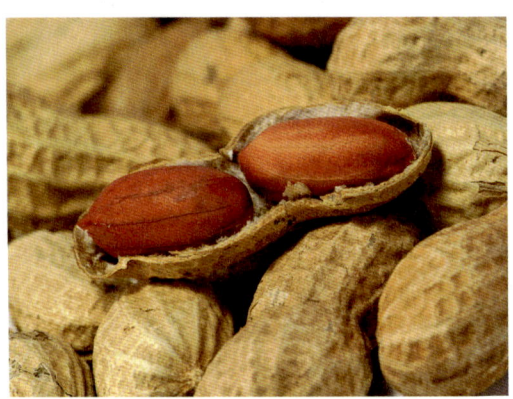

Fremdkörper Erdnuss:
Zu klein für kleine Kinder

diese in den Mund stecken, gilt es vor allem, sie nicht zu erschrecken, damit dadurch ein Einatmen gar nicht erst ausgelöst wird, sondern sie mit Engelszungen zu bitten, die Teile wieder herzugeben.

In die Scheide eingeführte Fremdkörper führen ebenfalls zu Entzündungen. Bei deutlich eitrigem Ausfluss bei Kleinkindern muss neben Missbrauch vor allem an solche eingeführten Fremdkörper gedacht werden. Sonst kommen Entzündungen vor der Geschlechtsreife nicht vor.

Sehr oberflächlich liegende kleine Holzsplitter können und müssen oft nicht entfernt werden, weil sie in der Hornhaut liegen und mit deren Abschilferung spontan weggehen. Lassen sich tieferliegende Splitter nicht entfernen, weil sie zum Beispiel abbrechen, kann man sie getrost herauseitern lassen; nur muss die Haut darüber offen gehalten werden, damit sich die Entzündung nicht in die Tiefe ausbreitet.

Unter die Haut gegangen

*Der elfjährige **Paul** war bei einem Sturz mit der Hand in Glasscherben gefallen, die auf der Straße lagen. Eine Schnittwunde an seiner Handfläche blutete stark und enthielt auch einige kleine Glassplitter. Als alle Splitter entfernt waren, wurde die Wunde geklebt und heilte gut ab.*

Aber nach einigen Wochen beschwerte sich Paul, es steche unter der Narbe manchmal. Er glaubte, es sei noch etwas drin geblieben. Das störte ihn beim Benutzen der Hand, zwar nicht ständig, aber immer wieder.

Die zu Rate gezogene Ärztin gab ihm daraufhin eine Dosis Silicea C 200. Es dauerte nur eine Woche, bis sich die Narbe an einer kleinen Stelle etwas öffnete und etwas Spitzes dort herausguckte. Die Ärztin konnte mit einer Pinzette an der Spitze ziehen, wodurch sie einen etwa 1 cm langen, schmalen Glassplitter zu Tage förderte. Paul hatte Recht gehabt.

Abstoßende Wirkung

Als ein anderer Patient behauptete, er habe das Gefühl, in einem kleinen, druckschmerzhaften Hautknoten auf seinem Handrücken sei noch ein Fremdkörper eingeschlossen, gab die Ärztin auch diesem Patienten Silicea C 200. Der Patient lachte, weil er sich nicht vorstellen konnte, dass eine Arznei, die man innerlich einnimmt, einen Fremdkörper unter der Haut entfernen könne – dazu brauche man doch ein Skalpell und müsse den Fremdkörper herausschneiden. Er wollte sogar eine Wette darüber abschließen, aber die Ärztin verweigerte die Wette, weil sie sich selbst nicht sicher war, ob es auch diesmal klappen würde mit dem Silicea. Sie bat den Patienten aber, noch einige Wochen abzuwarten, denn der Hautknoten bestand schon viele Monate lang. Der Patient hätte die Wette verloren. Denn in der 5. Woche zeichnete sich ein kleiner dunkler Fremdkörper unter der Haut ab, und einige Tage später „fiel er heraus".

Silicea kann in der Tat keinen Fremdkörper entfernen. Die Selbstheilungskräfte werden durch Silicea so stimuliert, dass ein oberflächlich gelegener Fremdkörper ausgestoßen wird. Natürlich passiert das nicht mit Implantaten oder tief gelegenen Fremdkörpern, wie z.B. alten Granatsplittern einer Kriegsverletzung. Festgeklemmte Fremdkörper, z.B. im Ohr oder in der Nase, müssen mechanisch entfernt werden. Bei verschluckten Fremdkörpern kann man, sofern sie ungiftig sind, abwarten, bis das Verdauungssystem sie wieder ausscheidet.

KNOCHENBRÜCHE

Knochenbrüche bei Kindern heilen im Allgemeinen sehr gut. Da es sich ja um eine von außen auf den Körper einwirkende, gewaltsame Ursache handelt, bestehen fast immer auch Schwellungen und erhebliche Schmerzen in der Umgebung des Knochenbruchs. Muskeln und Bindegewebe sind mit betroffen, so dass auch in diesem Fall Arnika C 200 als erste allgemeine Arznei bei Verletzungen eingesetzt wird. Kommt es aber wider Erwarten trotz angemessener Ruhigstellung zu einer verzögerten Heilung und wollen die Knochen nicht wieder richtig zusammenwachsen – denn das kann durch keine äußere Maßnahme erzwungen werden – dann hat sich eine Gabe **Symphytum** C 200 bewährt.

VERSTAUCHUNG UND VERRENKUNG

Ab dem Laufalter sind Verstauchungen und Verrenkungen an der Tagesordnung. Bänderrisse und Knochenbrüche sind durch die hohe Elastizität kindlichen Gewebes eher selten, müssen aber bei sichtbarer Fehlstellung umgehend, bei intaktem Aussehen nur dann geröntgt werden, wenn die Beschwerden nicht innerhalb von 24 Stunden deutlich besser werden. Allein der Unfallhergang sagt häufig nichts über die Schwere der Verletzung aus: So können Kinder nach einem Sturz aus dem dritten Stockwerk unversehrt bleiben, aber durch ein geringes „Sich vertreten" das Bein brechen. Kleinkinder nehmen oft über mehrere Tage eine die Eltern sehr beunruhigende Schonhaltung ein, wollen unter Umständen gar nicht mehr laufen. Hier muss der Fachmann klären, ob etwas Ernstes vorliegt.

Umgeknickt

*Nach einer mehrstündigen Bergwanderung war **Kathrin**, 14 Jahre alt, schon recht erschöpft und müde. Kurz vor dem Ziel knickte sie dann mit dem Fußgelenk um – und ab da ging gar nichts mehr. Sie konnte nur noch auf ihren Vater gestützt weiterhumpeln. Die letzten Meter musste sie sogar getragen werden. In der Ferienpension angekommen, gab die Mutter ihr Rhus toxicodendron C 200 als Einmalgabe auf die Zunge. Sie schlief gut und hätte am nächsten Tag wieder „Bäume ausreißen" können, wenn nicht das Fußgelenk beim Gehen noch wehgetan hätte. Die Eltern ließen ihr durch einen Arzt einen Tapeverband (= elastischer Klebeverband) anlegen, und sie pausierte für einen Tag. Am nächsten Tag konnte sie mit* *dem Verband wieder eine kleine, einstündige Wanderung machen, ohne dass es im Fußgelenk schmerzte. Zwar musste Kathrin in diesem Urlaub zurückstecken, sie konnte aber schmerzfrei laufen und sogar noch kleinere Wanderungen mitmachen - natürlich unter Berücksichtigung ihrer Schmerzgrenze.*

Rhus toxicodendron - abgekürzt **Rhus tox.** - eignet sich am besten, wenn als Folge einer Überanstrengung oder Überlastung eine Verstauchung aufgetreten ist. Allein auf die Muskel- und Gliederschmerzen nach einer solchen Belastung (bei ungeübten Personen) hat Rhus tox. schon eine wohltuende Wirkung, die oft über Nacht alle Beschwerden wegzaubert und die Leistungsfähigkeit wiederherstellt. Wo sonst einige Tage zum Ausruhen nötig wären, kann man oft schon am nächsten Tag weiterwandern.

Findet eine Zerrung von Gelenken, Sehnen und dem umliegenden Gewebe aufgrund einer äußeren Gewalteinwirkung statt - z. B. im Rahmen eines Unfalls - so ist die Wahl des richtigen Heilmittels nicht mehr ganz so einfach. Als erstes kommt wieder Arnika in Betracht, wenn sich auch Schwellungen und ein Bluterguss in der Umgebung der Verletzung bilden.

Bleibt der Schmerz jedoch hartnäckig bestehen, muss man, wenn eine Knochenverletzung ausgeschlossen wurde, mit einer Reizung der Knochenhaut rechnen (z. B. durch Scherkräfte bei Verdrehung oder Zerrung eines Gelenks). In diesem Fall hat sich Ruta C 200 ebenfalls gut bewährt und sollte versucht werden.

Sonderfall „Chassaignac"

Eine der wenigen „Wunderheilungen", die wir in der Kinderheilkunde vollbringen können, stellt die Behandlung der Ellenbogenverrenkung (Subluxation des Radiusköpfchens, auch Chassaignac genannt) dar. Sie entsteht bei Kleinkindern durch das Zerren am ausgestreckten Arm. Die Niederländer nennen es „Sonntags-Ärmchen", weil es manchmal bei Sonntags-Spaziergängen passiert, wenn weglaufende Kinder gerade noch am Arm gefasst werden können. Die Engländer sprechen vom „Kindermädchen-Ellenbogen". Häufig wird von Laien, aber auch weniger versierten Ärzten, nicht die richtige Diagnose gestellt und ein Bruch, eine Zerrung, Knochen- oder Gelenk-Entzündung oder -Blutung vermutet. Dann wird der Arm ruhiggestellt und eingegipst, zumal auch im Röntgenbild nichts zu erkennen ist. Die richtige Behandlung von Chassaignac erfolgt durch ein sehr einfaches Einrenkmanöver: Der Arm wird, die Handfläche nach oben gekehrt, im Ellenbogen gebeugt, bis ein sanftes Klicken unter dem den Ellenbogen fixierenden Daumen die erfolgreiche Einrenkung beendet. Schon nach wenigen Minuten greift das Kind wieder mit dem Arm.

Dieser Sonderfall einer funktionell stark beeinträchtigenden, röntgenologisch gar nicht nachweisbaren „Blockade" ist für uns von besonderer, grundsätzlicher Bedeutung, weil er zeigt, dass es solche Blockaden, die häufig auch im Bereich anderer Gelenke, vor allem des Halses und der Wirbelsäule vermutet werden, tatsächlich gibt. So ist auch eine kopfgelenksinduzierte Symmetriestörung, das „KISS-Syndrom", als eine der Ursachen für schmerzhafte Schiefhaltungen und Unruhezustände des Säuglings zwar lange nicht so häufig, wie von manchen Therapeuten propagiert, aber gewiss existent.

VERGIFTUNGEN

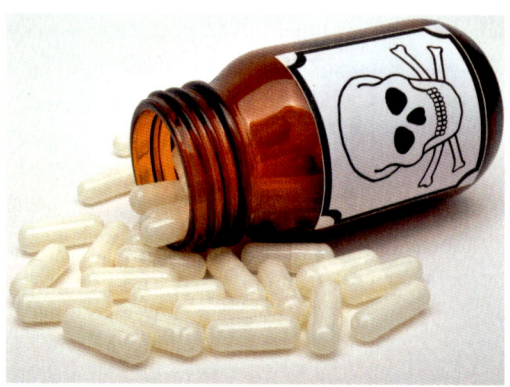

Vergiftungs-Gefahr:

Medikamente sind keine Bonbons

Die häufigsten *Vergiftungen* bei Kindern sind *Vergiftungen mit Medikamenten, Tabak, Reinigungsmitteln oder Giftpflanzen.* Wenn Kinder sich plötzlich merkwürdig verhalten, unwohl fühlen oder erbrechen, sollte an die Möglichkeit einer Vergiftung gedacht werden, vor allem in fremder Umgebung. In einem fremden Haushalt oder einer Urlaubsumgebung fehlen häufig Vorkehrungen zur Kindersicherheit. Besonders bei älteren Menschen finden sich Medikamente in der Wohnung, meist in der Nachttischschublade oder der Küche. Hier bedarf es oft detektivischen Spürsinns, um eine mögliche Anzahl aufgenommener Tabletten abzuschätzen.

Den vorbeugenden Maßnahmen kommt daher eine besondere Bedeutung zu: Alle Chemikalien, Medikamente, Putzmittel, Tabakwaren sollten abgeschlossen und für Kinder unzugänglich aufbewahrt werden. Bezeichnen Sie die Medikamente vor Kindern nie als „Bonbons". Zur Vermeidung von Verwechslung sollten Sie Chemikalien immer im beschrifteten Originalbehälter lassen. Früher war das Abfüllen von Chemikalien in Bier- oder Softdrinkflaschen ein häufiger Grund für versehentliche Vergiftungen (Essigessenz, Insektenschutzmittel oder Unkrautvertilger). Glücklicherweise ist das selten geworden.

Erste Hilfe und Behandlung:

- *Bewusstlose, nicht aufweckbare Kinder* in stabile Seitenlage bringen, Notarzt rufen oder rufen lassen (bundesweites Tel: 110 / 112, Rettungsleitstelle 19222). Kind keinesfalls allein lassen.
- Bei *Atemstillstand* zuerst mit dem Finger Mund und Rachen des Kindes freimachen (z.B. von Erbrochenem oder Fremdkörpern). Wenn die Atemwege frei sind: Mund zu Mund beatmen.
- Bei *Herzstillstand:* Herzmassage in flacher Rückenlage auf harter Unterlage, dabei mit der flachen Hand zwischen den Atemzügen 60–80 mal pro Minute auf die untere Brustbeinhälfte drücken. Das Verhältnis zwischen Beatmung und Herzmassage soll 1 : 30 betragen.
- Bei *Säuren- oder Laugenverätzung* nur bei wachem Kind 1–2 Glas Wasser oder Tee trinken lassen, Kinder nicht zum Erbrechen bringen. Augenverätzungen werden durch Ausspülen der Augen mindestens zehn Minuten lang unter laufendem lauwarmem Wasser von innen nach außen behandelt. Dabei versuchen, die Lider mit einer freien Hand aufzuhalten, was wegen des sich einstellenden Lidkrampfes nur schlecht gelingt, besser geht es zu zweit. Wenn das nicht gelingt, das Auge mit einem angefeuchteten Tuch reinigen.
- Bei *Gas- oder Rauchvergiftungen* das Kind sofort an die frische Luft bringen. Vorsicht aber vor giftigen Gasen bei der Bergung! Vergiftete, die nicht mehr selbst atmen, müssen sofort Mund zu Mund beatmet werden.
- Bei *Hautverätzungen und Vergiftungen durch die Haut* muss bedacht werden, dass einige Gifte auch über die Haut in den Körper gelangen können, vor allem spezielle Pflanzenschutzmittel (E 605) oder organische Lösungsmittel. Wenn eine chemische Substanz auf Kleider oder Haut verschüttet wurde, Kleidung entfernen und Haut mit Wasser und Seife abwaschen.
- Bei vermuteten *Vergiftungen durch Pilze, Früchte, Blüten, Blätter oder Nadeln* ist es besonders wichtig, ausreichend Pflanzen- oder Pilzmaterial (auch Putzreste oder ausnahmsweise Erbrochenes) zur genaueren Identifizierung von Pilz oder Pflanze zu sichern. Hier können auch (Friedhofs-) Gärtnereien hilfreich sein, da auch der Arzt die Pflanzen unter Umständen nicht kennt. Empfehlenswert ist die Broschüre „Giftpflanzen" der Hessischen Arbeitsgemeinschaft

75

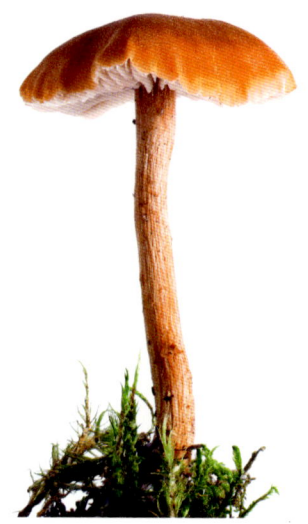

für Gesundheitserziehung, Heinrich Heine Str. 44, 35039 Marburg, Tel. 0 64 21/600 70.

Das Aufspüren einer Vergiftung erfordert oft kriminalistischen Spürsinn. Gift und andere Substanzen immer festhalten und mit zum Arzt bringen, sowohl Verpackungen als auch den Behälter der Giftsubstanz, Tablettenpackungen, Beipackzettel, Gebrauchsinformationen, Pilze oder Pflanzen mit Früchten, Blättern und Stiel sowie alles Material, das weitere Auskunft über den Stoff geben könnte.

Pilzvergiftung?

Pilz mit zum Arzt nehmen

HOMÖOPATHIE ALS „INNERE STÜTZE"

Verletzungen brauchen immer Zeit und die richtige Unterstützung zum Heilen. Die Heilung erfolgt „von innen", allein durch die Lebenskraft, wir können allenfalls gute Voraussetzungen zur Heilung schaffen. So wie eine Verband oder eine Schiene die Heilung äußerlich unterstützt, kann die Homöopathie eine innere Stütze zur Heilung geben. Die Homöopathie ersetzt nicht die äußere Wundbehandlung, die Schiene, den Verband, den Gips oder die eventuell notwendige Operation. Sie kann aber die Schmerzen erheblich lindern und den Heilungsverlauf auf die kürzeste eben notwendige Zeit abkürzen.

Eine auf diese Weise äußerlich und innerlich behandelte Verletzung heilt komplikationslos, zügig und ohne spätere Nachwirkungen zu hinterlassen. Kommt es zu Komplikationen im Verlauf der Heilung, kann die Homöopathie ebenfalls gute Dienste leisten. Selbst bei Nachwirkungen von Verletzungen – wenn der auslösende Anlass auch schon viele Monate oder Jahre zurückliegt – können homöopathische Arzneien die gestörte Lebenskraft wieder ins Lot bringen und die Nachbeschwerden heilen.

KAPITEL 2: DAS WICHTIGSTE IN KÜRZE

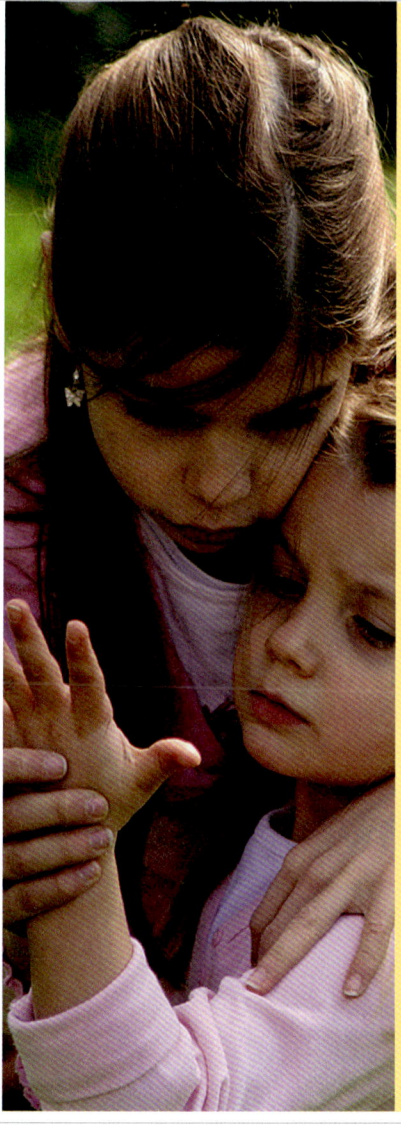

▶ Bei Kindern ist die Gefährdung durch Unfälle größer als durch Krankheiten.

▶ Am häufigsten sind Prellungen, Schürfungen, Schnittverletzungen, Arm- und Beinbrüche, Verbrennungen und Verbrühungen.

▶ Erste Regel beim Umgang mit Kinderunfällen und -verletzungen: Ruhe und Übersicht bewahren.

▶ Wundreinigung ist der erste Schritt der Wundbehandlung.

▶ Arnika ist die erste und wichtigste homöopathische Arznei nach allen möglichen Verletzungen. Sie wirkt wie ein Schmerzmittel und Heilmittel zugleich.

▶ Für jede Art von Verletzungen gibt es die passende homöopathische Arznei. So unterschiedlich ihre Wirkung auch ist – alle haben dasselbe Ziel: Die Stärkung der Selbstheilungskräfte des Körpers.

▶ Die Homöopathie ersetzt nicht die äußere Wundbehandlung, kann aber die Schmerzen lindern und den Heilungsverlauf beschleunigen.

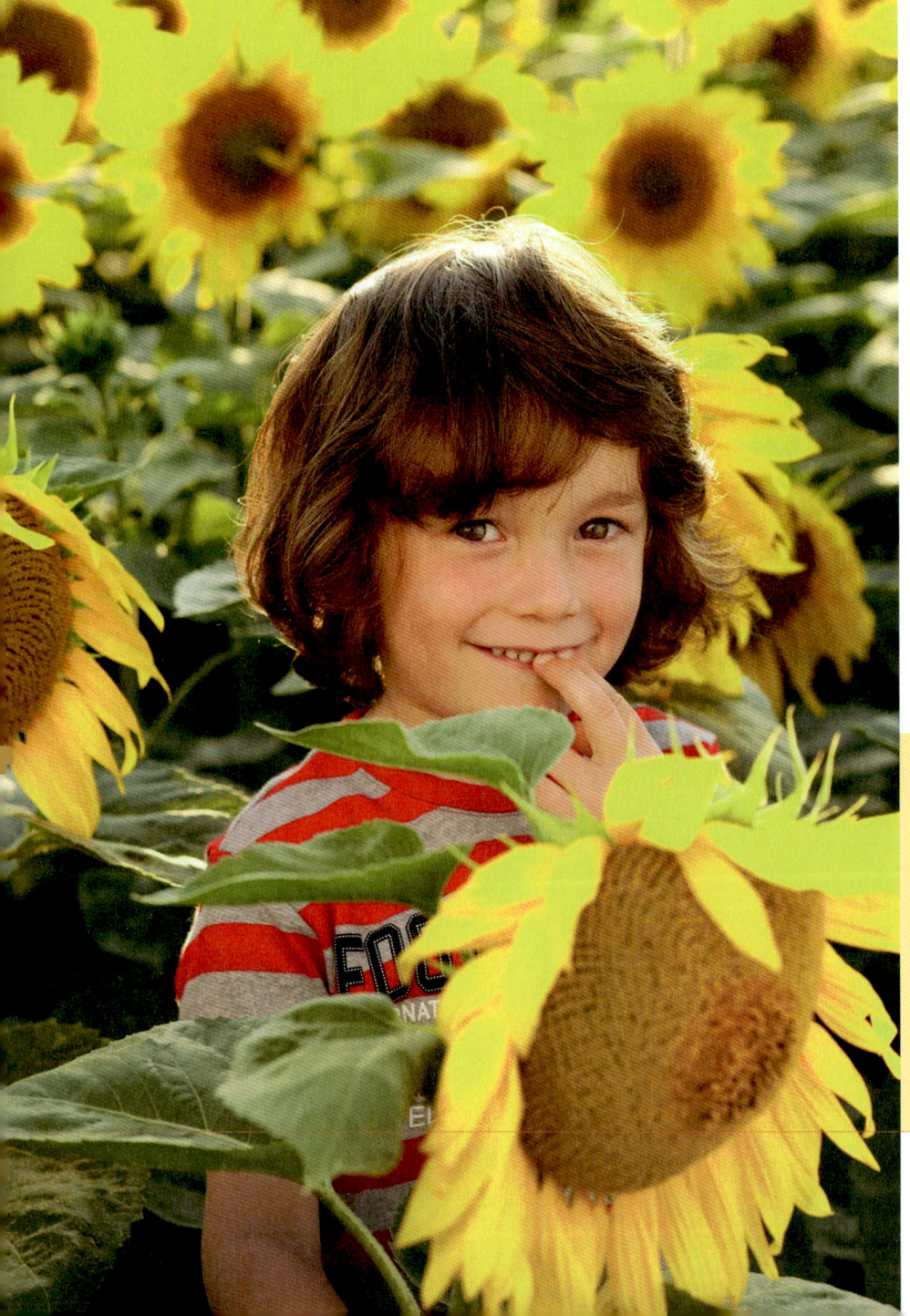

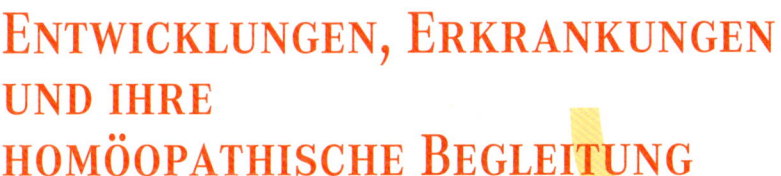

Entwicklungen, Erkrankungen und ihre homöopathische Begleitung

In diesem Kapitel erfahren Sie, …

▶ dass kleine Kinder vor allem Geborgenheit, Sicherheit und Liebe brauchen

▶ warum man nicht ständig Angst vor Krankheiten haben sollte

▶ warum es so wichtig ist, auf die Gesundheit und seinen Körper zu vertrauen

▶ worauf Sie beim Stillen achten sollten

▶ wie die Homöopathie bei den typischen Krankheiten im Kindesalter helfen kann

▶ wie Sie Ihrem Kind bei anderen Beschwerden und Störungen homöopathisch helfen können

▶ woran Sie beim Thema „Impfen" denken sollten

AUF DIE GESUNDHEIT VERTRAUEN

Jedes Neugeborene ist ein erneutes Wunder. Selbst nach vielen Jahren beruflichen Umgangs mit Neugeborenen und ihren Eltern ist für uns jede Begegnung mit einem Neugeborenen eine erneute Faszination. Dieser kleine Mensch in seiner schon zu erahnenden Individualität, der mit großen Augen in die Umgebung schaut, noch unschlüssig, noch nicht fixierend, schlägt einen in den Bann. Und immer wieder fragt man sich, was er fühlt und denkt und was er von diesem Leben hält. Nirgendwo lässt sich die Kraft des Lebens, die Einzigartigkeit der Menschwerdung mehr erspüren als beim Neugeborenen.

Lassen Sie Ihren Gefühlen freien Lauf, erfüllen Sie Ihrem Kind den Wunsch nach Geborgenheit, Sicherheit und Liebe. Und lassen Sie sich nicht zu sehr von oft hartherzigen Regeln und überkommenen Maßnahmen beeinflussen. Ein ängstlich schreiendes Kind braucht immer Trost und Hilfe. Es schreit nicht, um die Eltern zu ärgern oder die Lungen zu entfalten. Wir haben viel von unserer Ursprünglichkeit verloren und schauen lieber in Bücher oder fragen Fachleute, als uns von den eigenen elterlichen Ur-Instinkten leiten zu lassen.

Wenn die Anpassung nach der Geburt erst einmal geklappt hat, wird aus dem labilsten und kritischsten Zustand im Leben in wenigen Jahren der stabilste und gesündeste. Und es dauert viele, viele Jahre – bis ins sechste Lebensjahrzehnt – bis die krankheitsbedingte Sterblichkeit die durch Unfälle statistisch übersteigt. Deswegen sollte man vor Erkrankungen nicht zu viel Angst haben. Angst ist ein schlechter Ratgeber. Sie provoziert und produziert tatsächlich Gefahren – ein Phänomen, das man in der Psychologie die „sich selbst erfüllende Prophezeihung" nennt. Insofern muss man sich überlegen, ob nicht ein gehöriger Schuss unbesorgte Naivität auch einen Schutzeffekt hat.

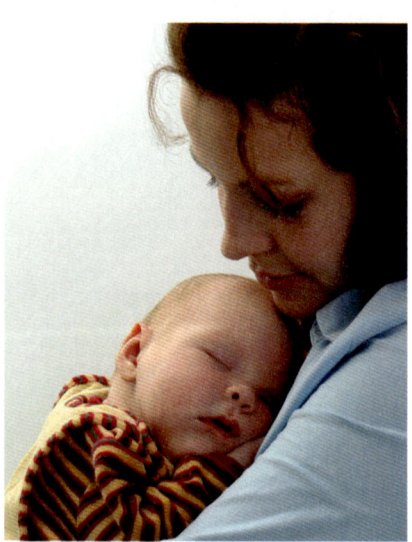

Mamis Liebe:

Geborgenheit und Sicherheit

Durch die Sensationslust der Menschen – und geschürt durch die Medien – wird vieles übertrieben und pathologisiert. Und die Struktur unseres Gesundheitssystems, das krankheits- und nicht gesundheitsorientiert ausgelegt ist, trägt ihren Teil dazu bei. Dennoch gibt es immer wieder Situationen, die uns zeigen, wie wichtig ein gut strukturiertes und funktionierendes Gesundheitssystem ist, etwa in der Rettungskette bei Verkehrsunfällen.

Die heute in Bezug auf Aufklärung und Mitbestimmung der Patienten gestellten Anforderungen an den Arzt sind durch die rechtlichen Bestimmungen so umfangreich, dass man als Arzt über jede erdenkliche mögliche Folge einer Erkrankung oder die unerwünschte Wirkung eines Eingriffs oder einer Medikation so ausführlich aufklären muss, dass ein angstfreier Umgang des Patienten mit seiner Krankheit gar nicht mehr möglich ist. Häufig werden auch Untersuchungen und Maßnahmen vorgenommen, um sich gegen den Vorwurf, nicht „alles" gemacht zu haben, abzusichern. Dadurch werden die Patienten – vor allem die Kinder, die es ja nicht selbst verantworten können – oft unnötig belastet. Wir nennen es „Defensivmedizin", wenn nur wegen eines möglichen Unterlassungsvorwurfs eine unsinnige Diagnostik oder Therapie eingeleitet wird.

Leider sind viele Ärzte der Ansicht, der Patient wolle, dass etwas unternommen wird – sei es eine Untersuchung oder eine Medikation. Dabei sind viele Patienten auch sehr zufrieden, wenn nichts gemacht werden muss und nichts gravierend Behandlungsbedürftiges vorliegt. Sie sind beruhigt, dass ihr Arzt sie untersucht und keine Erkrankung gefunden hat.

Gesundheit kann man nicht beweisen. Man kann nur bestimmte Erkrankungen durch bestimmte Untersuchungen ausschließen. Es gibt aber immer und überall noch weitere Untersuchungen und noch feinere diagnostische Methoden, sodass der Ausschluss von Krankheit ein Fass ohne Boden ist. Ohne ein großes Vertrauen auf seine Gesundheit und auf seinen Körper geht es nicht: Zum Beispiel können wir keinen Schritt gehen, ohne auf ein Funktionieren unseres Bewegungsapparates und unseres Gleichgewichtssinns zu vertrauen.

KINDERKRANKHEITEN

Kinderkrankheiten heißen nicht deshalb so, weil nur Kinder sie bekommen können, oder weil etwas noch nicht richtig funktioniert. Kinderkrankheiten sind meist Infektionskrankheiten, die man schon im frühen Kindesalter häufig bekommen hat. Unter den typischen Kinderkrankheiten versteht man die Masern, Mumps, Röteln, Windpocken und andere Virusinfekte, die eine lebenslange Immunität hinterlassen. Durch Impfprogramme sind diese Erkrankungen inzwischen so selten geworden, dass selbst dem Fachmann die Diagnose manchmal nicht leicht fällt oder atypische Verläufe beobachtet werden.

Andere Kinderkrankheiten werden durch Bakterien verursacht. Im Alltag die größte Bedeutung haben Streptokokken-Infekte (Infektionen durch ß-hämolysierende Streptokokken der Gruppe A). Bestimmte Streptokokkentypen können Scharlach verursachen – eine Erkrankung, die durch hohes Fieber, Schluckbeschwerden, Bauchschmerzen, Krankheitsgefühl und einen in der Leiste beginnenden rauen feinen Ausschlag gekennzeichnet ist. Typisches Erkrankungsalter ist das späte Kindergarten- und frühe Schulalter. Früher waren Scharlachfälle durch Komplikationen wie rheumatisches Fieber mit Herzschäden, Nierenentzündung und Gelenkbeteiligung gefürchtet. Durch die antibiotische Behandlung und die allgemeine Verbesserung der Kindergesundheit durch Ernährung und Hygiene hat heute der Scharlach seinen Schrecken verloren.

Eine Halsentzündung (Angina) durch die Scharlacherreger ist eine häufige Erkrankung und wird vereinfachend oft ebenfalls als „Scharlach" bezeichnet. Der hochrote Rachen mit einem gesprenkelten roten Ausschlag am weichen Gaumen ist zwar typisch, kommt aber auch bei anderen, virusbedingten Halsentzündungen vor. Deshalb wird zum Nachweis häufig ein Abstrich durchgeführt, um die Erreger zu isolieren. Da das Ergebnis einige Tage und damit viel zu lange zur Einleitung einer Behandlung dauert, haben Schnelltests eine weite Verbreitung erfahren. Mit einem solchen Test kann das Vorhandensein von Erregern nachgewiesen werden, aber nicht die Rolle, die der Erreger bei dem Patienten spielt. Es ist nämlich wichtig, zu wissen, dass diese Streptokokken auch zu den normalen Bewohnern des Rachenraumes zählen. In Zeiten hoher Verbreitung können bis zu einem Drittel der Bevölkerung Keimträger sein, ohne selbst erkrankt zu sein.

Dieses Beispiel zeigt, dass der Nachweis eines Erregers noch nicht der Beweis für Krankheit sein muss. Wenn ein positives Abstrichergebnis vorliegt, kann nur gefolgert werden, dass die Erreger vorhanden sind, nicht aber, dass sie ursächlich für den Zustand des Kranken verantwortlich sind. Das gilt nicht nur für die Streptokokken, sondern ebenso für Pneumokokken, Hämophilus, Staphylokokken und viele andere Erreger, auch so gefürchtete wie Pseudomonas und MRSA (multiresistente Staphylokokken).

Bei vielen Erkrankungen sind die typischen Verläufe heute oft nicht mehr zu beobachten. Beschreibungen von früher, vor allem berichtete Komplikationen, haben zu einem großen Teil unter unseren gegenwärtigen Lebensbedingungen keine Gültigkeit mehr.

Im Folgenden gehen wir (ohne Anspruch auf bändefüllende Vollständigkeit) auf einige Aspekte von Entwicklung und Entwicklungs-Störung und deren Behandlung ein. Wir fangen beim Neugeborenen an.

Das Stillen

Muttermilch ist die beste Nahrung für den Säugling – die einzige, die wirklich nach den Bedürfnissen des Kindes zusammengesetzt ist und diejenige, die die Natur vorgesehen hat. Jede Frau kann stillen, schließlich gehört der Mensch biologisch zu den Säugetieren. Gerade beim ersten Kind kommt aber das Stillgeschäft etwas stockend in Gang, besonders nach Kaiserschnitt oder wenn Mutter und Kind nach der Geburt getrennt wurden. Ein weiterer, wichtiger Grund für mühsames Stillen kann der hohe Erwartungsdruck sein, dem sich die Mutter aussetzt: Zum Stillen gehört ein hohes Maß an Gelassenheit und Ruhe – Qualitäten, die in der heutigen Zeit oft feh-

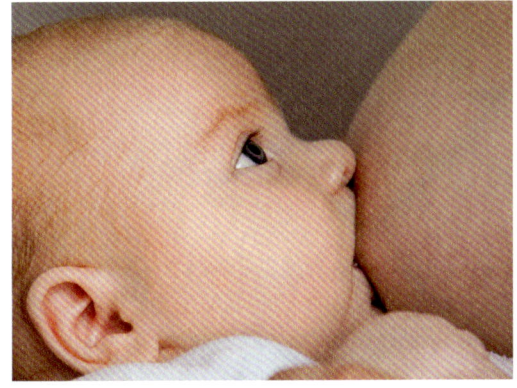

Mamis Milch:
Von Natur aus gesund

len. Auf der anderen Seite darf aus dem Stillwunsch auch kein Stillzwang entstehen. Wenn es nicht geht, geht es nicht – und dann gibt es ja heute schon sehr gute Säuglingsnahrungen.

Vor allem bei Frühgeborenen oder mangelentwickelten Kindern kann man nicht endlos warten, bis ausreichend Muttermilch vorhanden ist. Diese Kinder dürfen nicht wie ein gesundes Neugeborenes bis zu 10% ihres Geburtsgewichts verlieren. So ist es häufig in den ersten Lebenstagen eine Gratwanderung: Kommt der Milcheinschuss ausreichend kräftig, bevor das Kind zu viel abgenommen hat? Das Geburtsgewicht sollte spätestens nach zwei Wochen wieder erreicht sein; viele gestillte Kinder haben es schon nach einer Woche erreicht. Es ist wichtig, das Neugeborene zum Zeitpunkt des niedrigsten Gewichts, meist am 3. bis 5. Tag, zu wiegen, ebenso nach 10-14 Tagen, um das Erreichen des Geburtsgewichts zu dokumentieren. Bei gesunden Säuglingen ist tägliches Wiegen überflüssig und irritiert nur, ebenso sogenannte Stillproben, also das Wiegen des Säuglings vor und nach der Mahlzeit. Die durchschnittliche Gewichtszunahme sollte in den ersten Wochen 15 bis 25 Gramm pro Tag, also 150 bis 200 g pro Woche betragen. Da aber auch Neugeborene konstitutionell verschieden sind, können das nur Richtwerte sein.

Wichtiger ist es, zu schauen, ob das Kind zufrieden und ausgeglichen ist. Manche ausgemergelten Babys nehmen sehr viel schneller zu, andere, dicke und im Mutterleib angemästete (zum Beispiel bei Diabetes in der Schwangerschaft) nehmen manchmal weniger stark zu. Die Hebamme wird auf die Gewichtsentwicklung achten und Ihnen behilflich sein. Sie kann bei Problemen auch länger und häufiger kommen, was Ihnen unter Umständen der Arzt rezeptieren muss. Nutzen Sie die in Deutschland gut ausgebaute Hebammenbetreuung im Wochenbett.

PROBLEME BEIM STILLEN

Milchflut

Constanzas Mutter hatte einen starken Milcheinschuss und ihre Brüste spannten. Constanza konnte in den ersten 2-3 Tagen dieser Milchflut nicht gerecht werden, sie trank die Brüste nicht leer, und die begannen zu schmerzen und verhärteten sich. Die Hebamme gab der Mutter Phytolacca C 200, wodurch die Schmerzen sofort nachließen und sich die Brüste entspannten. Constanza konnte acht Monate lang problemlos gestillt werden.

Dann wollte die Mutter sie abstillen. Diesmal bildeten sich Knoten in der Brust, die anfingen zu drücken. Sie erinnerte sich an das Phytolacca und nahm noch einmal eine Dosis C 200. Daraufhin klappte das Abstillen problemlos.

Phytolacca ist ein wichtiges Mittel, wenn die Mutter zuviel Milch oder relativ zuviel Milch für die Bedürfnisse ihres Babys hat. Bevor sich weitere Unannehmlichkeiten einstellen, reguliert Phytolacca den Milchfluss und trägt dadurch zu einer erfolgreichen Stillperiode bei.

Kommt es zu einer Brustentzündung, dann muss man anhand des Aussehens der entzündeten Brust die Mittel unterscheiden:

- **Belladonna** C 200, wenn die entzündete Stelle ganz heiß, hochrot und erschütterungsempfindlich ist. Meist besteht Fieber.
- **Phytolacca** C 200, wenn die Stelle eher dunkelrot und nicht so stark überwärmt ist

GEBURTSVERLETZUNGEN

Die Geburt hinterlässt ihre Spuren bei Mutter und Kind: Beim Baby ist häufig eine teigige Schwellung der Kopfhaut, besonders als Saugglockenmarke, zu sehen, die bläulich oder sogar blasig-krustig sein kann. Oder es kommt zu einem Bluterguss unter der Knochenhaut, einem Kephalhämatom. Diese ein- oder doppelseitige, auf das Scheitelbein beschränkte flüssigkeitsgefüllte Schwellung „schwabbelt" unter dem untersuchenden Finger und hat die Tendenz, nach der Geburt noch zuzunehmen. Ein solcher Bluterguss resorbiert sich, häufig zunächst unter Bildung einer Randverkalkung, in den ersten drei Wochen und ist schließlich völlig verschwunden. Ein Ablassen, Punktieren ist absolut verboten, auch wenn der Befund recht abenteuerlich aussieht. Auch von anderen äußeren Maßnahmen ist abzuraten.

Nicht selten bricht das Schlüsselbein – und oft bemerkt man es erst nachträglich, nach zwei, drei Wochen, durch eine Verdickung im mittleren Drittel des Schlüsselbeins. Ein Schlüsselbeinbruch ist nicht schlimm, auch wenn die Eltern oft böse sind, dass es nicht gleich bemerkt wurde, obwohl das Kind doch anscheinend Schmerzen hatte. Eine Behandlung erübrigt sich, denn bei jungen Säuglingen heilt alles gut zusammen.

Das Hauptmittel für Geburtsverletzungen ist **Arnica**; es beschleunigt die Resorption des Hämatoms und bessert vor allem das Allgemeinbefinden. Wir geben es in einer C 200 als Einzeldosis: 3 Globuli.

BLÄHUNGEN, KOLIKEN: DER „UNRUHIGE SÄUGLING"

Neugeborene und Säuglinge haben häufig Unruhephasen. Da sie nicht äußern können, was ihnen „fehlt", sind die Eltern oft ganz verzweifelt und bemühen die verschiedensten Theorien, um die Unruhephasen zu erklären. Weil die Neugeborenen noch sehr mit ihren Körperfunktionen beschäftigt sind und kaum „über den Tellerrand" schauen können, ist es vor allem das Verdauungsgeschäft, das plagt.

Aber nicht immer ist es die Verdauung: Oft sind die Babys auch einfach überdreht; sie sind durch gut gemeinte Maßnahmen irritiert und übererregt, vor allem, wenn Besuch da ist, wenn jeder andere Ratschläge gibt und jeder meint, er könne das Kind am besten trösten. Dann raten wir, dass sich nur eine Person mit dem Kind beschäftigt, alle anderen weggeschickt werden und man am besten mit dem Kind ein paar Runden spazieren geht.

Aber oft hat es tatsächlich mit dem Verdauungsvorgang zu tun. Man muss bedenken, dass der Magen-Darm-Trakt bis zur Geburt untätig ist. Das Kind wird über die Mutter, über die Plazenta ernährt, und der Darm fängt erst nach der Geburt an, seine Funktionen aufzunehmen. Das ist mit Anpassungsproblemen verbunden. So muss der Magen-Darm-Trakt nach der Geburt erst mit den für die Verdauung unerlässlichen Darmbakterien besiedelt werden. Und das kann – wie jeder weiß, der nach einer Magen-Darm-Infektion genesen ist – einige Zeit dauern und mit Unwohlsein, Blähungen, Aufstoßen und dem Abgehen von Winden verbunden sein. So braucht es viel Geduld und Verständnis, nicht aber diverse Blähtröpfchen, Kümmelzäpfchen oder andere Arzneien, um diesen Anpassungsvorgang zu unterstützen. Nach drei Monaten ist der Spuk oft schlagartig vorbei, weswegen man auch von Dreimonatskoliken spricht.

Am Abend geht's los

*Den ganzen Tag ist die elf Wochen alte **Tessa** zufrieden und schreit nur, wenn sie hungrig ist. Aber abends, wenn sie zur Ruhe kommt, dreht sie noch mal richtig auf. Sie schreit bis zu zwei Stunden lang ohne Unterbrechung und beruhigt sich nur, wenn sie ständig hin- und hergetragen wird. Dabei kann sich ihr Schreien auch richtig zornig anhören. Sie lässt sich nicht ablenken und macht sich im Arm der Mutter oft ganz steif. Ihr Stuhlgang sieht grün aus, obwohl sie voll gestillt wird. Seitdem Tessa drei Globuli Chamomilla C 200 als Einmaldosis bekommen hat, ist dieser Spuk vorbei. Nach einer Woche braucht sie noch einmal eine Dosis, dann nicht mehr.*

Wenn junge Säuglinge sehr viel schreien, liegt es nicht nur an Blähungen. Häufig liegt dann eine Regulationsstörung vor, ein Problem der inneren Selbstregulation der Körperfunktionen. Die Ursachen dafür können vielfältig sein; es kann eine Temperamentsfrage des Kindes, aber auch Ausdruck einer belastenden Situation der jungen Familie sein. Solche Belastungen können von einer Problemschwangerschaft, von schweren Erlebnissen der Eltern, unerfüllten Erwartungen oder einfach familiären Problemen – mit Vaterschaft, Eltern oder Schwiegereltern – herrühren. Auch wenn die materiellen Grundlagen der jungen Familie nicht gesichert sind und Zukunftsängste bestehen, spüren es die Kinder und sind deswegen nicht besonders lieb und angepasst, sondern schreien stellvertretend für die Familie ihr Elend heraus. Wichtig ist, dass sich die junge Familie Hilfe holt – bei der Hebamme (es gibt auch für diese Fälle speziell ausgebildete sogenannte Familienhebammen), beim Kinder- und Jugendarzt oder in „Schreibaby-Ambulanzen", die heute an vielen Orten angeboten werden.

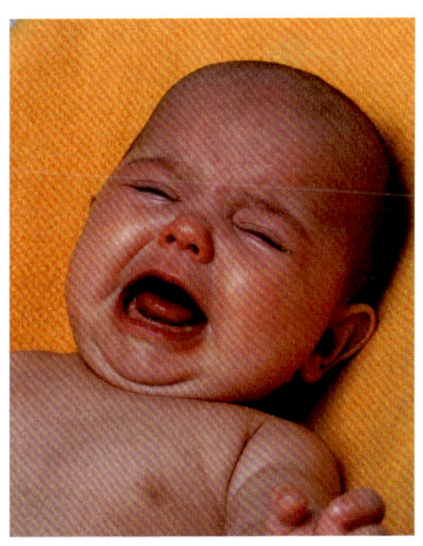

Schreien:
Kommunikation nach Baby-Art

BEHANDLUNG JE NACH ART DES SCHREIENS

Bei den Blähungskoliken der Säuglinge – oder was auch immer die Ursache für ihre heftigen Schreiattacken sein mag – sollte man das richtige homöopathische Mittel mit Bedacht wählen, sonst wirkt es nicht. Hier einige Anhaltspunkte:

- **Chamomilla** C 200: Das Kind wirkt zornig, abwehrend, Herumtragen bessert, angebotene Ablenkung wie Schnuller oder Spielzeug weist es zurück oder wirft es weg. Der Stuhl kann grünlich aussehen – nicht verwendbar bei HA-Nahrung, da sie den Stuhl immer grünlich färbt – sogar bis spinatgrün, aber es kommen alle grünlichen Farbtöne vor.
- **Colocynthis** C 200: Passt gut, wenn es sich um sehr junge Säuglinge handelt, die sich beim Schreien nach vorn krümmen oder die Beinchen an den Bauch ziehen. Auf den Bauch drehen und dann herumtragen hilft, auch mit der warmen Hand der Mutter oder des Vaters am Bauch zur Stütze. Wenn das Kind schreit, wirkt es ganz „entrüstet" und fühlt sich unverstanden.
- **Nux vomica**: Ein Kind, das zornig schreit und sehr ungeduldig nach der Brust oder der Flasche verlangt. Es ist empfindlich auf Geräusche und kann schon bei normalen Geräuschen zusammenschrecken. Nach dem Trinken hat es viele Blähungen und Kollern im Bauch, durch den Abgang von Winden entspannt sich das Kind.
  Das Mittel passt besonders gut bei Kindern, die ihre Schreiattacken bekommen, wenn sie überstimuliert sind, z. B. durch Gäste oder in einer fremden (lauten) Umgebung. Auch andere Stimulantien wie Kaffee, Drogen oder Nikotin in der Schwangerschaft bringen schon das Neugeborene in einen „Nux vomica-Zustand". Man kann das Mittel daher unter solchen Umständen schon sehr „hampeligen" Neugeborenen geben.
- **Lycopodium**: Die Schreiattacke beginnt meist am späten Nachmittag und ist abends wieder vorbei. Oder das Kind schreit nach jeder Mahlzeit. Es hat einen geblähten Bauch, und es geht erstmal keine Luft ab. Abgang von Winden und Aufstoßen erleichtert. Manchmal hört man auch lautes

Kollern im Bauch. Das Kind ist schnell satt, trinkt kleine Mengen, muss dafür häufiger trinken, viele kleine Mahlzeiten gehen besser.

- **Carbo vegetabilis:** Zu dem Mittel passt ein ähnliches Bild wie bei Lycopodium: Sehr viel Luft und Auftreibung des Bauchs gleich nach dem Trinken, aber das Aufstoßen oder die Winde gehen leichter ab. Vor allem durch das Aufstoßen gibt es eine starke Besserung. Die Luft sitzt weit oben im Bauch, sie drückt eher nach oben.
- **China:** Kurz vor dem Abgang der Winde schreit das Kind laut auf, danach geht es besser. Dicker, geblähter Bauch nach dem Trinken, eingeklemmte Blähungen wollen nicht abgehen. Kollern im Bauch. Empfindliches Kind, besonders auf Geräusche und Sonnenlicht (viel Blinzeln). Schnell satt, trinkt nicht weiter, muss schon aufstoßen nach den ersten Zügen, erst dann kann es weiter trinken.
- **Argentum nitricum:** Geblähter Bauch nach dem Trinken, Blähungen gehen nicht gut ab. Wenn sie abgehen, dann knallt es dabei richtig laut. Der Stuhl ist grün oder wechselt in der Windel schnell die Farbe von gelb nach grün.
- Das Gesicht des Kindes kann alt und sogar ein wenig runzelig aussehen, und es schaut oft recht ängstlich.

DAS ZAHNEN

Zahnungsbeschwerden sind ein anderer, immer wieder angeführter Grund für Unruhezustände und Schreien. Nun ist das Zahnen an sich ein normaler Vorgang, der damit einsetzt, dass sich die bei der Geburt schon in ihren Startlöchern sitzenden Zähne langsam vorschieben, bis sie schließlich „durchbrechen". Der eigentliche „Durchbruch" verursacht aber weit weniger Beschwerden als das Zahnen an sich. Etwa mit zehn bis zwölf Wochen fängt der Säugling an, seine Faust in den Mund zu stecken und zu sabbern: er zahnt. Mit dem „Durchbruch" ist aber meist erst mit einem halben Jahr zu rechnen. „Zahnkrämpfe" oder „Zahnfieber" gibt es nicht, wenn auch häufig Unruhe-Zustände auftreten. In dem Alter, in dem die Zähne kommen, kann schon einmal mit den ersten Erkrankungen gerechnet werden. Inwieweit das Zahnen dabei eine Rolle spielt, wird schon seit vielen Jahrhunderten kontrovers diskutiert. In allen Kulturen wird dem Zahnen eine besondere Rolle zugeschrieben.

Warten auf den ersten Zahn

Tom ist elf Monate alt, ein Zahn ist noch nicht zu sehen. Aber seit vielen Wochen hat er schon die Finger im Mund. Nachts ist er unruhig und weinerlich, schwitzt stärker am Kopf als sonst und sabbert fast ständig. „Es müsste doch endlich mal ein Zahn durchkommen" denkt sich seine Mutter. Seit einigen Wochen läuft bei ihm auch noch die Nase, er hustet öfter und scheint überhaupt anfällig geworden zu sein. Was könnte man da tun?

Eine Dosis **Calcium carbonicum** C 200 als Einmalgabe kann hier der Zahnung und der gesamten Entwicklung des Kindes förderlich sein. Das Kind, das gut auf Calcium reagiert, ist mit manchen Dingen etwas langsam, so auch in seiner motorischen Entwicklung. Die Zähne kommen später als bei anderen Kindern und scheinen sich nur langsam ihren Weg zu bahnen. Zwar scheint das Kind recht gutmütig und geduldig zu sein, doch irgendwann ist es mit der Geduld dann doch am Ende.

Ganz anders sieht es dagegen aus, wenn ein Kind während der Zahnung als Hilfe **Chamomilla** braucht. Die Eltern des Kindes im Chomomilla-Zusatnd sind am Ende ihrer Kräfte, die Nerven liegen „blank". Das kann man nicht aushalten.

Einfach „unmöglich"

*Die sechs Monate alte **Luisa** schreit und zetert schon eine ganze Woche lang, nichts kann man ihr recht machen. Nachts will sie nicht schlafen, sondern herumgetragen werden. Was man ihr auch anbietet – sie nimmt es nur in die Hand, um es dann wütend wieder wegzuwerfen. Beim Schreien zappelt und tritt sie oder biegt sich nach hinten, so dass man sie kaum festhalten kann. Sie ist einfach „unmöglich" – und die Eltern haben schon Sorgen, ob die Nachbarn vielleicht denken, sie würden ihr Kind misshandeln.*

Diese Situation, die gar nicht so ungefährlich ist, weil sich Eltern und Kind in ihrer negativen Stimmung gegenseitig hochschaukeln, verlangt nach einer Dosis **Chamomilla** C 200 für das Kind. (Könnte die Mutter auch etwas gebrauchen? Nein, sie beruhigt sich, sobald es dem Kind wieder besser geht, sehr rasch.)

Das dritte Mittel, das dem zahnenden Kind häufig hilft, ist **Silicea.** Das Kind, das Silicea braucht, mag oberflächlich gesehen ganz ähnliche Probleme haben wie das Calcium-Kind: Die Zahnung setzt erst spät ein und erfolgt langsam, wie auch die übrige Entwicklung des Kindes etwas länger braucht. Aber während das Kind, das Calcium benötigt, eher ein Spätstarter in jeder Hinsicht ist und manchmal sogar ein wenig faul zu sein scheint, ist das Silicea-Kind eher zu schwach. Es ist dünn und feingliedrig als Baby, hat wenig „Substanz" – zu wenig, um sein Zähnchen herauszubringen. Es bringt auch seinen Stuhl nicht gut heraus. Es hat zu wenig Kraft zum Drücken (→ Verstopfung).

DURCHFALL BEI ZAHNUNG

Kurz bevor ein Zahn durchbricht, bekommen Babys manchmal Durchfall. Alle bei der Zahnungshilfe besprochenen Mittel sind auch gleichzeitig Mittel gegen Durchfälle während der Zahnung:
* Calcium carbonicum: Der Stuhl riecht sauer.
* Chamomilla: Der Stuhl ist wässrig oder schleimig und grünlich.
* Silicea: Stinkende Blähungen, der Stuhl riecht faulig.

SCHLAFSTÖRUNGEN

Wie andere unbewusst ablaufende Körperfunktionen ist auch das Schlafverhalten eine der „werdenden Funktionen", deren Selbstregulation erst erlernt werden muss und vielfältigen Störmöglichkeiten unterworfen ist. So sind Schlafstörungen außerordentlich häufig und nicht selten ein Vorstellungsgrund beim Arzt, wobei die „Dunkelziffer" noch viel höher liegen dürfte: Viele Eltern trauen sich nicht, deswegen zum Arzt zu gehen – es ist ja keine Krankheit – und schämen sich auch vielleicht, weil es ihnen nicht gelingt, ihr Kind zum Durchschlafen zu bringen.

Total überdreht

*Der sieben Monate alte **Mirko** hat in den ersten Monaten seines Lebens viel besser geschlafen als in den letzten Wochen. Die Mutter bringt das mit der Zahnung in Verbindung: Seit dem ersten Zahn schläft Mirko so schlecht: Er wirkt total überdreht, als ob ihm die Zahnung „zu Kopf gestiegen" sei. Ständig wacht er nachts auf, ist unruhig und schreit. Er steckt seine Faust in den Mund und beißt darauf, er beißt die Mutter, er stößt seinen Kopf gegen ihre Brust.*

Nach einer einzigen Dosis Belladonna C 200, drei Globuli, kann Mirko wieder schlafen.

Belladonna, wenn Ihr Kind...

... seit der Zahnung mehrmals nachts aufwacht

... ständig beißt

... mit dem Kopf stößt

Wenn bei Kindern im Alter zwischen vier und 16 Monaten die Zähne durchkommen, wird der Schlaf oft unruhig. Das zweite Mittel, das dann häufig die Probleme lindert, ist Chamomilla (→ Zahnen).

Chamomilla, wenn Ihr Kind...

... während der Zahnung mehrmals nachts aufwacht

... herumgetragen werden muss

... zornig schreit

Vor allem Babys sind oft empfindlich auf zu viele Reize von außen. Sie brauchen das richtige Maß an Stimulation: Zuwendung, Aufmerksamkeit, Lächeln, Berührung und Sprechen. Eine hektische Umwelt – z.B. weil die Eltern selbst mit ihren Aufgaben überlastet sind und versuchen, alles schnell zu erledigen oder wenn ein Umzug, eine große Feier oder eine Reise vorbereitet werden muss – überreizt das Kind: Es ist „überdreht", es macht die Nacht zum Tage. Die Eltern können gerade in Stress- oder Umbruchsituationen am wenigsten mit einem ruhigen, schlafenden Baby oder Kleinkind rechnen. Der Stress kann auch durch ein freudiges Ereignis ausgelöst werden. Allein der gut gemeinte Ratschlag, doch alles ruhiger angehen zu lassen, „cool" zu bleiben, reicht da nicht.

In einer solchen Situation erscheint das Kind, als ob es „zu viel Kaffee getrunken" hätte: Es ist nicht müde, will sein Tagesschläfchen nicht machen und ist dann abends so überdreht, dass es wiederum nicht einschlafen kann. Oder es schläft zwar ein, wacht aber mehrmals nachts auf und ist schlecht zu beruhigen. Ein Teufelskreis, den eine Dosis Coffea C 200 durchbrechen kann.

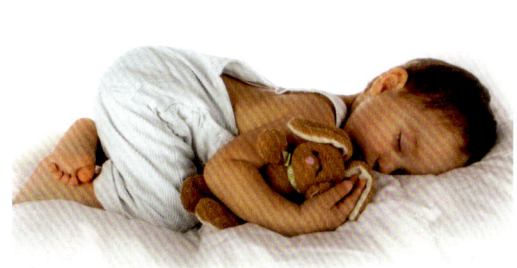

Coffea, wenn Ihr Kind...

... durch hektische Umwelt überdreht ist

Endlich Ruhe:
Das Baby schläft

... mit Durst aufwacht und trinken muss

... Schlafstörungen vor oder nach einer Feier hat (z. B. auch der eigene Geburtstag)

Eine andere Schlafstörung bei Kindern, die sich homöopathisch gut behandeln lässt, ist die Schlafstörung nach einem großen Schreck mit Angst. Das kann schon der Geburtsschreck sein, nicht nur nach einer Sturzgeburt, auch nach einer mehr oder weniger normalen Geburt: Das Neugeborene kommt aus der warmen dunklen, reizarmen Umgebung des Mutterleibes in das grelle Licht des Kreißsaales, wird geräuschvoll abgesaugt, es wird auf einen Untersuchungstisch gelegt – zur Überprüfung ob auch „alles dran" ist. Viele Kinder reagieren auf diesen Schreckzustand mit Unruhe seit dem ersten Lebenstag. Ihnen kann mit **Aconitum** sehr gut geholfen werden, dem wichtigsten Schreckmittel in der Homöopathie.

Wenn die Neugeborenen auf den Schreck der Geburt „wie betäubt" reagieren, apathisch und regunglos sind, möglicherweise auch noch röcheln und karcheln, ist **Opium** angezeigt.

Um den Schlaf gebracht

Bei der Urlaubsfahrt auf einer abschüssigen Straße versagten die Bremsen. Der Vater lenkte das Auto geistesgegenwärtig seitlich an die Felswand und brachte es schließlich zum Stehen. Zwar war das Auto demoliert, den Insassen aber das Leben gerettet: Außer einigen Prellungen und Schürfwunden waren alle wohlauf.

93

*Dem einjährigen **Michael** war gar nichts passiert. Nur konnte er seit diesem Ereignis nicht mehr einschlafen. Eine Dosis Aconitum C 200 „rettete" seinen Schlaf.*

Aconitum, wenn Ihr Kind...
... nach einem Schreckerlebnis Schlafstörungen hat
... Schlaflosigkeit mit großer Unruhe hat
... bei oder nach berechtigter Angst nicht schlafen kann
Was tun, wenn die Schlafstörung viel tiefer sitzt, wenn sie nicht durch Zahnung oder äußere Umstände bedingt ist? Was tun, wenn ein Kind schon immer schlecht schläft? In solchen Fällen geht es nicht mehr um die akute Situation, sondern um eine chronische Störung. Dann sollte eine Beratungsstelle aufgesucht oder eine homöopathische Erstanamnese gemacht werden.

FIEBER UND FIEBERHAFTE INFEKTE, FIEBERKRÄMPFE, GRIPPE

Fieber und fieberhafte Infekte sind bei Kindern häufig und beunruhigen die Eltern sehr. Fieber ist an sich nicht schlimm und eine sinnvolle Reaktion des Organismus in der Auseinandersetzung mit Krankheitserregern. Die Einstellung zum Fieber ist stark kulturabhängig; besondere Angst vor Fieber beobachten wir bei unseren osteuropäischen Nachbarn. Selbst ein Fieberkrampf ist kein Grund, das Fieber mit andauernden Medikamentengaben unten zu halten: Meist tritt der Fieberkrampf im Fieberanstieg auf, und das Fieber wird erst nach dem Krampfereignis überhaupt festgestellt. Entgegen der viel geübten Praxis wird selbst in den neuen medizinischen Leitlinien keine drastische Fiebersenkung mehr empfohlen.
Ein Fieberkrampf ist mit das größte Drama, das Eltern erleben können: Das Kind verdreht die Augen, zuckt rhythmisch mit Armen und Beinen, wird dabei blau. Man glaubt, das Kind stirbt. Aber in den allermeisten Fällen hört der Krampf innerhalb weniger Minuten auf – schneller, als ein Medikament zur Hand ist und der Notarzt gerufen ist. Beim ersten Mal wird ein Krankenhausaufenthalt die Folge sein – es sei denn, die wissenden Großeltern berichten, dass so etwas in der Familie schon öfter aufgetreten sei. Da diese familiären Fieberkrämpfe eine ausgezeichnete Prognose haben, sind bei einem sonst ge-

sunden Kind ohne komplizierende Ereignisse in der Neugeborenenzeit und ohne sonstige Erkrankungen keine weiteren Maßnahmen notwendig. Das sollte aber ein Arzt entscheiden. Wichtig ist eine große Ruhe und Gelassenheit der Eltern, die heute kaum mehr gegeben ist – zu groß ist die allgemeine Furcht und Unsicherheit.

Nur in ganz seltenen Fällen kann ein Fieberkrampf das erste Zeichen eines sich entwickelnden Krampfleidens sein. Dann handelt es sich meistens um sogenannte komplizierte Fieberkrämpfe, die anders verlaufen als ein „normaler" Fieberkrampf. Die Wahrscheinlichkeit, dass sich ein Fieberkrampf noch einmal wiederholt – selten bei demselben Infekt, eher bei einer folgenden Erkrankung – liegt bei etwa 50%. Das müssen die Eltern wissen und entsprechend ausgerüstet sein. Ab dem Alter von etwa fünf Jahren ist mit dem Auftreten von Fieberkrämpfen nicht mehr zu rechnen.

Allgemein sollte man bei Erkrankungen der Frage, was das Kind *hat*, weniger Aufmerksamkeit schenken als der Frage, wie es dem Kind *geht*. Es ist nicht nur die Körpertemperatur, die beim Fieber eine Rolle spielt, sondern vor allem das Allgemeinbefinden des Kindes. Es gibt Kinder, denen man selbst 39°C kaum anmerkt, während andere bei 37,5°C schon krank erscheinen.

Aus homöopathischer Sicht ist die Entwicklung von Fieber bei banalen Infekten – also die Fähigkeit, bei einem normalen Virusinfekt (ohne weitere Komplikationen) Fieber entwickeln zu können – ein gutes Zeichen. Dennoch darf man das Fieber auch als Symptom behandeln – man muss es aber nicht, vor allem wenn es mit wenig Krankheitsgefühl einhergeht.

Wann ist Fieber gefährlich?

Fieber ist an sich nicht gefährlich, wohl aber kann die Ursache des Fiebers gefährlich sein. Die Befürchtung, Fieber könne unbehandelt unaufhörlich weiter steigen, ist unbegründet. Ein unaufhaltsam steigendes, unbeeinflussbares Fieber gibt es nur bei einer bestimmten Narkose-Komplikation. Zu bestimmten Tageszeiten, meist nachmittags gegen 16 Uhr und nachts, steigt das Fieber oft rasch. Früher hat man aus der Art des Fiebers auf die zugrunde liegende Erkrankung geschlossen und genaue Fiebertypen definiert. Diese sind heute durch die ständige Gabe von Fiebermitteln gar nicht mehr aufzustellen. Warnzeichen für eine schwerere Erkrankung sind Apathie (Teilnahmslosigkeit), fortgesetzte Nahrungsverweigerung, Erbrechen und vor allem eine Nackensteifigkeit (die Unfähigkeit, das Kinn auf die Brust zu legen oder das Knie zu „küssen"). Bei älteren Säuglingen und Kleinkindern, die noch nicht auf Aufforderung hinunterschauen können, empfiehlt es sich, mit den Fingern zu schnalzen oder ähnliche Geräusche oder Gebärden zu machen, um das Kind zum Nach-unten-Gucken zu bewegen, da sie auf Hinunterdrücken des Kopfes häufig mit Widerstand reagieren.

DAS DREITAGEFIEBER

Eine Erkrankung, die dem Namen nach als „Fieber" bezeichnet wird, ist das Dreitagefieber oder Exanthema subitum. Es ist meist das erste Fieber, an dem Säuglinge, typischerweise im 2. Lebenshalbjahr, erkranken: Plötzlich tritt, manchmal mit anfänglichem Erbrechen, aus völligem Wohlbefinden heraus hohes Fieber auf, ohne sonstige Symptome. Vielleicht läuft die Nase ein wenig, aber sonst findet sich nichts. Auch der Arzt kann keine weiteren Auffälligkeiten feststellen. Und bei einer Blutuntersuchung findet er ein „buntes", wenig aussagekräftiges Blutbild. Da hilft nichts als Warten: Nach drei Tagen fällt das Fieber plötzlich ab – und ein blassroter Ausschlag am Rumpf und im Gesicht tritt auf. Damit ist das Fieber vorbei und kommt auch nicht wieder – sonst stimmt die Diagnose nicht.

Was aber relativ häufig zu beobachten ist, ist eine fortgesetzte Unleidigkeit und Unruhe, die die Eltern zu einem erneuten Arztbesuch veranlasst: *„Sie hatten Recht, nach drei Tagen kam der Ausschlag, das Fieber ging weg, aber nun ist unser Kind so verkehrt, reißt sich am Ohr und ist ganz durch den Wind".* Es ist nicht selten so, dass akut kranke Kinder recht „pflegeleicht" sind. Werden sie dann wieder gesund, sind sie knatschig und viel anstrengender als während der Erkrankung. Dieses Wissen kann trösten: Geduld und Zuversicht helfen dem Kind am besten.

DIE HOMÖOPATHISCHE BEHANDLUNG DES FIEBERS

Die Auswahl des homöopathischen Mittels bei fieberhaften Erkrankungen richtet sich nach der Art des Fiebers und nach den Begleitsymptomen. Es gibt nicht nur ein oder zwei Mittel, wie sonst üblich bei Fiebersäften (z. B. Paracetamol und Ibuprofen), sondern viele verschiedene Arzneien. Sie senken nicht nur das Fieber, sondern heilen gleichzeitig den Infekt, vermindern die Schmerzen und das Krankheitsgefühl. Wenn sie gut wirken, geht das Fieber deutlich und anhaltend zurück – anders als bei klassischen Fieber-Medikamenten, wo das Fieber nach Beendigung der Wirkung häufig wieder auftritt. Dafür sind homöopathische Mittel allerdings schwieriger zu bestimmen.

Belladonna

Fünf „Richtige"

Der vierjährige Jonas war noch fit, als er gegen 13.30 Uhr in sein Bett krabbelte, um sein Mittagsschläfchen zu halten. Als seine Mutter ihn gegen 15 Uhr aus dem Bett holte, fühlte er sich ganz heiß an und hatte ein rotes Gesicht. Trotzdem waren die Hände und Füße kalt. Die Augen sahen rötlich, glasig und krank aus, und Jonas klagte über Kopf- und Halsschmerzen. Am späten Nachmittag stieg das Fieber bereits auf 39,5 °C. Die Mutter holte ihre kleine homöopathische Hausapotheke. Da stand es:
- Plötzlich krank
- Hohes Fieber
- Rotes heißes Gesicht
- Kalte Hände und Füße
- Augen, Hals oder Ohren (innen) rot
- Herz klopft stark
- Fieberträume
Davon trafen bei Jonas immerhin fünf Punkte zu. Also gab sie ihm das für diese Fiebersymptome angezeigte Mittel:
Belladonna C 200, 3 Globuli auf die Zunge.
Danach schlief Jonas bald ein und hatte am nächsten Morgen nur noch 37 °C Temperatur. Er fühlte sich wieder gesund. Dennoch ließ ihn seine Mutter noch nicht wieder in den Kindergarten gehen. Denn man konnte ja nicht wissen, was im Laufe des Tages noch kommt. Nachmittags entwickelte er wieder etwas Temperatur, das Thermometer zeigte 38 °C, und er fühlte sich etwas schlapp. Das Mittel wurde aber nicht noch einmal gegeben. Er schlief wieder gut und war am nächsten Tag gesund.

Aconitum

Wenn ein Kind plötzlich krank wird und hohes Fieber entwickelt, muss auch Aconitum in Betracht gezogen werden. Folgende Symptome sprechen für Aconitum:

- Plötzlich krank
- Hohes Fieber
- Gesichtsfarbe wechselt, mal rot, dann wieder blass.
- Ängstliche Unruhe
- Das Kind wirkt wie „erschreckt".
- Es hatte draußen gespielt in kalter, trockener Luft. Oder es wehte ein kalter Wind.
- Kurze, trockene Hustenstöße

Dosierung: Aconitum C 200, 3 Globuli auf die Zunge.

Aconitum ist auch ein gutes Vorbeuge- und Behandlungsmittel bei Pseudo-krupp, wenn einige der genannten Symptome zutreffen.

Rhus toxicodendron

„Fußball-Fieber"

*Der 15jährige **Roberto** hatte am Vortag draußen lange Fußball gespielt. Es war nachmittags schon sehr kühl geworden. Er war viel gerannt, hatte geschwitzt, dann musste er wieder stehen und warten, weil die andere Mannschaft den Ball hatte. So ging es hin und her. Am nächsten Tag wurde er krank mit Fieber, Glie-derschmerzen und Husten. Der Arzt gab ihm 3 Globuli Rhus tox. C 200 auf die Zunge. Er konnte schon am nächsten Tag wieder in die Schule gehen.*

Folgende Symptome sind typisch für eine mit Rhus tox. zu behandelnde Erkäl-tung oder Grippe:
- Fieber mit Gliederschmerzen
- Krank nach einer körperlichen Anstrengung mit Schwitzen und anschlie-ßender Abkühlung
- Krank nach Durchnässung
- Die Beine sind unruhig.
- Herumwälzen im Bett

Bryonia alba

Wenig Bewegung, viel Ruhe

*Mittags nach der Schule legte sich die zwölfjährige **Anke** ins Bett, weil sie sich krank fühlte. Sie wollte den ganzen Rest des Tages nicht mehr aufstehen, lag still*

im Bett und verlangte nur nach einer Flasche Wasser. Abends stieg das Fieber auf 39.5 °C, Anke bewegte sich kaum und wollte nur ihre Ruhe haben.
Am nächsten Tag wurde der Kinder- und Jugendarzt gerufen, weil Anke sich weigerte aufzustehen. Sie war mürrisch und behauptete, der ganze Körper tue ihr weh. Sie hatte viel Durst und klagte über ein trockenes Gefühl im Mund.
Der Arzt gab Anke Bryonia C 200, 3 Globuli, in etwas Wasser aufgelöst. Von dem Wasser sollte sie jede Stunde einen Schluck trinken.
Am nächsten Tag war Anke schon wieder munter und stand auf. Sie wollte in die Schule gehen, blieb aber dann doch noch einen Tag lang zu Hause. Nachmittags kam es noch einmal zu leichtem Fieber, und sie lag wieder für ein paar Stunden im Bett – aus Müdigkeit, da die letzten beiden Tage sie erschöpft hatten. Am nächsten Tag war sie wieder gesund.

Folgende Symptome sind typisch für eine mit Bryonia zu behandelnde Grippe:
- Fieber mit Gliederschmerzen
- Liegt still im Bett, meidet jede Bewegung.
- Will ihre Ruhe haben.
- Viel Durst
- Mürrisch, wenn man sie „stört"

Gelsemium

Sommergrippe
*Obwohl es draußen warm geworden war und die Sonne schien, fühlte die neunjährige **Sonja** sich krank und hatte das Gefühl, ihr Kopf sei in Watte gepackt, mit Schwindel und leichten Kopfschmerzen. Die Nase lief und sie begann zu frieren.*
Am nächsten Morgen hatte sie Kopfschmerzen, Gliederschmerzen, erhöhte Temperatur und einen Schnupfen. Dabei fühlten sich Kopf und Augenlider so schwer an, dass sie sich hinlegen und die Augen geschlossen halten wollte.
Sie bekam Gelsemium C 200 als Einmalgabe, 3 Globuli auf die Zunge. Im Laufe des Tages ging es zunehmend besser – und am nächsten Tag konnte sie wieder den Sommer genießen.

Typisch für eine Behandlung mit Gelsemium sind folgende Grippe-Symptome:
- Fieber mit Glieder- und Kopfschmerzen
- Kopfschmerz mit Schwere- und Schwindelgefühl

- Augenlider schwer, hängen tiefer.
- Bleierne Schwere im ganzen Körper, will liegen.
- Symptome entwickeln sich eher langsam.
- Sommergrippe

SÄUGLINGSSCHNUPFEN

Eine behinderte Nasenatmung stört Säuglinge ganz beträchtlich, weil sie nur durch die Nase atmen können. Durch den Mund atmen sie normalerweise nur beim Schreien. Wenn die Nase verstopft ist, müssen sie schreien, um Luft zu bekommen. Außerdem können sie nicht gut trinken und schlafen. Eltern haben oft Angst, dass eine richtige Erkältung folgt, und ziehen dem Säugling mehr an – was dann die Folge haben kann, dass sich das Röcheln und Schniefen noch verstärkt, weil das Kind überwärmt ist. Überwärmung ist eine wichtige Ursache für Atemstörungen bei Säuglingen. Deswegen ist die erste Maßnahme, das Kind kühler zu halten, die Atemluft kühl und feucht zu halten und die Nase zu befeuchten, mit Muttermilch oder mit Kochsalzlösung.

Für den Säuglingsschnupfen gibt es mehrere bewährte homöopathische Mittel, die man je nach Symptomen auswählen sollte.

Nux vomica

Bei Behinderung der Nasenatmung von Neugeborenen nach Kaiserschnitt, nach Einsatz von Medikamenten während der Geburt und bei durch Rauchen oder Drogen in der Schwangerschaft beeinträchtigten, überreizt wirkenden Kindern. Ein Kind reagiert auf jeden Luftzug, aber auch bei Wärme, mit verstopfter Nase. Ausgezeichnet ist dieses Mittel auch, wenn zu Hause geraucht wird. Natürlich wäre es noch besser, die Eltern würden das Rauchen ganz aufgeben.

Dulcamara

Bei Nasenverstopfung und Niesen durch die geringste Kälteeinwirkung, oder wenn das Wetter von warm zu kalt und feucht wechselt. Wärme bessert die Symptome.

Sambucus

Bewährtes Mittel für junge Säuglinge, die eine trocken-verstopfte Nase haben.

Die Nase schwillt während des Stillens oder Trinkens so zu, dass das Kind zwischendurch absetzen und nach Luft schnappen muss. Nachts erwacht es mit verstopfter Nase und schnappt ebenfalls nach Luft. Durch Bewegung und Wärme wird der Schnupfen etwas besser.

Pulsatilla

Das Mittel eignet sich für den „reifen" Schnupfen, der schon einige Tage besteht, wenn die Absonderung aus der Nase gelblich wird. Draußen geht es dem Kind besser, es ist fröhlicher und die Nase weniger verstopft. Nach dem Hinlegen abends geht es wieder schlechter, morgens beim Erwachen ist die Nase auch verstopft und löst sich erst mit Niesen. Oft sind die Augen mit beteiligt: leicht gerötete, Schleim absondernde und morgens verklebte Augen während des Schnupfens (Bindehaut-Entzündung).

Calcium carbonicum

Wenn das Kind bei jedem neuen Zahn krank wird, Schnupfen und teils auch Husten hat. Die Zähne brauchen lange, um durchzukommen (→ Zahnungshilfe). Das Kind schwitzt schnell am Kopf – beim Schreien oder im Schlaf. Nach dem Mittagsschlaf können die Haare ganz nass sein.

Silicea

Wenn das Kind auf jede Impfung mit einem Schnupfen reagiert. Auch bei der Zahnung neigt es zum Kranksein, auch mit Fieber. Die Zähne kommen nur langsam durch. Wenn es im Schlaf am Kopf schwitzt, kann man auch Calcium geben. Der Unterschied: Das Kind, das Calcium braucht, ist meist kräftig, das Silicea-Kind ist zart und reagiert stärker auf Impfungen – mit Fieber oder Unruhe.

Sulfur

Braucht das Kind eine Dosis Sulfur gegen seinen Schnupfen, dann sind die Nasenlöcher schnell gerötet. Es strampelt seine Decke weg, mag keinen Schlafsack oder wenigstens nicht beides. Es mag die Wärme im Bett nicht und robbt im Bett herum auf der Suche nach kühlen Stellen. Der Schnupfen ist schlimmer, wenn das Kind zu warm angezogen ist. Es schreit in seinem warmen Zeug. Das Sulfur-Kind ist auch empfindlich auf Impfungen und reagiert darauf meist mit Fieber.

Verengung des Tränenkanals

Bis zur Geburt wird die Tränenflüssigkeit ins Fruchtwasser abgesondert. Die Tränenwege sind häufig auch nach der Geburt noch nicht kanalisiert, das Auge „läuft über", die Tränenflüssigkeit trocknet ein, das Auge verklebt, und die gereizte Schleimhaut sondert gelblichen Schleim ab, der sich im mittleren Augenwinkel zu dicken Tropfen sammelt – da, wo der Tränennasengang abgeht. Denn die Tränenflüssigkeit fließt in die Nase und befeuchtet sie, was man beim Weinen merkt: Man muss die Nase hochziehen und „schluchzt".

Wenn also diese Tränenwege noch verklebt sind, ist häufig auch die Nase trocken, und das Baby hat anscheinend einen trockenen Säuglingsschnupfen. Häufig werden erfolglos antibiotische Augensalben gegeben oder gar die Tränenwege in Narkose sondiert, „durchgestochen", wie man sagt. Auch diese Maßnahmen bleiben häufig erfolglos – und wir raten dringend davon ab. Denn dieser Zustand ist ganz harmlos. Es hat sich bewährt, das Auge mit Muttermilch oder steriler Kochsalzlösung auszuwischen, den Tränennasengang zu massieren und viel Geduld mitzubringen. Die homöopathische Behandlung ist meistens sehr erfolgreich: Neben dem klassischen Säuglingsmittel **Calcium carbonicum** ist **Silicea** das Hauptmittel. Welches das richtige ist, daüber entscheiden die Konstitution und die Begleitumstände.

Wenn das Auge draußen und vor allem in kühlem Wind mehr tränt als drinnen – das Kind hat „Zug gekriegt" – braucht das Kind eine Dosis **Silicea** C 200, drei Globuli. Tränt es drinnen im warmen Raum mehr als draußen, kann auch mal **Pulsatilla** C 200 angezeigt sein.

Schnupfen bei Kleinkindern

Der einfache Schnupfen besteht aus einer Schwellung der Nasenschleimhaut (Die Nase ist „verstopft") und aus einer Absonderung von Sekret (Die Nase „läuft"). Dazu kommt ein Niesreiz, bei dem oft Schleim hinaus befördert wird. Es handelt sich, wie bei Husten, um einen Schutzreflex. Der Schnupfen entsteht meist nach einem Kontakt mit Infektionserregern in der Atemluft und ist als erste, äußerlich spürbare und sichtbare Abwehrleistung des Körpers gegen die Erreger zu verstehen. Der Schnupfen hat daher etwas Gutes, er ist ein Zeichen eines funktionierenden Abwehrsystems. Die Nasenschleimhaut sollte nicht sofort mit Nasentropfen, die eine Abschwellung erzwingen, traktiert werden.

Hartnäckig hält sich das Gerücht, dass mit der ständigen Gabe abschwellender Nasentropfen eine Mittelohrentzündung verhindert werden kann. Das wurde durch neuere Studien eindeutig widerlegt. Eine verstopfte Nase, eine laufende Nase und das Niesen sind lästig, können aber auch ausgehalten werden, bis es wieder vorbei ist. Lindernd und schleimlösend wirkt Kochsalzlösung und – bei Kindern allerdings unbeliebt – die Nasendusche zur Spülung.

Nux vomica, wenn Ihr Kind...

... nachts eine verstopfte Nase hat, während die Nase tagsüber läuft. Das Kind ist gereizt und ungeduldig, es fühlt sich sehr gestört durch den Schnupfen – der soll sofort weggehen.

Dulcamara, wenn der Schnupfen...

... auch begleitet von anderen Symptomen einer Erkältung nach der Rückkehr aus einem warmen Land in die kühle Heimat, z. B. nach dem Sommerurlaub im Süden, einsetzt.

Pulsatilla, wenn Ihr Kind...

... krank ist, weinerlich wird und an Mamas Rockzipfel hängt. Die Symptome sind sonst genau wie bei den Babys (→ Schnupfen bei Babys). Häufig ist eine begleitende Augenrötung oder ein schmerzhaftes Ohr (→ Ohrenschmerzen).

Arsenicum, wenn die Nase...

... so sehr läuft, dass Sie mit dem Naseputzen und Tupfen nicht mehr nachkommen. Sie tropft wie ein Wasserhahn. Unter der Nase wird es schnell wund. Seitdem es krank ist, ruft das Kind ängstlich: *„Mama, wo bist du?"*, sobald es seine Mutter nicht mehr sieht, und will am liebsten auf dem Arm sitzen.

Sulfur, wenn Ihr Kind...

... total „verrotzt" ist. Es läuft gelblich-grünlicher Schleim aus der Nase, den es sich im Gesicht herumwischt. Es will sich die Nase nicht putzen lassen und schreit, wenn es den Waschlappen sieht. Es will trotz seiner Erkältung seine Jacke nicht anziehen und stößt im Bett die Decke weg. Dann braucht es wahrscheinlich eine Dosis Sulfur C 200.

SONDERFALL „HÜFTSCHNUPFEN"

Ein „Hüftschnupfen", die Coxitis fugax, ist eine häufige Mitreaktion des Hüftgelenks bei einem Infekt; sie muss sorgfältig von der sehr viel selteneren und viel schlimmeren eitrigen Hüftgelenksentzündung abgegrenzt werden, was dem erfahrenen Arzt schon durch wenige Untersuchungsschritte und ohne Laboruntersuchungen gelingt.

Wenn jeder Schritt wehtut
*Der vierjährige **Lukas** wird vom Vater ins Sprechzimmer getragen. Seit zwei Stunden will er nicht mehr laufen, weil ihm das Bein so wehtut. Bei der Untersuchung zeigt Lukas bei der Frage, wo es ihm denn genau wehtue, auf die rechte Hüfte. Jede Bewegung des Beins aus der Hüfte tut ihm weh, deswegen will er nicht laufen. In Ruhe hat er keine Schmerzen und sonst fehlt ihm nichts.*
Lukas bekommt 3 Globuli Bryonia C 200 auf die Zunge, er kann abends schon wieder aufs Klo gehen, und am nächsten Tag läuft er wieder normal.

Es gibt zwei Hauptmittel bei Hüftschnupfen, die man sehr leicht unterscheiden kann:
* **Bryonia:** Wenn die Hüfte bei jeder Bewegung schmerzt, das Kind nicht oder nur unter starken Schmerzen laufen kann
* **Rhus toxicodendron:** Wenn am Anfang der Bewegung die Hüfte wehtut, es aber umso besser wird, je mehr das Kind sich bewegt. Morgens nach dem Aufstehen tut es am meisten weh, im Laufe des Tages wird es besser. Ein warmes Kirschkernkissen oder eine Wärmflasche bessern die Schmerzen.

OHRENSCHMERZEN, MITTELOHR-ENTZÜNDUNG

Kinder erkranken sehr häufig an Ohrenschmerzen. Der Grund liegt darin, dass das Mittelohr – ebenso wie die ganzen luftgefüllten inneren Hohlräume wie Nasenhaupt- und Nebenhöhle, Stirnhöhle, Siebbein- und Keilbeinhöhle, aber auch die Luftröhre und die Bronchien – mit Schleimhaut ausgekleidet ist, die auf einen Reiz hin (Infektion, Allergie) Schleim produziert. Dieser Schleim muss abtransportiert werden: durch Niesen und Husten. Aber im Ohr kann er nur durch den inneren Gehörgang, die Eustach'sche Röhre oder Ohrtrompete, abtransportiert werden. Da diese häufig zugeschwollen oder auch durch die Rachenmandeln (sogenannte „adenoide Wucherungen", auch „Polypen" genannt) verlegt sind, kommt es zu einem Sekretstau im Mittelohr, in der Paukenhöhle, den man Paukenerguss nennt.

Wenn der Schleim als perfekter Nährboden für Keimwachstum dann besiedelt wird, kann es zu einer „richtigen" Mittelohr-Entzündung kommen. Der Ausdruck „richtig" soll besagen, dass häufig nur das Bestehen eines schmerzhaften Ergusses mit Vorwölbung des Trommelfells als Mittelohr-Entzündung bezeichnet wird, oder die allgemeine Schleimhautreizung bei einem beginnenden Infekt („katarrhalische" Otitis).

Es kann aber auch umgekehrt sein, dass das Trommelfell stark eingezogen ist, weil der Körper bei verstopftem inneren Gehörgang die Luft aufnimmt und resorbiert und das Trommelfell schmerzhaft nach innen gezogen wird. Daher empfiehlt es sich für Erwachsene, Jugendliche und ältere Kinder, bei Ohrenschmerzen erst einmal vorsichtig „durchzupusten", das heißt, die Nase beim Schnauben zuzuhalten und bei geschlossenem Mund einen Druckausgleich durchzuführen. Oft knackt es dann – und die Schmerzen sind weg. Diesen Druckausgleich kann man Kleinkindern mit dem Aufblasen eines Ballons mit der Nase, dem sogenannten Nasenballon, beibringen. Zur „Massage" des inneren Gehörganges eignen sich Kauen und Schlucken. Gerade kau- und schluckfaule Kinder mit wenig Muskelspannung haben häufig derartige Ohrenprobleme.

Die Diagnose „Mittelohr-Entzündung" wird leider oft überstrapaziert – mit der Folge zahlreicher antibiotischer Behandlungen, die nicht helfen. Und wenn nach einigen derartigen Kuren die Ergussbildung nicht weg ist, sollen Paukenröhrchen, kleine in das Trommelfell eingelegte Belüftungröhrchen, das Mittelohr auf diese Art austrocknen – immer in Kombination mit der Entfernung der genannten „Wucherungen", der Adenoide, bzw. Polypen.

RACHENMANDEL- (POLYPEN-) ENTFERNUNG (ADENOTOMIE)

Da bei drei- bis fünfjährigen durch die Kindergarteninfekte und eine gewisse, meist familiäre Schleimhautschwäche das Lymphgewebe reaktiv anschwillt, haben wir in diesem Alter häufig mit einer generellen Überentwicklung und -stimulierung des lymphatischen Systems zu tun. Die Teile des lymphatischen

Systems, die den Körpereingang bewachen und die dort eintreffenden Fremd-substanzen identifizieren, nennt man den lymphatischen Rachenring. Er ist ein wichtiger Bestandteil der körpereigenen Abwehr und besteht aus den nicht sichtbaren Rachenmandeln (Adenoiden oder Polypen), den sichtbaren Gaumen-mandeln und der ebenfalls nicht von außen sichtbaren Zungengrundmandel. Oft ist die Stimulierung des Lymphsystems so stark, dass der hintere Nasen-rachenraum völlig von den Rachenmandeln ausgefüllt ist und sich die Gau-menmandeln zum Entsetzen der Eltern fast berühren und den ganzen Schlund

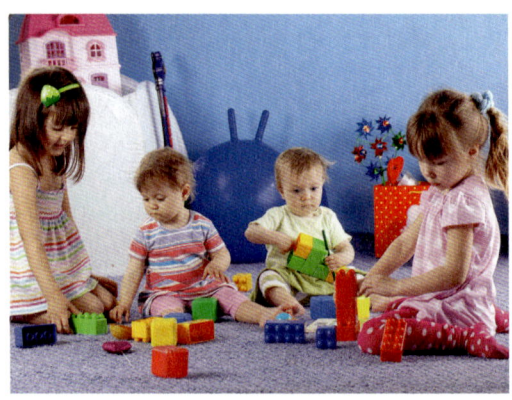

Ansteckend:

Infektionsherd Kindergarten

auszufüllen scheinen. Das Kind schnarcht dann, hat eine kloßige, nasale und verwaschene Sprache, hört schlecht. Oft hat es auch eine Mittelohr-Ent-zündung.

Der Hals-Nasen-Ohrenarzt empfiehlt dann häufig eine Entfernung der Ra-chenmandeln, die Einlage von Paukenröhrchen und eventuell die Kappung der Mandeln. Das typische Al-ter, der Gesichtsausdruck mit offenem Mund, das Sabbern und die verwaschene Sprache lassen hier eine Blickdiagnose zu. Sicher gibt es Fälle, in denen eine Operation notwendig wird: wenn schwere nächtliche Atemstörungen mit Aussetzern, Sauerstoff-Untersät-tigung und ganz unerquicklichem Schlaf, chronische Mittelohr-Vereiterungen und eine lang anhaltende Schwerhörigkeit mit nachfolgender Sprachentwick-lungs-Störung vorliegen. Meist aber handelt es sich um einen vorübergehenden Zustand mit Häufung im Frühjahr nach dem ersten Kindergarten-Winter − als Folge der durchgemachten Infekte. Zu diesem Zeitpunkt raten wir generell von einer Operation ab; denn im Sommer bessert sich die Symptomatik meist rasch. Unterstützend kann ein längerer Aufenthalt, vielleicht als Kur, an der See wirken, im Winter am besten auf den kanarischen Inseln. Da es spätestens mit fünf bis sechs Jahren zu einer Abnahme der lymphatischen Schwellungen kommt, erübrigt sich dann die Operation. Das Wissen um diesen natürlichen

Verlauf, das Zuwarten und eine entsprechende konservative Behandlung lohnen sich immer. Wenn die *Adenotomie* im Frühjahr durchgeführt wird, bringt sie immer eine der Operation zugeschriebene scheinbare Besserung mit sich. Denn der Sommer kommt, irgendwann sind die Kindergarten-Infekte vorbei, und der Gesundheitszustand bessert sich. Das liegt aber nicht unbedingt an dem Eingriff.

Die *Paukendrainage* (Einlage von Paukenröhrchen) soll von außen das erreichen, was von innen nicht möglich ist: das Innenohr trocken und infektfrei halten. Leider ist dieser sehr beliebte Eingriff nicht immer erfolgreich: Die Röhrchen fallen nach kurzer Zeit heraus oder verkleben. Die Ohren müssen vor Wasser geschützt werden, und chronische Mittelohr-Eiterungen (die gefürchteten Cholesteatome) können damit nach internationaler Studienlage nicht verhindert werden. Wir sehen die Indikation zurückhaltend – von Ausnahmefällen (Gaumenspalten, Trisomie 21 und anderen) abgesehen.

Der Trommelfell-Befund ist sehr schwer zu interpretieren, da wir nicht hinter das Trommelfell schauen können und Schleim oder Eiter schwer auseinanderzuhalten sind. Oft ist es schon schwer, das Trommelfell überhaupt zu erkennen – wenn Ohrenschmalz, eingegebene Ohrentropfen, Haare oder Sekret den Gehörgang verlegen. Daher ist der Trommelfell-Befund auch etwas, was Eltern nicht unmittelbar nachvollziehen können, weil sie es nicht selbst sehen. Dazu kommt, dass sich der Trommelfell-Befund durch Schreien, Weinen, Pressen usw. sehr schnell ändern kann, aber auch ein richtiger Entzündungsprozess alle paar Stunden ein ganz anderes Bild bietet. Daher kommen verschiedene Ärzte häufig sehr zum Erstaunen der Eltern zu ganz unterschiedlichen Ergebnissen.

HOMÖOPATHIE BEI OHRENSCHMERZEN

Bei Ohrenschmerzen von Kleinkindern hilft ein homöopathisches Mittel rasch und besser als bei Ohrenschmerzen von Schulkindern oder Teenagern.

Kinder mit Ohrenschmerzen können sich ganz unterschiedlich verhalten. Die Ohrenschmerzen treten außerdem in unterschiedlichen Situationen auf, mit oder ohne Begleitung durch andere Symptome. Je nach dem, wie sich das Kind verhält oder welche anderen Symptome noch vorhanden sind, kann das homöopathische Mittel ausgewählt werden.

Zwiebelsäckchen bei Ohrenschmerzen

Als naturheilkundliche Hilfe sind Zwiebelsäckchen oder -wickel für Ohrenschmerzen zu empfehlen: Sie wirken schmerzstillend, sekretverflüssigend und entzündungshemmend. So werden sie angelegt: Eine mittelgroße Zwiebel fein hacken und in ein dünnes, sauberes Stofftaschentuch einschlagen. Das Päckchen auf das Ohr legen und z. B. mit einer zusammengelegten Stoffwindel so bedecken, dass der überschüssige Zwiebelsaft aufgesogen wird. Mit einer Mütze, einem Stirnband oder ähnlichem befestigen. Eine Erwärmung ist nicht notwendig, die erfolgt von allein durch die Durchblutung. Dauer der Anwendung: 30 Minuten oder länger, auch mehrmals täglich möglich. Bitte aber keinen Zwiebelsaft in den Gehörgang träufeln, dann kann der Arzt das Trommelfell gar nicht mehr beurteilen.

Ohrenschmerzen nach vier Tagen Schnupfen

*Die fünfjährige **Anna** hat schon seit vier Tagen Schnupfen, aber kein Fieber. Sie ist recht munter, fühlt sich nicht krank. Zuerst war der Schnupfen wässrig, jetzt ist er gelblich geworden. Am vierten Tag fängt sie abends an zu weinen und klagt über Ohrenschmerzen auf der rechten Seite.*

Die Mutter gibt ihr Pulsatilla C 200, einmal 3 Globuli auf die Zunge. Anna schläft gut ein, wacht nachts nicht auf und fühlt sich morgens fit. Im Laufe des Tages wird auch der Schnupfen besser. Ohrenschmerzen treten nicht mehr auf.

HOMÖOPATHISCHE MITTEL BEI OHRENSCHMERZEN

Das Kind ist ganz wild vor Schmerz:
- Es schreit sehr laut, ist plötzlich krank, hat ein rotes Gesicht und Fieber: **Belladonna** C 200, 3 Globuli.
- Das Kind schreit und weint zugleich, hält das Ohr, ist unruhig, hüpft, rennt hin und her oder strampelt wild mit den Beinen. Kein Fieber, keine Röte im Gesicht: **Tuberculinum** C 200, 3 Globuli.
- Das Kind kreischt wütend, schüttelt den Kopf, schlägt vielleicht aufs Ohr, eine Wange ist rot, die andere blass: **Chamomilla** C 200, 3 Globuli.

Das Kind weint, verhält sich aber ruhig:
- Das Kind weint jämmerlich und ist anhänglich, hat Schnupfen, eine Wange kann rot sein: **Pulsatilla** C 200, 3 Globuli.
- Das Kind ist ruhig, zuckt aber plötzlich zusammen, führt die Hand zum Ohr und verzerrt das Gesicht, schreit vielleicht kurz auf: **Apis** C 200, 3 Globuli.
- Gestern war das Kind im Schwimmbad, heute hat es Ohrenschmerzen: **Dulcamara** C 200, 3 Globuli.

Trifft keine der Beschreibungen zu, kann man einen Versuch machen mit **Ferrum phosphoricum** C 200, 3 Globuli.

HUSTEN, LUNGENENTZÜNDUNG

Was über die Schleimhaut allgemein gesagt wurde, trifft auch für die Auskleidung der oberen und unteren Atemwege zu: Die Schleimhaut produziert Schleim, der zu Verschleimung führt. Der Hustenreflex ist einer unserer wichtigsten Schutzreflexe. Er dient der Reinigung der Atemwege und ist daher sehr wichtig zur Austreibung von Schleim, Staub, Fremdkörpern usw. Man sollte ihn nicht unterdrücken.

Beim Trommelfell hatten wir erwähnt, wie schwer es sein kann, einen Befund zu beurteilen und wie sehr dieser sich den Kontrollmöglichkeiten der Eltern entzieht. Das gleiche gilt für den Abhörbefund: Auch er ist für Eltern nicht kontrollierbar. Entsprechend hohe Erwartungen haben sie an den Arzt. *„Er hat unser Kind noch nicht mal abgehört"* gehört zu den vernichtenden Urteilen über einen Arzt. Dabei sind die Abhörbefunde mit so großer Vorsicht zu genießen, dass die Weltgesundheitsorganisation (WHO) sie zum Beispiel zur Diagnostik der Lungenentzündung (Pneumonie) quasi abgeschafft hat: In großen Untersuchungen wurde festgestellt, das die Atemfrequenz – also, wie schnell das Kind atmet – zur Diagnosestellung einer Lungenentzündung einen höheren Wert hat als der Abhörbefund. Denn gerade bei Kindern ist eine Lungenentzündung, wenn sie zentral oder basal liegt, gar nicht zu hören. Auf der anderen Seite gibt es viele verdächtige Rasselgeräusche, die keiner Lungenentzündung entsprechen. Wenn also Ihr Kind kurzatmig ist, über 50 Atemzüge pro Minute im ersten Lebensjahr und über 40 im Kleinkindalter macht, spricht das im Zusammenhang mit Fieber auch ohne Abhörbefund sehr für eine Lungenentzündung. Auf der anderen Seite hat ein nicht oder wenig beeinträchtigtes Kind, das normal atmet, auch bei aufregendem Abhörbefund wahrscheinlich keine Pneumonie. Auch hier muss der Patient dem Arzt vertrauen. Denn kontrollieren kann er den Befund nicht.

Jeden Montagmorgen müssen wir in unserer Praxis die am Wochenende in den verschiedenen Notdiensten diagnostizierten „Mittelohr-Entzündungen" und „Lungenentzündungen" relativieren und dafür angesetzte Antibiotika absetzen, weil sie nicht indiziert waren.

Husten ist eins der am häufigsten vorkommenden Symptome in der Praxis. Der Hinweis auf einen lebensnotwendigen Schutzreflex ist im Alltag leider wenig hilfreich.

Hustensäfte haben verschiedene Angriffspunkte: Sie können schleimlösend, bronchialerweiternd oder Hustenreiz dämpfend wirken. Man sollte sich deswegen klar machen, was man erwarten kann:

- Ein Schleimlöser regt unter Umständen die Husten-Produktion noch an und ist bei Kindern eigentlich nie notwendig. Denn ausreichend viel Lösungsmittel (viel trinken oder mit Kochsalz inhalieren) ist viel wichtiger. Ohne Lösungsmittel löst ein Schleimlöser gar nichts – und mit Lösungsmittel braucht man ihn nicht.

- Eine Bronchialerweiterung kann nützlich sein, wenn der Schleim nicht über die verengten Bronchien transportiert werden kann und zu einem hilflosen, quälenden Husten führt. Auch die Erweiterung der Bronchien gelingt besser über die Inhalation als über einen Hustensaft.

- Wie Sie wissen, sollte man Husten nicht unterdrücken – aber das geht auch gar nicht. Alle Hustenblocker oder Hustenstiller enttäuschen in ihrer Wirkung.

Für Hustensäfte, besonders chemische, bleibt somit kein Platz, auch nicht in den Empfehlungen der Leitlinien. Da aber der „Hustensaft" in unserer Gesellschaft traditionell dazugehört, spricht nicht viel gegen pflanzliche Säfte, zum Beispiel auf Efeu-, Thymian-, Salbei- oder Honigbasis. Allerdings tut es Fenchelhonig auch. Denn das gute Gefühl, dem Kind etwas Gutes zu tun, ist auch eine wichtige Form der Zuwendung. Der Volksmund weiß sehr wohl um die Behandlung von Husten: *„Mit Behandlung zwei Wochen, ohne Behandlung vierzehn Tage."* Aber trösten Sie sich: So lange dauert es meist nicht – wenn nicht gleich der nächste Infekt kommt.

Neben dem sinnvollen, reinigenden Husten gibt es auch noch den harmlosen, aber leidigen Reizhusten, der schon vielen Kindern und Eltern nachts den Schlaf geraubt hat. Die diversen Hustensäfte haben die Eltern meist schon selbst gekauft und erfolglos angewendet.

Nun zur Homöopathie: Auch hier müssen die Symptome zu dem homöopathischen Mittel passen, damit es gut wirkt. Einfach „irgendein" Mittel zu geben, so wie man einen Hustensaft gibt, verspricht nur selten Erfolg.

HUSTENANFÄLLE MIT WÜRGEN

Husten, Würgen, Erbrechen

*Die siebenjährige **Silvana** hat noch vor Mitternacht einen Hustenanfall und muss durch den Husten würgen und erbrechen. Nach dem Erbrechen ist der Husten besser und Silvana schläft durch bis morgens früh, dann muss sie noch mal husten – aber nicht mehr so schlimm wie in der Nacht. Tagsüber hustet sie nur bei körperlicher Anstrengung. Kaltes Trinken kann den Hustenreiz abmildern. Das geht nun schon seit acht Wochen so.*

Nach einer Dosis Coccus cacti C 200 schläft Silvana schon in der nächsten Nacht durch und hustet nicht mehr.

Coccus cacti ist eigentlich ein Mittel gegen Keuchhusten. Es hilft aber auch bei ähnlichen Zuständen, wenn das nächtliche, anfallsartige Husten vor Mitternacht mit Würgen und Erbrechen im Vordergrund steht.

111

Coccus cacti:
- Hustenanfall vor Mitternacht, nach dem Einschlafen
- Husten führt zum Würgen und zum Erbrechen.
- Trinken von kühlen Getränken lindert den Hustenreiz.

Ein anderes Mittel für nächtliche Hustenanfälle mit Würgen und Erbrechen ist Drosera – bei Hustenanfällen gegeben, die erst nach Mitternacht beginnen, meist ab 2 Uhr nachts, und das Kind dann mehrmals hintereinander aus dem Schlaf wecken. Der Husten wird von den Eltern als erstickend beschrieben. Beim Husten kann das Kind Nasenbluten bekommen.

Drosera:
- Hustenanfall nach Mitternacht, ab 2 Uhr
- Husten führt zu Würgen und zum Erbrechen.
- Nasenbluten durch Husten

Eins der wichtigsten Heilmittel bei Husten der Kleinkinder ist Pulsatilla. Das Kind hat meistens noch zusätzlich einen Schnupfen. Auch in diesem Fall muss es beim Husten würgen. Typisch für einen Husten, bei dem Pulsatilla hilft, sind folgende Symptome:

Pulsatilla:
- Husten bei Anstrengung
- Kind muss sich beim Husten im Bett aufsetzen.
- Kind würgt beim Husten.
- Der Husten ist draußen besser, drinnen im warmen Zimmer schlechter.

Ein wichtiges Mittel bei Würgen und Erbrechen durch Husten ist auch Ipecacuanha. Der Husten wirkt erstickend und hat seinen Höhepunkt abends vor dem Schlafengehen, gegen 19 Uhr. Das Kind kann im Hustenanfall sogar bläuliche Lippen haben.

Ipecacuanha:
- Husten mit Würgen und Erbrechen
- Hustenanfall abends vor dem Schlafengehen
- Gesicht oder Lippen bläulich im Anfall

Schmerzen beim Husten

Ist der Husten so schmerzhaft, dass das Kind versucht, den Husten zu unterdrücken oder sich mit den Händen die Brust festhält, hat sich Bryonia C 200 bewährt. Der Husten ist krampfhaft und wirkt erschütternd. Er kann nach dem Essen auftreten und dann mit Erbrechen einhergehen oder durch Lachen ausgelöst werden. Im Freien ist der Husten besser.

Bryonia:
* Husten ist schmerzhaft, Hustenreiz wird unterdrückt so gut es geht, das Kind hält die Brust fest.
* Husten durch Lachen
* Der Husten ist besser im Freien, schlechter wenn das Kind ins Haus kommt.

Husten in kalter Luft (draussen, im Winter)

Hustenanfälle nachts vor Mitternacht, jedoch ohne Würgen und Erbrechen, sind ein Fall für Rumex. Das Kind verträgt in diesem Fall keine kalte Luft und muss draußen in kalter Luft ständig husten. Deshalb hält es sich draußen die Hand vor den Mund, um die Luft anzuwärmen. Das Sprechen verursacht auch Husten.

Rumex:
* Hustenanfall vor Mitternacht
* Kalte Luft verursacht Husten.
* Sprechen verursacht Husten.

Wenn das Kind Phosphor braucht, kann es nicht gut draußen sein bei Kälte. Gleich beim Rausgehen hustet es schon, die ganze Zeit draußen in kalter Luft muss es husten. Wenn es seine Stimme anstrengt, singt oder etwas Lautes ruft, hustet es auch. Auch das Lachen kann den Husten auslösen. Der Husten weckt aus dem Schlaf, das Kind setzt sich dabei auf.

Phosphor:
* Kalte Luft verursacht Husten, aber auch der Wechsel von drinnen nach draußen oder umgekehrt.
* Hustet beim Singen, beim lauten Sprechen, Vorlesen.
* Hustet beim Lachen.

113

Husten mit heiserer Stimme

Wenn das hustende Kind Spongia braucht, hört sich der Husten bellend oder hohl an. Es wird durch den Husten rasch heiser. Trinken oder Essen bessert den Husten. Sobald sich das Kind aufregt, muss es husten: Es schreit und hustet, hustet und schreit – und so steigert es sich immer weiter. Spongia gehört zu den bewährten Mitteln bei Pseudokrupp (→ Pseudokrupp).

Spongia:

* Husten und heisere Stimme
* Husten durch Erregung
* Husten wird besser durch Trinken oder Essen.

Auch das Kind, das wegen seines Hustens Causticum braucht, ist schnell heiser. Es hustet immer weiter und versucht dabei vergeblich, Schleim hoch zu husten, den es aber nicht abhusten kann. Der Husten wird besser durch ein kaltes Getränk. Wenn das Kind sich bückt, muss es auch husten.

Causticum:

* Husten und heisere Stimme
* Husten besser durch kaltes Trinken
* Husten beim Bücken

Es gibt sehr viele homöopathische Mittel, die bei akutem Husten in Frage kommen. Die hier dargestellten Mittel sind nur eine kleine Auswahl. Vor allem bei einer chronischen Anfälligkeit für Husten muss der homöopathische Arzt oder Heilpraktiker das passende Heilmittel aussuchen.

Pseudokrupp

Eine besondere Form des Hustens ist der Krupphusten, deswegen Pseudo-(falscher) Krupp genannt, weil der echte Krupp ein lebensbedrohlicher erstickender Hustenanfall bei Diphtherie war. Der falsche oder Pseudokrupp ist dagegen ein Husten, der durch eine Enge im Kehlkopf verursacht wird und sich deshalb bellend und hohl anhört. Er hat mit der Lunge gar nichts zu tun, obwohl er sich so „tief" anhört. Das liegt daran, dass der ganze Brustkorb als Resonanzkasten mitschwingt. Dass die Enge im Kehlkopf liegt, kann man auch an der begleitenden Heiserkeit merken. Der Pseudokrupp beim Kleinkind entspricht einer einfachen Heiserkeit beim Erwachsenen – nur dass der noch kleine Kehlkopf sich aus physikalischen Gründen dabei sehr viel mehr verengt. Er wird oft sehr bedrohlich erlebt und tritt bei dazu disponierten Kindern (meist hellen blonden Jungen) häufiger auf.

Linderung durch Wasserdampf

Der dreijährige Markus war zum ersten Mal mit beim Schlittenfahren. Es war „knackiges" Winterwetter, Sonnenschein und kalte trockene Luft. Abends fiel er müde ins Bett. Nichts deutete darauf hin, dass er sich erkältet haben könnte. Mitten in der Nacht wachte er auf und hustete. Der Husten klang laut und bellend, und Markus wurde unruhig. Er begann, die Luft geräuschvoll einzuziehen und schien darüber erschrocken und ängstlich zu sein. Da seine Mutter bereits von ihrem ersten Sohn solche Symptome kannte, gab sie ihm sofort 3 Globuli Aconitum auf die Zunge und ging mit ihm ins Bad. Dort drehte sie in der Dusche das warme Wasser weit auf und ließ es laufen, bis der warme Wasserdampf den Spiegel beschlagen hatte. Da ging es Markus auch schon besser, und sie konnte ihn etwas später wieder schlafen legen.

Dieser Verlauf ist für einen Pseudokrupp-Anfall, bei dem Aconitum gut wirkt, typisch. Das Mittel muss nicht noch einmal wiederholt werden, es sei denn – das kommt selten vor – dass in der nächsten Nacht noch einmal ein ähnlicher Anfall kommt. Dann kann man das Heilmittel noch einmal wiederholen.

Aconitum:
• Das Kind ist unruhig und ängstlich.
• Es hustet bellend.
• Beschwerden durch kaltes, trockenes Wetter/Wind

Das zweite sehr bewährte Mittel bei Pseudokrupp ist Spongia. Das Kind ist in diesem Fall nicht so empfindlich gegen kalte, trockene Luft wie bei Aconitum. Bei Spongia finden sich auch keine ausgeprägte Unruhe und Angst. Dafür hört man beim Husten ein scharrendes oder schabendes Geräusch. Das Kind ist meistens am nächsten Tag heiser.

Spongia:
• Scharrendes Geräusch beim Husten
• Heiserkeit
• Husten wird besser durch Trinken.

115

HEUSCHNUPFEN

Schnupfen oder Heuschnupfen?

*Die vierjährige **Alisa** hat in diesem Frühling das erste Mal einen Schnupfen, der ständig in der Nase kribbelt. Sie muss häufig niesen, der Schleim ist wässrig und macht das Näschen ganz wund. Zusätzlich klagt sie über Augenjucken, die Augen sind leicht gerötet und tränen. Wenn sie raus geht an die frische Luft, ist es besser, aber sofort nach dem Reinkommen geht es wieder los.*

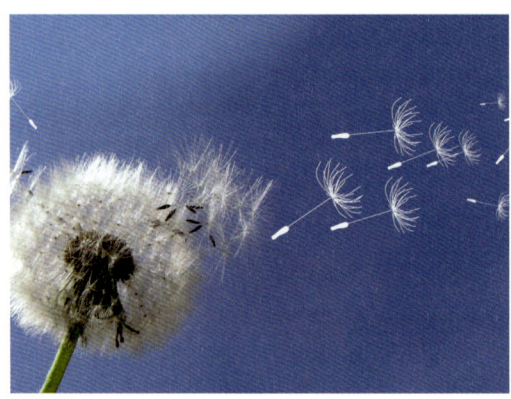

Heuschnupfen:

Wenn der Pollenflug zum Pollenfluch wird

Was ist das? Ein normaler Schnupfen? Ein Heuschnupfen? Beim ersten Mal kann man das noch nicht so genau unterscheiden. Grundsätzlich gilt: Bei Heuschnupfen sind meistens Augen und Nase betroffen, der Schleim ist wässrig. Das Kind niest häufig und ist sehr irritiert durch den Juckreiz in Augen und Nase – ein starker Juckreiz, den man bei einem gewöhnlichen Schnupfen nicht hat. In der Vorgeschichte hat das Kind mit Heuschnupfen wahrscheinlich schon einmal einen nesselartigen Hautausschlag gehabt, der aber wieder weggegangen ist.

Eine Allergie! Das ist heute ein Reizwort. Alle haben Allergien, alle Erscheinungen werden mit „Allergie" erklärt. Das Wort, von dem berühmten Kinderarzt *Clemens von Pirquet* geprägt, bedeutet nicht anderes als „anders reagieren", griechisch „all-ergein". Dieses anders reagieren, und damit die Unvorhersehbarkeit, ist das Wesen dieser Veranlagung. Natürlich kann man einen Allergietest machen (Haut- oder Bluttests). Das Wichtigste aber ist die Alltagsbeobachtung. Denn es gibt so viele mögliche Allergene (Allergie-Verursacher), dass sie unmöglich alle ausgetestet werden können. Ein Test lohnt nur, wenn er unmittelbare Konsequenzen hätte, wie etwa eine echte Wespen- oder Bienenstich-Allergie oder eine Tierhaar-Allergie gegen das geliebte Haustier. Hier können nur akute Mittel zur Selbstmedikation besprochen werden. Die Allergie selbst ist eine chronische Krankheit, die mit einem homöopathischen Konstitutionsmittel (→ Konstitutionsmittel) behandelt werden kann. Das wird aber am besten durch eine(n) Fachfrau/Fachmann ausgesucht.

AKUTBEHANDLUNG DES HEUSCHNUPFENS

Allium cepa:
Starkes Kribbeln und Jucken der Nase und Augen, mit reichlich wässriger Absonderung und Niesen. Die Nase wird schnell wund und kann auch bluten. Draußen ist es besser (wie im Beispiel bei Alisa).
- Nase kribbelt, juckt und läuft.
- Nase wird wund.
- Draußen geht es besser.

Euphrasia:
Das Kind kneift die Augen zusammen und blinzelt. Es kann die Finger nicht von den Augen lassen, so sehr jucken und kribbeln sie, die Lidränder sind rot. Am liebsten trägt das Kind eine Sonnenbrille. Auch drinnen.
- Augen brennen und tränen.
- Das Kind ist lichtempfindlich: Es blinzelt und will Sonnenbrille tragen.
- Lidränder gerötet

Sabadilla:
Hier steht das heftige Niesen im Vordergrund. Die Niesanfälle sind gefolgt von wässriger Absonderung aus Augen und Nase. Das Gesicht ist gerötet und fühlt sich heiß an. Das Kind will kaltes Wasser oder einen kalten Waschlappen im Gesicht haben.
- Niesanfälle
- Reichlich wässrige Absonderung aus Nase und Augen
- Ein kalter Waschlappen im Gesicht hilft.

MAGEN-DARM-INFEKTE (GASTROENTERITIS)

Besonders in armen Ländern und bei unterernährten Kindern sind Magen-Darm-Infekte sehr gefürchtet, da fortlaufendes Erbrechen und gleichzeitiger Durchfall schnell zu einer Austrocknung (Dehydratation) führen können – vor allem, wenn auch noch Fieber und tropische Temperaturen zu einem erhöhten Flüssigkeitsbedarf führen. Bei uns ist eine schwere Austrocknung sehr selten, die Angst davor aber groß.

Ein guter Grund, Säuglinge und Kleinkinder häufiger zu wiegen, ist der, dass es bei Magen-Darm-Infekten nützlich ist, ein Ausgangsgewicht zu kennen, um das Ausmaß des Flüssigkeitsmangels abschätzen zu können. Gern fängt auch eine andere Erkrankung mit Erbrechen an, sodass man mit dem Symptom „Erbrechen" noch nicht sicher einen Magen-Darm-Infekt diagnostizieren kann. Man spricht dann von „Infekterbrechen". Die folgende Appetitlosigkeit ist ein Schutz des Organismus vor weiterer Belastung. Deshalb sollte eine Nahrungsaufnahme nicht erzwungen werden. Wohl aber sollte immer wieder Flüssigkeit angeboten werden.

Fieber und blutige Durchfälle lassen ein schwereres Krankheitsbild vermuten und sollten abgeklärt werden.

In Sommermonaten kommen häufiger Salmonellen-Enteritiden durch verdorbene Nahrungsmittel, besonders durch mit rohen Eiern zubereitete Speisen vor. Hier kommt es zu einem kurzen, heftigen, hochakuten Krankheitsgeschehen. Eine Stuhluntersuchung ist hier vor allem aus Gründen des Schutzes vor weiterer Verbreitung angezeigt, hat aber für die Behandlung keine Konsequenz – zumal es einige Tage dauert, bis das Ergebnis vorliegt.

Es gibt viele Medikamente gegen Magen-Darm-Infektionen, die zum größten Teil unwirksam oder für Kinder nicht geeignet sind. Chemische Medikamente haben in der Durchfallbehandlung keinen Platz. Für die Akutbehandlung wird einzig die sogenannte „orale Rehydratation" empfohlen, ein Auffüllen des Patienten mit einer salz- und zuckerhaltigen Lösung, die weltweit unter dem Namen „ORS" (oral rehydration solution) im Handel, aber unter diesem Namen bei uns fast unbekannt ist. Der Salzzusatz soll den gefährlichen Chlorverlust durch das Erbrechen ausgleichen, der Zuckeranteil erleichtert die Aufnahme der Mineralstoffe und führt Energie zu. Man kann eine solche Lösung leicht selbst herstellen: 1 Glas dünner Schwarztee, Fencheltee oder Kamillentee, 1 Teelöffel Zucker, ein paar Tropfen Zitronensaft, eine kleine Prise Salz. Es gibt aber auch fertige Tütchen mit verschiedenen Geschmacksrichtungen im Handel (z.B. Oralpädon®).

Diese Zucker-Salzteelösung sollte so früh wie möglich, auch bei Erbrechen, löffelchenweise eingesetzt werden – und zwar bei Säuglingen etwa 60–120 ml pro Durchfall oder Brechen, bei Kleinkindern 120–240 ml. Eine Nahrungspause wird nicht empfohlen, gestillte Kinder sollten unbedingt weitergestillt werden, da die Muttermilch die einzige „Heilnahrung" ist, die diesen Namen verdient. Spezielle Heilnahrungen oder Durchfall-Diäten sind nicht mehr empfohlen. Auch die normale Babynahrung kann unverdünnt weiter gegeben werden. Auch Kleinkinder sollen – wenn sie es wollen - normal weitergefüttert werden.

Lediglich viel Zucker führt selbst zu Durchfall, und fette Speisen sollten wegen des Verzögerns der Magenentleerung gemieden werden. Gut und bewährt sind Karotten-Kartoffelmus und Apfel-Bananenbrei. Auch Joghurt ist gut geeignet, Milch wegen des hohen Milchzuckergehaltes weniger. Die „Salzstangen-Cola-Diät" ist besser als ihr Ruf, da sie gern angenommen wird und auch auf Reisen weltweit verfügbar ist. Allerdings sollte Cola wegen des hohen Zuckergehaltes 1:1 mit Wasser verdünnt und kein Cola „light" verwendet werden.

In schweren Fällen von Magen-Darm-Infektionen und bei drohender Austrocknung kann es notwenig und unter Umständen lebensrettend sein, die Flüssigkeit unter Umgehung des erkrankten Magen-Darm-Traktes über eine Vene als Infusion zuzuführen. Wenn das Kind apathisch ist, die Augen tief in ihren Höhlen sitzen, angehobene Hautfalten einen Moment stehen bleiben und die Gewichtsabnahme an die 10% herangeht, ist eine solche Maßnahme unerlässlich. Sie muss natürlich von einem Arzt durchgeführt werden.

DIE HOMÖOPATHISCHE BEHANDLUNG VON DURCHFALL UND ERBRECHEN

Zu schwach zum Stehen

Kai ist 15 Monate alt und kann schon recht gut und sicher laufen. Aber seitdem er jetzt schon den fünften Tag Durchfall hat, will er sich nicht mehr auf seine Beine stellen. Er ist zu schwach geworden. Ständig hängt er auf dem Arm seiner Mutter und weint schon, wenn sie ihn nur mal kurz absetzt. Nach jedem Essen erbricht er ganz plötzlich, sein Stuhl ist dünn und hell, fast weiß. Er bekommt vor-

mittags beim Arzt eine Dosis Arsenicum C 200, 3 Globuli. Abends ruft die Mutter schon an: Kai habe sich wieder auf die Beine gestellt, nur noch einmal Durchfall gehabt und habe nicht mehr erbrochen. Am nächsten Tag geht es Kai noch einmal deutlich besser.

Arsenicum passt als Mittel gegen Durchfall und Erbrechen, wenn das Kind schnell an Kraft verliert. Natürlich sollte man das Kind in diesem Fall auch beim Arzt vorstellen.

Arsenicum:
- Das Kind erbricht sofort nach dem Essen oder Trinken.
- Das Kind wird schnell schwach, hinfällig nach dem Erbrechen.
- Es will ständig seine Mutter sehen und bei ihr sein.

Bei **Phosphor** sind die Symptome ganz ähnlich wie bei Arsenicum. Der einzige Unterschied: Das Kind, das Phosphor braucht, möchte lieber kühle Getränke, die es dann nicht sofort, sondern erst nach 10-20 Minuten wieder erbricht. Das Kind, das Arsenicum braucht, erbricht aber sofort nach dem Trinken

Natrium sulfuricum eignet sich am besten, wenn der Stuhl zusammen mit vielen Blähungen abgeht, so dass es laut knallt und spritzt.

Natrium sulfuricum:
- Geräuschvolle Entleerung mit viel Druck, Stuhl spritzt heraus.
- Durchfall morgens nach der ersten Mahlzeit
- Das Kind meint, es müsse auf die Toilette, aber es gehen nur Blähungen ab.

HARNWEGS-INFEKTIONEN: BLASEN-ENTZÜNDUNGEN, NIERENBECKEN-ENTZÜNDUNGEN

Man benutzt heute den Begriff Harnwegs-Infektion, weil man den genauen Sitz der Entzündung nicht kennt und das Symptom „Urin nicht in Ordnung" den Ursprung nicht erklären kann.

Die Harnwegs-Infektionen sind mit die häufigsten bakteriellen Erkrankungen bei Kindern, werden aber auch sehr häufig vorschnell und unbedacht diagnostiziert, wenn es etwa beim Pipimachen brennt und der Teststreifen etwas anzeigt. Ohne mikroskopische Harnuntersuchung und eine Bakterienkultur bleibt die Diagnose immer ein Verdacht. Auf die Schnelle, etwa im Notdienst, wird daher der Harnwegs-Infekt weit überdiagnostiziert.

Mädchen haben eine größere Anfälligkeit für Harnwegs-Infektionen, weil sie eine kurze Harnröhre haben und somit Keime aus dem Genitalbereich leicht in die Blase geraten. Normalerweise werden diese durch das Urinieren wieder ausgespült. Wenn aber die Blase unvollständig entleert wird oder der Urin wieder in die Nieren hochgedrückt wird (Refluxkrankheit), können sich die Bakterien weiter vermehren. Symptome sind dann neben den Schmerzen häufiges Wasserlassen, Flankenschmerzen, Fieber. Harnwegs-Infektionen können aber – vor allem, wenn es nicht die erste ist – relativ symptomarm sein, sodass eine Harnuntersuchung zu jeder Abklärung unklaren Fiebers gehört.

Säuglinge erkranken, obwohl sie durch die Windeln ständig in ihrem Stuhl schwimmen, seltener an Harnwegs-Infektionen. Das gibt zu denken und beweist, dass die Sauberkeit im Genitalbereich keinen wesentlichen Einfluss auf das Angehen von Blasen-Entzündungen hat, wohl aber das Zuückhalten: Bei der Sauberkeitserziehung lernen die Kleinkinder oft, den Urin zunächst einzuhalten, um dann zu lernen, ihn ihm passenden Moment „loszulassen". Häufig ist dieses „Loslassen" schwierig. Die Kinder „halten ein", gehen selten – und aus Trotz vor allem nicht, wenn die Erwachsenen es wollen. Nach dem Motto *„Mein Bauch gehört mir"* ist das Einhalten ein häufiges Problem und wichtigste Ursache von Harnwegs-Infektionen bei kleinen Mädchen.

Bei Jungen ist ein Harnwegs-Infekt eine Seltenheit; diese Diagnose sollte immer genau hinterfragt werden. Durch die lange Harnröhre ist der Harntrakt vor „aufsteigenden Infektionen" weitestgehend geschützt. Wird hier die sichere Diagnose eines Harnwegs-Infektes gestellt, sind immer weitere Untersuchungen zum Ausschluss von Harntrakt-Fehlbildungen nötig. „Nur Einnässen" ist kein Kriterium für den Verdacht auf einen Harnwegs-Infekt.

Eine Urinprobe sollte möglichst als Mittelstrahl-Urin gewonnen werden, d.h., der Auffangbehälter sollte in den laufenden Harnstrahl gehalten werden. Bei der ersten Portion wird nämlich beim weiblichen Geschlecht zunächst das Genitale ausgespült und der Urin damit verunreinigt, bei Jungen ist es der Inhalt des Vorhautsackes. Da es nicht leicht ist, in der Altersgruppe der Kleinkinder, in der sich die Diagnose häuft, einen sauberen Urin zu gewinnen, sollte man sich nicht auf die ersten wenigen Tropfen stürzen und daraus die Diagnose stellen. Vor allem in der Arztpraxis ist die Uringewinnung oft durch die ungewohnte Umgebung und den Druck, jetzt und sofort urinieren zu müssen, schwierig. Wir geben den Eltern dann ein entsprechendes Auffangbesteck und ein Röhrchen mit, in das der Urin abgefüllt werden kann. Bei Urin, der in Marmeladengläsern oder andern Gefäßen mitgebracht wird, ist der Befund nur verwertbar, wenn er unauffällig ist. Das Gleiche gilt für die im Säuglingsalter notwendigen Urinauffangbeutel.

Wir warnen vor einer vorschnellen Diagnose und Therapie: Der Urin lässt sich so lange kontrollieren, bis das Ergebnis eindeutig ist – es sei denn, die Symptome sind von zweifelsfreier Eindeutigkeit.

Warum ist die genaue Diagnosestellung so wichtig? Wenn ein Kind an wiederholten Blasen-Entzündungen leidet oder ein Junge einen fieberhaften Harnwegs-Infekt gehabt hat, sollte nachgeschaut werden, ob eine Fehlbildung vorliegt. Dabei kann die vergleichsweise harmlose und nicht belastende Ultraschalluntersuchung zwar eine grobe Anomalie mit großer Bestimmtheit ausschließen, nicht aber einen Reflux, eine Undichtigkeit des Ventils, das das Aufsteigen von Blasenurin in die Nieren verhindern soll. Das kann nur mit einer unangenehmen und strahlenbelastenden Röntgenuntersuchung festgestellt werden.

Die Anzahl der festgestellten Harnwegs-Infektionen wird auch bei einer antibakteriellen Langzeitbehandlung oder zur Operations-Indikation als wichtigster Gesichtspunkt herangezogen. Aus diesem Grunde soll man die Diagnosestellung sehr genau nehmen und, auch wenn es für alle Beteiligten aufwändiger ist, lieber die Urinuntersuchungen wiederholen, bis man ganz sicher ist.

Symptome wie heißer, brennender Urin kommen auch bei Allgemeinerkrankungen vor, ebenso wie häufiges und schmerzhaftes Urinieren oder Einnässen. Ohne einen entsprechend gewichtigen Urinbefund lässt sich die Abgrenzung nicht vornehmen.

Die schulmedizinische Behandlung besteht in der Gabe von uringängigen Antibiotika in unterschiedlicher Dosierung – von der Einmalgabe bis zur Langzeitbehandlung über Monate. Da gerade bei Urinkeimen alle Antibiotika Lücken haben, ist eine Resistenzbestimmung sinnvoll.

Eine Besonderheit stellen Harnwegs-Infektionen bei jungen Säuglingen dar. Hier ist das männliche Geschlecht sogar häufiger betroffen, und die Keimbesiedlung erfolgt über das Blut (Blutvergiftung, Urosepsis). Die Symptomatik ist sehr uncharakteristisch: Trinkschwäche, Gedeihstörung, wechselnde Temperaturen, Erbrechen.

Eine Urinuntersuchung sollte bei jedem kranken Säugling spätestens am 4. Erkrankungstag vorgenommen werden. Hier lässt sich der Urin häufig beim

Wickeln auffangen – es ist dann auch meist ein Mittelstrahlurin. Es ist eine große Hilfe, den Urin gleich zum Arztbesuch mitzubringen – nichts ist schlimmer, als mit einem kranken Kind stundenlang in der Arztpraxis auf und ab zu gehen und zu warten, bis der Säugling in den Beutel gemacht hat. Und ohne Urinbefund ist die Diagnose nicht zu stellen. Im Zweifelsfall wird der Arzt den Urin mit einer Spritze aus der Blase holen; eine Katheterisierung wird zunehmend abgelehnt.

DIE HOMÖOPATHISCHE BEHANDLUNG VON HARNWEGS-INFEKTEN

Die homöopathische Behandlung der Harnwegs-Infektion muss der geschilderten genauen Betrachtungsweise, den Ursachen und der Symptomatik entsprechen und sich am Beschwerdebild orientieren. Es gibt keine homöopathische Arznei für „Blasenentzündung".

• Aconitum kommt bei Harnverhalt oder „Weglaufen" des Urins mit entsprechenden Beschwerden nach einem Schreckerlebnis in Betracht.

• Staphisagria hilft bei Harnwegs-Infektionen nach sexuellen Übergriffen, aber auch nach medizinischen Maßnahmen wie Katheterisierung.

• Weinerliche, eifersüchtige und zickige kleine Mädchen brauchen Pulsatilla, das Hauptmittel für Blasenbeschwerden beim weiblichen Geschlecht.

• Wenn es bei einem frischen Infekt mit allgemeinem Krankheitsgefühl und Gliederschmerzen zu Brennen und häufigem Harndrang kommt, kann bei unauffälligem Urinbefund Gelsemium gute Dienste leisten.

„Besserung ohne schweres Geschütz"
*Der vierjährigen **Sandra** geht es nicht gut. Schon gestern konnte sie schlecht einschlafen, nachts machte sie ins Bett, heute ist sie knatschig, hat Schmerzen beim Wasserlassen und rennt häufig zum Klo, auch wenn sie gerade erst dort war. Die Mutter hat gleich früh in einem ausgewaschenen Marmeladenglas Urin aufgefangen und zum Hausarzt gebracht. Dieser hat mit einem Teststreifen Blutzellen (Leukozyten) und Spuren von Eiweiß nachgewiesen und ein Antibiotikum aufgeschrieben. Nun kommt sie in unsere Praxis, weil der Arzt ihr Kind ja gar nicht gesehen und gleich was verordnet hat. Wir sehen ein krank wirkendes, abgeschlagenes Mädchen mit glasigen Augen. Bei der Wiederholung der Urinuntersuchung als Mittelstrahlurin finden sich mikroskopisch keine Blutzellen, auch wenn der Teststreifen*

eine leichte Verfärbung zeigt. Das Mädchen bekommt 3 Globuli Gelsemium C 200 und Ruhe verordnet.

Am Spätnachmittag tritt Fieber auf, die Blasenbeschwerden sind verschwunden.

Die anderen, insbesondere die verhaltensbedingten Harnwegs-Infektionen, bedürfen einer konstitutionellen Behandlung im Rahmen eines Behandlungskonzeptes, ebenso das Einnässen. Ganz grob lässt sich sagen, dass kleine Mädchen mit funktionellen Blasenentleerungs-Störungen eher zu Harnwegs-Infektionen, Jungen eher zu Einnässen tendieren.

ANDERE ENTZÜNDUNGEN DER GENITALIEN

Bei Jungen kommt es nicht selten zu einer Entzündung der Eichel, des Vorhautsackes und des Penis, die Balanitis genannt wird. Der Befund sieht oft recht aufregend aus, weil das Gewebe sehr schwellfähig ist. Der Penis ist rötlichbläulich geschwollen, unter Umständen tropft Eiter aus der Vorhautöffnung. Durch einfache kühle Sitzbäder oder kühlende Umschläge mit Kamille gelingt es meistens, die Entzündung zum Stillstand zu bringen. Ansonsten hat sich das Einbringen einer antibiotischen Salbe bewährt. Gern verwendet werden Augensalben wegen der langen Plastiktülle, die in den Vorhautsack eingeführt werden kann und einen Salbenring um die Eichel legen läßt.

Häufig wird anschließend eine Beschneidung empfohlen. Hier ist äußerste Zurückhaltung angezeigt, weil die Diagnose einer Vorhautverengung oft viel zu früh und in Unkenntnis der normalen Genitalentwicklung gestellt wird. Bei Kleinkindern ist nämlich das innere Vorhautblatt noch mit der Eichel verwachsen und löst sich spätestens unter dem Einfluss der Geschlechtshormone. Gelbe Talg-Zysten, die sich zwischen Eichel und Vorhautblatt bilden, sind häufig und bedürfen keiner Behandlung – es ist kein Eiter. Bei Kleinkindern genügt es, wenn sie im Strahl urinieren. Bläht sich dabei die Vorhaut auf, kann eine vorsichtige Lösung und ggf. doch die Beschneidung notwendig werden. Viele Vorhautverengungen sind „hausgemacht". Denn durch unnötige Manipulationen kann es zu feinen Einrissen mit nachfolgender Vernarbung kommen. Dann liegt irgendwann eine echte narbige Vorhautverengung vor.

Die veraltete Empfehlung, dass bis zum Schuleintritt die Vorhaut zurückziehbar sein soll, geht von der Annahme aus, dass ältere Jungen derartige Befunde geheim halten, sich zwar enorm Sorgen machen, diese aber aus Scham nicht äußern und der Arzt nicht mehr routinemäßig wie bei den Kindervorsorgen hinschaut.

HODENSCHMERZEN BEI JUNGEN, AUSFLUSS BEI MÄDCHEN

Bei akuten Hodenschmerzen muss immer ein Arzt hinzugezogen werden, da es Hodenverdrehungen mit Abklemmung der Gefäßversorgung geben kann. Hoden- oder Nebenhoden-Entzündungen sind dagegen eine Seltenheit.

Bei Mädchen wird bei gereiztem Genitale häufig ein Scheidenpilz vermutet und behandelt. Tatsächlich lässt sich in Abstrichen häufig ein Pilz nachweisen. Das ist aber nur eine Besiedlung, keine Infektion. Denn innere Entzündungen der Scheide kommen erst durch Geschlechtsverkehr oder Fremdkörper zustande. Bei hartnäckigen Befunden bei kleinen Mädchen muss an Missbrauch gedacht werden. Sehr viel häufiger ist eine Reizung des äußeren Genitales durch ständig feuchte Höschen, wenn die kleinen Mädchen den Urin einhalten und entsprechend wund werden. Den öffentlichen Klobrillen kommt keinerlei Bedeutung zu, weder für Genitalinfektionen noch für Blasenentzündungen.

Masturbieren ist bei Kleinkindern sehr häufig, bei auffällig demonstrativen Verhaltensweisen muss an eine frühe Sexualisierung oder Missbrauch gedacht werden. Verbote helfen hier nicht, allenfalls kann an ein sozialverträgliches Ausmaß appelliert werden.

VERSTOPFUNG (OBSTIPATION)

Das „große Geschäft" heißt so, weil es ein großes Geschäft ist. Schon der Säugling kann anscheinend verstopft sein: Er läuft beim Drücken im Gesicht rot an, zieht die Beine an; die Eltern bekommen Mitleid, wollen ihm helfen, drücken ihm die Knie in den Bauch oder stimulieren den After. Häufig wird auch „Fieber gemessen", um den Säugling zum Stuhlgang zu stimulieren. Nun muss, wie viele Körperfunktionen, auch der Stuhlgang erlernt werden: Den Beckenboden zu entspannen, während sich die Bauchpresse betätigt, das ist einer der Regulationsvorgänge der Körperfunktionen, der gestört sein oder gestört werden kann, aber im Sinne der Selbstregulation erlernt werden muss. Hier ist Hilfe von außen oft wenig hilfreich.

Wechselnde Stuhlgewohnheiten

Neugeborene und junge Säuglinge haben sehr unterschiedliche Stuhlgewohnheiten, die sich zudem noch rasch ändern können: Hat der Säugling einmal in jeder Windel einen „Kacks", kann es zu anderen Zeiten vorkommen, dass er den Stuhl nur einmal in der Woche entleert. Vor allem bei gestillten Kindern ist das keine Seltenheit, die Eltern sind aber oft sehr beunruhigt. Oft hört man in der Sprechstunde, dass das Kind überhaupt nur mit „Fiebermessen" oder drastischeren Aftermanipulationen seinen Darm entleert. Die erste Frage ist hier, wie eigentlich immer bei Symptomen bei Kindern: *„Wie geht es dem Kind?"*. Wenn es dem Kind prächtig geht, es sich nicht quält und vergeblich drückt, kann man alle Geduld der Welt aufbringen.

Wenn es dem Kind schlecht geht, der Bauch hart und gespannt, glänzend und aufgetrieben ist, sollte dringend kinderärztlicher Rat gesucht werden. Sehr selten gibt es angeborene Störungen der Nervenversorgung des Darms oder andere Fehlbildungen, nach denen dann geschaut werden muss, oder erworbene Erkrankungen wie eine Darmeinstülpung. In jedem Fall sollte bei Blutbeimengungen der Arzt aufgesucht werden. Allein bei geringen hellroten Blutauflagerungen, die meist von feinen Einrissen der Afterschleimhaut herrühren, kann erst einmal abgewartet werden.

Solange der Stuhl weich ist, kann man nicht von Verstopfung (Obstipation) sprechen, auch wenn der Stuhl nur selten und vielleicht mit Mühe entleert wird. Schafskotartiger Stuhl, der förmlich aus der Windel rollt, spricht eher für eine Verstopfung – wenn es das Kind stört. Meist leiden eher die Eltern als das Kind an der Verstopfung.

Zunächst wird man versuchen, den Stuhl mit der Nahrung zu beeinflussen: So stopfen Karotten und Äpfel durch ihre Ballaststoffe, was man umgekehrt bei Durchfall zu nutzen versucht. Gestillte Kinder sollten einfach weiter gestillt werden, bei ihnen kommt eine echte Verstopfung nicht vor. Flaschenkindern kann mit dem Zusatz von Milchzucker geholfen werden. Eine ausreichende Flüssigkeitszufuhr ist in jedem Fall wichtig.

Für ältere Säuglinge sind Birnenkompott und andere Obstbreie stuhlfördernd. Sehr gern lassen wir ab einem halben Jahr Joghurt geben, der die Darmflora positiv beeinflusst und stuhlregulierend wirkt, auch bei Durchfall.

Die nächste kritische Phase ist die der Sauberkeitserziehung: Das Kind lernt zunächst, den Stuhl zurückzuhalten, und in einem zweiten Schritt, ihn bei passender Gelegenheit loszuwerden. Diese feinen und von der Umgebung scharf beäugten Vorgänge sind vielfältigen Störungsmöglichkeiten unterworfen. Am besten wirkt hier das schon im frühen 2. Lebensjahr beginnende Vorbild: Lassen Sie Ihr Kind zuschauen, wie Sie Ihr Geschäft verrichten, und erklären Sie es ihm.

Gegen Ende des 2. Lebensjahres wird sich Ihr Kleinkind unter Umständen verstecken und will in Ruhe gelassen werden. Respektieren Sie diesen Wunsch. Denn wenn sich das Kind gestört fühlt, hält es ein. Und wenn es das mehrfach hintereinander macht, entsteht der Teufelskreis: harter Stuhl – Schmerzen – Zurückhalten – noch härterer Stuhl – noch mehr Schmerzen – noch mehr Einhalten – bis es, meist bei Dreijährigen, zu richtigen kleinen Katastrophen kommen kann.

Da die Sauberkeitserziehung die erste richtige Leistungsanforderung darstellt, die an die Kinder herangetragen wird, können vielfältige Störungen auch dadurch entstehen, dass der Leistungsanspruch zu groß ist und sich das Kind diesem nach dem Motto *„Mein Bauch gehört mir"* verweigert. Hier muss häufig geraten werden, die ganze Sache nochmal zu verschieben, damit Entspannung auf beiden Seiten eintritt. Mit Strafmaßnahmen kann das Kind ohnehin nicht zum Stuhlgang bewegt werden. Besser sind kleine Belohnungssysteme und eine kleine „Buchführung" mit einem Kalender.

Immer häufiger erleben wir, dass Kindergartenkinder längst „trocken" sind, aber darauf bestehen, ihr großes Geschäft in die Windel zu drücken. Diesem Wunsch sollte man nachgeben, bis er von selbst

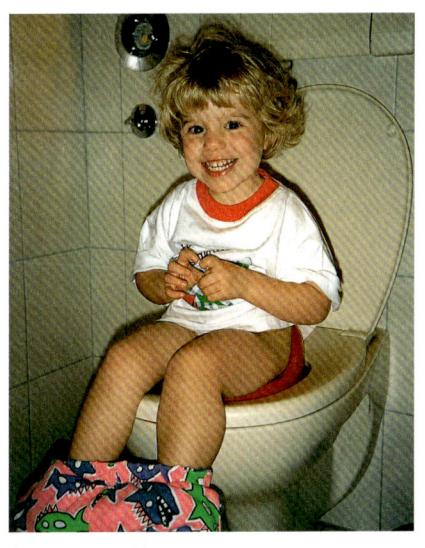

Stress vermeiden –
damit das Sauberwerden Spaß macht

aufgegeben wird – zum Beispiel durch den Vorschlag, das für Windeln auszugebende Geld anderweitig einzusetzen oder das Kind in das Windelkaufen und die Entsorgung einzuspannen. Sonst riskiert man unnötige Katastrophen.

Ist diese einmal eingetreten, hat das Kind erhebliche Verstopfung und schreit, weint und kreischt herum. Dann sind Einläufe oder Manipulationen am After nicht angezeigt, weil sie die Verkrampfung verstärken können. Hilfreich ist ein warmes Bad zur „Unterwassergeburt" und die allgemeine Beruhigung.

Die dritte kritische Zeit ist das Grundschulalter, wenn die Kinder keine Zeit oder keine Lust für ihr Geschäft haben und es dadurch zu Verstopfung und in der Folge zu Stuhlschmieren mit „Bremsspuren" in der Unterhose kommt. Man spricht von „Überlauf-Einkoten". Das ist theoretisch sehr einfach zu behandeln: Das Kind sollte regelmäßig vorher den Stuhl entleeren, nicht erst, wenn es „muss". In der morgendlichen Aufbruchstimmung und der damit verbundenen Hektik ist es nicht immer leicht, dafür den nötigen Raum zu reservieren – zur vorbeugenden Behandlung solchen Stuhlschmierens aber unerlässlich. Man kann das in Ruhe mit dem Kind besprechen – aber nie in der Akutsituation. Vielleicht findet sich auch ein anderer guter Zeitpunkt für das prophylaktische Geschäft im Tagesablauf. Besonders geeignet sind die Zeiten nach den Mahlzeiten, weil hier der Darm zu seinen großen peristaltischen Wellen angeregt wird.

Wie für alle anderen Körperfunktionen gilt auch hier: Am besten ist es, wenn alles von selbst funktioniert, im Sinne der geschilderten erlernten Selbstregulation. Denn wenn man darauf achten will oder muss, wird es häufig noch schlimmer. Das erleben wir besonders eindrucksvoll etwa beim „Einschlafen-Wollen" oder auch bei dem Versuch einer Gewichtsreduktion.

Natürlich müssen auch bei einer homöopathischen Behandlung die oben genannten seelischen Vorgänge und die Ernährung berücksichtigt werden. Es sollte versucht werden, die Obstipation mit einer ballaststoffreichen Ernährung – eventuell unter Zusatz von stuhlerweichenden Mitteln wie Lactulose – zu beheben. Milchzucker wirkt nach dem ersten Lebensjahr nicht mehr. Lactulose, eine andere Milchzuckerform, die der Organismus nicht verstoffwechseln kann, führt zu weichen, massigen Gärungsstühlen. Es lohnt sich, bei hartnäckiger Verstopfung begleitend über einige Wochen die Stühle so weich zu halten, um den oben beschriebenen Teufelskreis der Schmerzen durch harten Stuhl zu durchbrechen und das Kind andere Erfahrungen machen zu lassen.

Da viele der genannten Symptome und Auffälligkeiten „konstitutionell", das heißt, individuell verschieden ausgeformt und ausgeprägt sind, gibt es keine homöopathischen „bewährten Indikationen". Für die Auswahl einer homöopathischen Arznei spielt der Konstitutionstyp des Kindes eine große Rolle.

Calcium carbonicum

kommt bei rundlichen, kräftigen Säuglingen vom „Wonneproppen"-Typ infrage. Er neigt, besonders wenn er gestillt wird, zu der Art Stuhlträgheit, die den Eltern mehr Probleme macht als dem Kind. Es setzt nur alle paar Tage oder nach einer Woche einen massigen, weichen Stuhl ab, ist aber ganz offensichtlich unbeeinträchtigt.

Graphites

bei Obstipation (Verstopfung), auch ohne Stuhldrang, bei einem dicken, ruhigen, gefräßigen Kind mit seltenen Stuhlentleerungen und massigen, knolligen, stinkenden Stühlen, die mit Schleim überzogen sein können.

Alumina :

Säuglinge, die Alumina brauchen, sind eher mager, schwach und trocken. Auch der Stuhl ist trocken und lässt sich nur schwer entfernen – auch wenn keine Verstopfung besteht.

Silicea

bei eher zarten, schlaffen und frostigen Kindern mit vergeblichem Stuhldrang. Manchmal ist der Stuhl bereits im After sichtbar und schlupft wieder zurück: ein klassisches Zeichen für dieses Mittel. (→ Arzneimittelbild Silicea, Kapitel 4)

Nux vomica

für eine verkrampfte, „spastische" Verstopfung mit ebenfalls erfolglosem „Drücken". Es wird ein kötteliger, dunkler, harter, schafskotartiger Stuhl abgesetzt Diese Kinder sind oft zänkisch und neigen zu Wutanfällen.

Lycopodium:

Eine Arznei für Verstopfung bei sehr bauchempfindlichen Kindern, die häufig tyrannisch und unleidig, aber bei Fremden ängstlich-brav sind. Obstipation kann mit Durchfällen abwechseln, ansonsten ist der Stuhlgang ähnlich wie bei Nux vomica.

Sulfur:

Angezeigt bei immer warmen, die Bettwäsche wegstrampelnden Kindern. Der After ist gerötet und wund, ebenso wie andere Körperöffnungen, die Verstopfung entsteht durch das Wundsein: Weil der Stuhlgang wehtut, halten die Kinder den Kot zurück. Die Stühle sind ausgesprochen übel riechend. Verstopfung wechselt mit Durchfällen.

Für andere, akute Gründe von Verstopfung, gibt es bewährte Indikationen: Bei Obstipation durch psychische Belastungen ist **Ignatia** C 30/200 angezeigt, zum Beispiel bei Eifersucht auf andere Geschwister, bei Kummer oder nach einem Schockerlebnis. **Opium** C 30/200 ist das typische Mittel für eine Obstipation nach einem Schreck, aber auch bei der häufig nach einem operativen Eingriff auftretenden Verstopfung.

HAUTAUSSCHLÄGE

AKUTE AUSSCHLÄGE, EXANTHEME

Akute Hautausschläge sehen ganz unterschiedlich aus und können viele Ursachen haben. Es kann sich um eine Infektionskrankheit, Allergie, innere Erkrankung oder eine Erkrankung der Haut handeln. Allgemein kann man sagen, dass Kinder eher mit der Haut reagieren als Erwachsene und dass es sich in den meisten Fällen um harmlose Erscheinungen handelt. Krankheitsbedingte Hautausschläge treten meist mehr gegen Ende einer Erkrankung auf, die Krankheit „kommt heraus". Im Zweifelsfall sollte das Kind dem Kinder- und Jugendarzt vorgestellt werden – und auch der weiß nicht immer sofort, was der Ausschlag zu bedeuten hat. Mit einem „interessanten" Ausschlag kann man in großen Kinderkliniken eine ganze Riege von rätselnden Oberärzten in die Ambulanz bekommen.

Schon Neugeborene haben häufig charakteristische Hautausschläge, die die Eltern sehr beunruhigen, haben sie doch durch die Medien die Vorstellung, alle Babys müssten eine pfirsichsanfte glatte reine Haut haben. Nach der Geburt finden sich häufig Feuermale, im Nacken als „Storchenbiss", auf den Lidern und an der Nasenwurzel, keilförmig in die Stirn ziehend, auch auf der Oberlippe. Diese Feuermale haben keinerlei Krankheitswert, sie können je nach Hautdurchblutung stark wechselnd blassrot bis tiefblaurot sein. Vor allem, wenn das Baby zornt, werden sie düsterrot-bläulich. Sie verschwinden im Verlauf des ersten Lebensjahres.

Kleine oder auch größere Blutschwämmchen (Hämangiome) entstehen nicht selten erst in den ersten Lebenswochen und können schnell wachsen. Da sie eine hohe Selbstheilungstendenz haben, sind wir mit der Behandlung, die heute durch Vereisung (Kryotherapie) oder Laserbehandlung erfolgt, sehr zurückhaltend. Funktionell störende, rasch wachsende derartige Hämangiome, zum Beispiel am Auge, müssen allerdings angegangen werden. Ganz neu ist die Behandlung mit Herz-Kreislauf-Medikamenten, den ß-Blockern, die ganz erstaunliche Erfolge vorweisen und dabei einmal mehr zeigen, dass auch ganz normale und häufig gebrauchte Medikamente sehr tiefe und unbekannte Wirkungen haben können.

Der harmlose Neugeborenen-Ausschlag (Erythema toxicum) kommt sehr oft vor und besteht aus Papeln mit einem roten Hof, die rasch wechseln. Er ist nicht behandlungsbedürftig. Aber machmal ist die Abgrenzung von Eiterpickeln nicht leicht und muss dem Fachmann überlassen werden.

Mit vier bis sechs Wochen ist der junge Säugling häufig richtig „verpickelt". Ähnlich wie bei der Pubertäts-Akne handelt es sich um einen hormonellen Vorgang, der diese Neugeborenen-Akne auslöst. Eine Behandlung ist nicht notwendig, es kann aber hilfreich sein, das Baby etwas leichter anzuziehen, weil eine Überwärmung die Rötung sehr verstärkt und sogenannte „Hitzepickel" hinzutreten. Solche Hitzeausschläge sind ebenfalls häufig, vor allem bei Wärmestau, etwa am Plastikrand der Windel oder im Autositz.

Bei älteren Säuglingen tritt oft nach ein paar Tagen mit Fieber (→ Fieber) ein blasser, feinfleckiger Ausschlag an Brust und Rücken auf, der Dreitagefieber-Ausschlag. Er kann ein paar Tage anhalten, ist harmlos und klärt die Diagnose.

WINDELAUSSCHLAG (WINDELDERMATITIS), MUNDSOOR

Wie der Name sagt, liegen die Ursachen dieses Wundseins von Babys an und in den Windeln. Der Kontakt der Haut mit Stuhl und Urin reizt die Haut. Die dann wunde Haut ist im feuchtwarmen Windelmilieu ein guter Nährboden für Pilzinfektionen, den Windelpilz. Ein besonders „bissiger", aggressiver Stuhl, kann während Phasen „flotter Stühle" – zum Beispiel während der Zahnung oder einer Erkrankung – die Haut wund machen. Die Grundlagen der Behandlung des wunden Pos bestehen in der Reinigung des Gesäßes mit reichlich Wasser (zum Beispiel durch Abduschen), da der Stuhl wasserlöslich ist und sich so am besten entfernen lässt. Öl oder Feuchttücher mit chemisch-kosmetischen Bestandteilen sind nicht zu empfehlen. Anschließend muss die Haut gut getrocknet werden, durch offene Pflege ohne Windeln oder Trockenföhnen. Eine auf die gut getrocknete Haut aufgetragene Lebertran-Zinkpaste kann die

131

Haut schützen. Auf keinen Fall sollten vorbeugend pilzmittelhaltige Cremes verwendet werden. Diese können notwendig werden, wenn sich auf der Haut weißliche Krausen um die roten Stellen bilden und sich auch in der Umgebung des dann flammenden Wundseins kleine rote pickelartige Flecken mit weißem Rand bilden.

Nicht selten liegt dann auch ein Mundpilz vor. Keinesfalls aber ist eine Pilzinfektion bei Säuglingen dadurch entstanden, dass der Pilz besonders bösartig ist, sondern er ist ein Opportunist: Wenn es schön warm und feucht ist, lässt er sich nieder. Da es auch in der Mundhöhle warm und feucht ist und junge Säuglinge noch keine Abwehrkräfte gegen diese Hefepilze entwickelt haben, findet man oft weiße, wie Milchreste aussehende Beläge in den Wangentaschen und an der Innenseite der Lippen: ein Mundsoor. Er lässt sich nicht einfach wegwischen. Die Zunge kann auch aus anderen Gründen belegt sein. Eine weiße Zunge ohne sonstige Beläge in der Mundhöhle spricht nicht für einen Pilz. Ein geringer Mundpilz braucht nur beobachtet zu werden. Je älter der Säugling ist, umso mehr kann man abwarten, wie die eigene Abwehr damit fertig wird.

Immer wieder auftretendes Wundsein ist ein wichtiges homöopathisches Symptom und bietet so die Möglichkeit der inneren Behandlung durch homöopathische Heilmittel. Der Vorteil der homöopathischen gegenüber der rein äußerlichen Behandlung ist, dass man auch der Anfälligkeit für Windelausschläge entgegenwirken kann. Es gibt bestimmte Säuglinge, die besonders häufig betroffen sind. Gerade für diese dafür anfälligen Kinder eignen sich Sulfur oder Medorrhinum gut.

Sulfur:

Bei rotem, fleckigen Hautausschlag im Windelbereich, oft auch nur um den After herum (Typ: Wundsein). Die betroffene Haut kann auch etwas geschwollen aussehen und stellenweise nässen. Gleich nach dem Entfernen der Windel sieht der Ausschlag ganz rot aus. An der frischen Luft wird er blasser. Das Kind kann es nicht gut haben, zu warm angezogen zu sein.

Medorrhinum:

Bei roten Flecken oder Pusteln im Windelbereich, die gegenüber der gesunden Haut klar abgegrenzt sind (Typ: Hautpilz). Bei großer Neigung zu Windelausschlägen, vor allem mit Pilzbefall.

NESSELAUSSCHLAG (URTICARIA)

Häufig werden wir in der Akutsprechstunde mit juckenden, quaddeligen Ausschlägen mit roten oder blassweißen „Flatschen" konfrontiert, die aussehen, als wäre das Kind in Brennesseln gefallen. Diese Herde können stecknadelkopf- bis handtellergroß sein und jucken oft stark. So ein Nesselausschlag ist zwar lästig, aber ungefährlich, solange er nur auf die Haut beschränkt ist. Treten Schleimhaut-Schwellungen oder gar Atemnot auf, ist ärztliche Hilfe notwendig. Die Ursachen sind vielfältig und im weitesten Sinne allergischer Art.

Bei Kindern kommt am häufigsten ein infektallergischer Nesselausschlag vor – bei ganz unterschiedlichen Infekten meist grippaler Art. Oft wird einem wegen der Erkrankung gegebenen Medikament die Schuld gegeben und eine Medikamentenallergie vermutet. Meist ist die Ursache aber eher das Zusammenwirken von Krankheit und Arznei, nicht das Medikament selbst.

Richtige allergische Nesselausschläge sind viel seltener: Nahrungsmittel wie Kuhmilch, Hühnereiweiß, Nüsse, aber auch Insektengifte, chemische Stoffe wie Konservierungs- und Farbstoffe und Arzneimittel können als Ursache infrage kommen. Echte, „toxische" Nesselausschläge gibt es durch Hautkontakt mit Brennesseln und Quallen. Manche Menschen reagieren schon auf Kratzen, Druck oder Wärme mit Nesselausschlägen. Auch Würmer und andere Parasiten können Nesselausschläge verursachen. Weitergehende Untersuchungen sind bei infektallergischen Nesselausschlägen nicht nötig und belasten nur das Kind.

Bei häufigen Reaktionen, besonders mit Schleimhautbeteiligung, ist allerdings eine eingehende Ursachenabklärung nötig. Zur Behandlung reichen häufig die Aufklärung, dass nichts Schwerwiegendes vorliegt, Geduld und die Auflage eines kühlen, feuchtes Tuches oder ein kühlendes Gel. Nur selten sind innerlich einzunehmende Antiallergika nötig.

Bei bekannten schweren Überempfindlichkeiten wird eine Notfallapotheke verordnet. Das Meiden bekannter Antigene ist dann die beste Therapie. Bei Allgemeinsymptomen (Schleimhautschwellung, Atemnot) muss unter Umständen (not-)ärztliche Hilfe in Anspruch genommen werden.

Eine homöopathische Behandlung ist auf Grund der Flüchtigkeit der beschriebenen Hauterscheinungen nicht nötig.

WARZEN

Warzen werden durch Viren verursacht, die in der Hornhaut sitzen und deshalb dem Immunsystem nicht so zugänglich sind. Deswegen dauert es oft sehr lange, bis das Immunsystem sie beseitigt. Sie sollten nicht äußerlich behandelt werden – schon gar nicht mit ätzenden Substanzen – oder gar herausgeschnitten werden. Denn Warzen bei Kindern heilen immer von selbst und mit Unterstützung „von innen" ab und bleiben nicht bestehen – im Gegensatz zu Leberflecken oder Muttermalen, die ein ganzes Leben bestehen bleiben.

Viele Menschen haben unangenehme Erinnerungen an oft monatelange Warzentherapien, die nicht erfolgreicher sind als die körpereigene Spontanheilung und sehr belastend sein können. Das gilt vor allem für operative Eingriffe. Kinder wegen Warzen vom Schwimmen oder Schulsport auszuschließen oder sie als ansteckend zu ächten, ist unsinnig. *„Warzenblut ist ansteckend",* diese Volksweisheit trifft zu. Das Herumknibbeln an Warzen trägt zur Weiterverbreitung bei, man sollte den Kindern das erklären. Warzen werden oft mit sehr starken Ätzstoffen oder sogar Zytostatika behandelt – wir halten das für unverantwortlich.

Dellwarzen oder „Mollusken" haben in der Mitte eine Delle, daher der Name, und treten bevorzugt bei Kleinkindern am Stamm, im Genitalbereich und an Armen und Beinen auf, häufig in großer Anzahl. Die umliegende Haut ist oft trocken, schuppig und gerötet. Bevor sie weggehen, werden sie rot und sehen aus wie entzündet, dann schrumpeln sie ein und fallen ab. Wenn sie sich besonders stark verbreiten, „merkt" es das Immunsystem, sie verschwinden dann innerhalb kürzester Zeit von selbst. Es dauert allerdings nicht selten 12 bis 18 Monate, bis sie wieder weg sind. Sie können jucken und unter Geschwisterkindern weitergegeben werden. Dellwarzen sind als Kinderkrankheit zu betrachten: Man muss sie mal durchgemacht haben, um dann lebenslang geschützt zu sein. Lange und unbefriedigende Verläufe ergeben sich durch zu frühes „Auslöffeln" der Dellwarzen unter lokaler Betäubung mit dem scharfen Löffel.

Dornwarzen sind stark verhornte derbe Gebilde unter der Fußsohle von ganz unterschiedlicher Größe, die allein oder in Gruppen stehen können. Auch Dornwarzen verschwinden von selbst wieder, aber wann – das muss man einfach ihnen überlassen. Erzwingen kann man es jedenfalls nicht, ätzende Mittel und Wegschneiden verletzen auch die gesunde Haut. Gerade an der Fußsohle kann es durch Operationen zu nachhaltiger Beeinträchtigung und Narbenschmerzen kommen. Nicht selten gibt es ein Nachwachsen in der Narbe.

Gestielte Warzen (Kondylome) treten an den Körperöffnungen auf. Sie finden sich (selten) um den Anus oder an einem Nasenloch.

Hornige Warzen, die blumenkohlartig an den Fingern und Händen wachsen, sind besonders unbeliebt, weil man sie so leicht sieht und sie als „eklig" empfunden werden. Auch wenn sie schon einige Jahre lang bestehen – sie verschwinden, sobald der Körper ihnen von innen das Signal dazu gibt. Wie das geschieht, ist noch nicht bekannt – man kann durch homöopathische Arzneien diese inneren Kräfte gegen die Warzen mobilisieren.

Thuja:

Alle Sorten Warzen – ob klein oder groß, braun oder hell, hornig oder weich, können auf Thuja ansprechen. Vor allem, wenn es sehr viele hornige Warzen sind und es in der Familie eine Häufung von Warzen bei den Erwachsenen gibt, ist Thuja das richtige Mittel. Thuja kann man als Einzeldosis in einer C 200 (1x pro Woche 3 Globuli) innerlich geben oder äußerlich in der Urtinktur 1x täglich auf die Warzen tupfen. Man kann auch beides tun. Hat sich in zwei Monaten noch nichts getan, ist Thuja nicht das richtige Mittel.

Nitricum acidum:

Die Warzen, die auf Nitricum acidum ansprechen, sind besonders gemein. Oft sticht es in diesen Warzen, oder sie sind berührungsempfindlich. Sie können spitz aussehen wie kleine Stacheln, oder sie befinden sich an Stellen, wo sie besonders stören: Auf der Nasenspitze, am Nasenloch oder am Anus. Sie sitzen an besonders exponierten Stellen. Dosierung: Nit-ac C 200, 3 Globuli 1x pro Woche, für zwei Monate.

HÄUFIGE SEELISCHE SYMPTOME BEI KINDERN

Viele Verhaltensauffälligkeiten bei Kindern sind durch seelische Nöte verursacht, die Erwachsenen nur bedingt zugänglich sind. Ein großes Einfühlungsvermögen aufzubringen und die Perspektive des Kindes einzunehmen, fällt nicht immer leicht. Selten äußern Kinder ihre Not direkt. Sie können sie noch nicht in Worte kleiden, aber im Verhalten und auch im Spiel zum Ausdruck bringen.

EIFERSUCHT UNTER GESCHWISTERN, GESCHWISTER-RIVALITÄT

Rebellion gegen den „Konkurrenten"

*Seit der Geburt ihres Bruders ist die fast vierjährige **Manuela** wie außer sich. Den ganzen Tag macht sie Unsinn. Zuerst war es noch harmlos, aber seit einigen Wochen macht sich ihre Mutter Sorgen um sie. Sie schlägt und beißt die Mutter, hat angefangen ihre Nägel abzuknabbern und macht tagsüber wieder in die Hose, obwohl sie schon ein Jahr lang trocken war. Sie tut Dinge, von denen sie genau weiß, dass sie nicht in Ordnung sind: So hat sie den Putzeimer mit Wasser auf dem Boden ausgeleert, oder sie hat sich tagsüber ins Bett der Mutter gelegt und dort ihr großes Geschäft gemacht – anstatt dafür auf die Toilette zu gehen. Ständig müssen die Eltern mit ihr schimpfen: Dann schreit Manuela, und daraufhin weint wiederum ihr kleiner Bruder. Die ganze Familie ist unglücklich.*

Die Mutter erzählt der homöopathischen Ärztin von Manuelas Verhalten. Sie bekommt eine Dosis Hyoscyamus C 200 für Manuela mit. Danach entspannt sich Manuela – und mit ihr die ganze Familie.

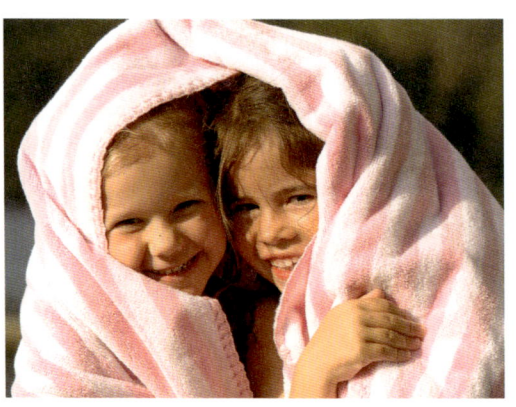

Geschwister:

Nicht immer ein Herz und eine Seele

Hyoscyamus:

- Bei großer Eifersucht auf ein jüngeres Geschwisterkind (Eltern sollen es „wieder abgeben")
- Wenn das Kind absichtlich provoziert, seiner Mutter das Leben schwer macht und sie bestrafen will
- Wenn das Kind gewalttätig wird (Schlagen, Beißen, Kneifen)

Untröstlich

*Auch die dreijährige **Kerstin** kann sich über ihre Schwester nicht freuen. Manchmal kann sie auch fröhlich und unbeschwert spielen. Bei der geringsten Ermah-*

nung oder einem Verbot ihrer Mutter läuft sie aber aus dem Zimmer und wirft sich laut schreiend und weinend auf ihr Bett. Dort nuckelt sie am Daumen, bis ihre Mutter kommt und sie holen will. Aber kaum sieht sie die Mutter, geht das Geschrei wieder los. Die Mami darf sie nicht trösten, nicht in den Arm nehmen – aber weggehen soll sie auch nicht. Kerstin brauchte eine Dosis Ignatia C 200, um wieder zu sich zu kommen.

Ignatia:

• Eifersucht auf ein jüngeres Geschwisterkind, enttäuscht von den Eltern, fühlt sich „im Stich gelassen".

• Stimmungsschwankungen mit großer Empfindlichkeit, Wut und Tränen durch den geringsten Widerspruch

• Will keinen Trost, wendet sich ab oder schreit: *„Geh weg!"*

EIFERSUCHT, MIT KUMMER GEMISCHT

„Ungeliebtes" Stiefkind

Hannes ist zehn Jahre alt und hat eine dreijährige kleine (Halb)Schwester. Er bemüht sich, lieb zu ihr zu sein, aber sie schickt ihn weg, wenn er mit ihr spielen will. Seine Mutter hat ein zweites Mal geheiratet – und so lebt er jetzt mit der Mutter, der Halbschwester und dem Stiefvater zusammen. Seinen leiblichen Vater sieht er nur selten, meist hat der keine Zeit für ihn. Hannes hat oft das Gefühl, seine Eltern hätten seine Schwester mehr lieb als ihn – auch wenn das gar nicht stimmt. Sobald er von seinem leiblichen Vater spricht, fängt er an zu weinen. Seine Mutter brachte ihn wegen häufiger Kopfschmerzen zum Arzt. Nach einer Gabe Pulsatilla C 200 wurde es besser mit den Kopfschmerzen, und Hannes musste nicht mehr so oft weinen.

Pulsatilla:

• Bei Eifersucht auf ein Geschwisterkind mit gleichzeitigem Kummer und Verlustängsten

• Das Kind weint schnell und ohne es zu wollen, nervt andere damit.

• Das Kind hängt an seiner Mutter und zeigt wenig Selbständigkeit.

KUMMER

Wenn Eltern sich trennen müssen, weil es in ihrer Beziehung keine Liebe, sondern nur noch Enttäuschung, Kummer und Kränkung gibt, bedeutet das auch für die Kinder einen großen Einschnitt in ihr Leben und in ihre Gefühlswelt. Grundsätzlich haben Kinder ein Recht darauf, dass die Eltern sich einvernehmlich einigen, bei wem die Kinder in Zukunft wohnen sollen und wie der Kontakt zum anderen Elternteil gestaltet wird. Sie haben auch ein Recht auf Kontakt zu beiden Eltern – unabhängig davon, ob diese gegenseitig an dem anderen etwas auszusetzen haben oder nicht. Auch wenn die Eltern noch so viel streiten und die Wogen der Gefühle hoch schlagen, sind sie aufgerufen, im Sinne ihrer Kinder einen minimal gemeinsamen Weg zu finden. Dabei muss jeder zurückstecken. Das tut weh.

WIE KINDER AUF DIE TRENNUNG DER ELTERN REAGIEREN

Kinder haben eine eigene Beziehung zu ihrem Vater und zu ihrer Mutter, zu jedem für sich – und zusätzlich zu beiden zusammen als Elternpaar und als Oberhäupter der Familie. Unter diesen Aspekten sollte ihre Reaktion nach der Trennung der Eltern betrachtet werden.

- Sie vermissen schmerzlich das Zusammensein der Eltern, die kleine Familie.
- Ein unglückliches Zusammensein der Eltern ist allerdings auch nicht gut für Kinder. Lieber ein Ende mit Schrecken als ein Schrecken ohne Ende.
- Kinder können das Zusammenbleiben oder die Trennung der Eltern nicht wesentlich beeinflussen. Sie wären mit einer solchen Herkulesaufgabe überfordert.
- Dennoch glauben Kinder oft, sie seien Schuld an der Trennung. Hier ist ein klärendes Wort zur rechten Zeit sehr wichtig: *„Du bist nicht Schuld daran, dass wir uns nicht mehr verstehen."*
- Sie vermissen schmerzlich den Elternteil, mit dem sie nach der Trennung nicht mehr zusammen wohnen können. Sie möchten den anderen nicht

verlieren. Kümmert der zu Hause ausgezogene Elternteil sich zu wenig um das Kind oder sieht das Kind ihn gar nicht mehr, dann hat es einen Kummer und Seelenschmerz, der vergleichbar ist mit einem starken Liebeskummer bei Erwachsenen. Ausnahmen sind allerdings Beziehungen, in denen es vorher sehr viel reale Gewalt und Bedrohung gab.

- Manchmal identifizieren sich Kinder sehr stark mit einem Elterteil. Das kann dazu führen, dass sie Partei ergreifen – nur für den einen, gegen den anderen. Ein Urteil über die Eltern fällen zu müssen, wirkt sich belastend auf Kinder aus. Die Versuchung, sie in diese Rolle zu bringen, ist allerdings recht groß.

Es gibt viele Möglichkeiten der Hilfe für Familien in seelischer Not. Erziehungsberatung, Einzelgespräche und psychologische Begleitung oder Therapie sind eine Form der Hilfe. Eine andere Form ist die homöopathische Behandlung. Denn es geht um seelische Wunden, die homöopathischer Behandlung ebenso zugänglich sind wie körperliche Leiden.

TRENNUNGSSCHMERZ

Schuldfragen

Stefan, sieben Jahre alt, ist vom Auszug des Vaters aus der gemeinsamen Wohnung tief gekränkt und verstört. Warum konnte sein Vater nicht bei der Mutter bleiben? Was hat er, Stefan, falsch gemacht? War er nicht lieb genug gewesen zu seinen Eltern? Wenn der Vater seine Mutter nicht mehr lieb hat, hat er dann ihn, seinen Sohn Stefan, auch nicht mehr lieb? Wenn sein Vater die Mutter verlassen hat, weil sie sich nicht mehr verstanden – warum musste er denn auch ihn, Stefan, verlassen? Das ewige Warum macht Stefan ganz krank im Kopf. Er grübelt Tag und Nacht darüber nach. Er möchte aus diesem Alptraum erwachen – und alles soll wieder so sein wie früher!

Die Mutter hat bemerkt, dass Stefan ganz still geworden ist und oft ein sehr trauriges Gesicht macht. Sie fragt die homöopathische Ärztin, ob man da etwas machen kann. Stefan erhält 3 Globuli Ignatia C 200 auf die Zunge. Danach kann er mal tüchtig weinen und seine Wut herausschreien. Es ist, als ob sich eine Blo-

ckade gelöst hat. Zwar hat sich seine äußere Situation nicht geändert, aber er hat wieder Boden unter den Füßen gewonnen.

Ignatia:

Es gibt zwei verschiedene Arten, wie sich ein Ignatia-Zustand bei einem Kind bemerkbar machen kann. Die erste Möglichkeit, wie schon beschrieben unter Eifersucht:

- Es fühlt sich im Stich gelassen, ist gekränkt.
- Es zeigt große Stimmungsschwankungen und Überreaktionen auf die geringste Zurechtweisung mit viel Wut und Tränen.
- Es weint laut, schon fast hysterisch und lehnt Trost ab.

Diese Kinder machen mehr „Krach" und sind schwieriger für die Eltern als die andere Ignatia-Variante. Aber tief innen geht es ihnen besser als den Kindern, auf die folgende Beschreibung passt:

- Überwältigender Kummer und Trennungsschmerz. Das Kind kann sich nicht mitteilen darüber.
- Es kann nicht weinen, wirkt aber traurig und leer, wie blockiert.
- Es kann nicht fassen, was passiert ist, fragt insgeheim: *„Warum? Warum? Was habe ich falsch gemacht?"*.

Staphisagria:

Auch das Kind, das Staphisagria braucht, ist enttäuscht und gekränkt über das Verhalten der Eltern oder eines Elternteils. Es entrüstet sich im Stillen: *„Wie konnte das nur in meiner Familie passieren? Die sind ja richtig gemein. Sie haben sich doch so lieb gehabt – dachte ich. Habe ich mich so in ihnen getäuscht? Und ich? Denken sie gar nicht an mich?"* Diese Gedanken behält das Kind aber für sich. Es entwickelt dafür eher körperliche Beschwerden, z. B. mit der Blase. Dauernd muss es Wasser lassen, oder es klagt über unbestimmte Bauchschmerzen im Unterleib.

- Das Kind ist entrüstet über das Verhalten der Eltern.
- Es vermisst schmerzlich einen Elternteil und fühlt sich persönlich zurückgewiesen.
- Es reagiert mit dem Unterleib: Schmerzen, häufiges Wasserlassen.

Kränkung

Körper reagiert auf Seele

*Der achtjährige **Jonas** kommt mit seiner vier Jahre jüngeren Schwester eigentlich gut zurecht, er passt schon manchmal auf sie auf, er beschützt sie vor anderen, er ist „Kavalier" und steckt auch manchmal zurück für sie. Aber was zuviel ist, ist zuviel: Vor einigen Tagen hat er mit den Eltern einen Videofilm angeschaut, auf dem zu sehen war, wie er und seine Schwester noch kleiner waren. Die Kamera war auf seine Schwester gerichtet. Er versuchte in dem Film, auch ins Bild zu kommen, und sprang mehrmals vor die Kamera. Doch jedes Mal wurde er von seiner Mutter wieder aus dem Bild herausgeschoben: DU NICHT, deine Schwester soll jetzt zu sehen sein auf dem Bild... Nach dem Film entwickelt Jonas Bauchschmerzen, die immer stärker werden, bis er sich krümmt vor Schmerzen. Die Eltern bringen ihn, da es schon spät abends ist, ins Krankenhaus. Dort geht es besser, und er darf nach zwei Tagen wieder nach Hause. Aber kaum ist er wieder daheim, gehen die Bauchschmerzen wieder los. Er krümmt sich, drückt die Hand auf den Bauch und weint. Ist es doch der Blinddarm?*

Was auch immer es war, die homöopathische Diagnose heißt in diesem Fall: Colocynthis, C 200. Nach den 3 Globuli geht es Jonas bald viel besser, am nächsten Tag hat er die Bauchschmerzen schon vergessen.

Colocynthis:

- Das Kind ist entrüstet über die Ungerechtigkeit, die ihm angetan wurde.
- Psychisch bedingte Bauchkrämpfe, die aber deutlich als Schmerz empfunden werden. Es handelt sich *nicht* um Simulation, kein Vortäuschen von Schmerzen.
- Das Kind liegt mit angezogenen Beinen, drückt die Hände gegen den Bauch. Eine Wärmflasche bessert.

Die Trotzphase

Um den zweiten Geburtstag herum erreicht die Trotzphase ihren ersten Höhepunkt. Sie kann aber bis zu einem Jahr lang anhalten und auch schon vor dem zweiten Geburtstag beginnen.

Die Trotzphase ist keine Krankheit. Sie ist der erste Versuch Ihres Kindes, seine Grenzen auszuloten (*„Wie weit kann ich gehen?"*). Der Trotz kann aber solche

Ausmaße annehmen, dass die Eltern an den Rand der Verzweiflung geraten. Sie fühlen sich als Versager – oder sie reagieren über, wenn ihnen „die Nerven durchgehen". Davon wird es dann meistens noch schlimmer. Alle sind unglücklich – und die Folge kann ein erheblich gestörtes Zusammenleben sein.

Rumpelstilzchen

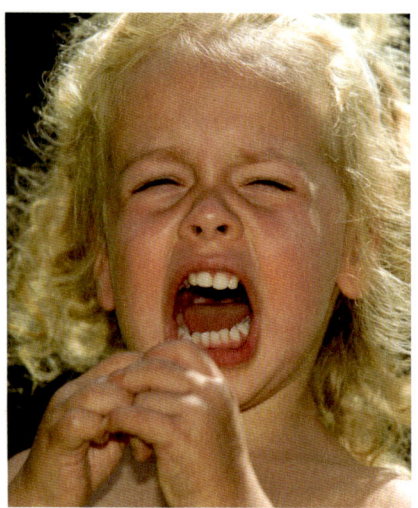

Rumpelstilzchen:

„Wie weit kann ich gehen?"

Die Trotzausbrüche der 2½ Jahre alten Larissa haben ihre Eltern das Fürchten gelehrt. Plötzlich und ohne Vorankündigung wirft sie sich auf den Boden und tobt. Dabei schlägt sie ihren Kopf wiederholt und absichtlich auf den Boden, kreischt gellend, fuchtelt mit Armen und Beinen, bäumt sich auf und bekommt vor lauter Anstrengung einen puterroten Kopf. Die Eltern haben den Eindruck, sie hätten es mit einem wahren Rumpelstilzchen zu tun.

Sie schläft sehr unruhig, wacht mehrmals auf und ruft. Im Schlaf zerwühlt sie das ganze Bett. Nach einer Dosis Belladonna C 200 kann Larissa viel ruhiger schlafen, das Kopfschlagen lassen – und ihre Wutanfälle werden insgesamt deutlich weniger.

Belladonna:
- Das Kind hat fürchterliche Wutanfälle, scheinbar ohne Anlass, rastet völlig aus.
- Es schlägt mit dem Kopf auf den Boden.
- Roter Kopf, vollblütiges Kind

Ohnmachts-Anfälle
Ann-Katrin ist schon drei Jahre alt und schafft es, den Atem so lange anzuhalten, bis sie in Ohnmacht fällt. Das macht sie bevorzugt, wenn ihr etwas nicht passt. Sie verträgt nicht den geringsten Widerspruch, tobt und wirft sich auf den

*Boden – oder sie hält eben den Atem an. Zuerst waren die Eltern sehr erschro-
cken. Nachdem ihr Kind aber nach jeder Ohnmacht immer sofort wieder erwachte
und sich weiter normal verhielt, wussten sie, dass es sich hier um eine Spielart
des Trotzens handeln muss. Nach einer Dosis Ignatia C 200 hat Ann-Katrin nie
wieder die Luft angehalten.*

Ignatia:
* Zorn bei geringstem Widerspruch der Eltern
* Neigt in seinem Zorn zum Luftanhalten bis zur Ohnmacht
* Rascher Stimmungswechsel

Unberechenbare Launen
*Die 2½jährige **Lore** ist unberechenbar launisch und treibt damit ihre Umgebung zur Verzweiflung. Bei ihren Wutanfällen bäumt sie sich nach hinten. In der
Sprechstunde der Ärztin löst sich die Mutter in Tränen auf, weil sie mit ihren
Nerven völlig am Ende ist. Sie hat lange versucht, ruhig zu bleiben. Aber jetzt geht
das schon seit vielen Monaten so – und sie kann einfach nicht mehr: „Man kann
Lore nichts recht machen! Da ist mir schon mal die Hand ausgerutscht – und
ich habe ihr den Po verhauen, obwohl ich das gar nicht wollte. Aber genützt hat
es gar nichts. Ich halte das nicht mehr aus! Ich kenne mich selbst nicht mehr und
habe schon die schlimmsten Gedanken gehabt."*
*Nach einer Dosis Chamomilla C 200 kehren ruhigere Zeiten ein. Lore ist deutlich
besser zu führen und wirkt zufriedener. Allerdings braucht sie mehrere Dosen
Chamomilla in etwa 2-wöchentlichen Abständen, da eine Dosis nicht ausreichend
lange wirkt.*

Chamomilla:
* Das Kind treibt seine Umgebung zum Äußersten.
* Es will nie, was andere wollen – aus Prinzip.
* Es weiß auch nicht, was es selbst will, und ist dadurch enorm reizbar und
  unzufrieden.

Der Starrkopf
Kevin *ist schon drei Jahre alt, er trotzt schon seit einem Jahr heftig. Er ist außer-
ordentlich starrköpfig. Wenn ihm etwas nicht passt, geht er zum Angriff über:
Seine Mutter oder die ältere Schwester werden gebissen und gehauen. Er wirft in*

143

seiner Wut seine Spielsachen zu Boden – ohne Rücksicht, ob sie dabei zu Bruch gehen. Er fegt mit seinem kleinen Arm erbarmungslos die Tassen vom Frühstückstisch. Abends im Bett hört man ein Geräusch: Bum, Bum. Das ist Kevin, der zum Einschlafen seinen Kopf gegen den Bettpfosten haut. Das macht er natürlich auch tagsüber, wenn die Wut ihn packt.

Kevin reagierte sehr gut auf Tuberculinum C 200, als Einzeldosis auf seine Zunge gegeben. Aber seine Wut kam so hartnäckig zurück, wie er selbst auch hartnäckig war: Er brauchte noch fast ein Jahr lang Tuberculinum alle zwei Monate.

Tuberculinum:

• Das eigensinnigste Kind überhaupt
• Jungen haben Wutanfälle mit Schlagen, Beißen, Werfen und Kopfanschlagen.
• Mädchen lieben es, ihre Umgebung mit Ritualen zu terrorisieren.

KINDERÄNGSTE

Viele Kinder im Alter zwischen zwei und fünf Jahren haben eine Zeit lang – das können Wochen, Monate oder einige Jahre sein – folgende Ängste oder angstbesetzte Themen:

• Alleinsein
• Dunkelheit
• Gewisse Tiere
• Gespenster, Monster, Phantasiegestalten

Diese Ängste sind meistens harmlos und gehen mit zunehmender Reife von selbst wieder vorbei. Manchmal sind sie jedoch sehr ausgeprägt und beeinträchtigen den Tagesablauf oder sogar die normale Entwicklung des Kindes. Dann bedürfen sie einer Hilfe zur Überwindung, die in erster Linie in einfachen erzieherischen und psychologischen Maßnahmen bestehen sollte. Wenn das nicht ausreicht – oder auch schon von Anfang an gleichzeitig mit erzieherischen Hilfen – können homöopathische Mittel eine Entwicklungshilfe für das Kind und seine Ängste anbieten.

ANGST IM DUNKELN

Überall Monster und Gespenster

*Die fünfjährige **Ayse** war schon als Baby sehr schreckhaft, sie fuhr beim geringsten Anlass zusammen. Vor allem vor Gewitter und Dunkelheit hatte sie Angst. So brauchte sie immer ein helles Licht beim Einschlafen und kam bei Gewitter zu ihren Eltern ins Bett.*

Seit einem halben Jahr will sie nun gar nicht mehr in ihrem Bettchen schlafen, auch das Licht im Zimmer nutzt nichts. Sie sagt, sie fürchte sich vor Gespenstern und Monstern, und will deshalb nicht mehr allein in ihrem Zimmer bleiben. In den letzten Wochen weitete sich die Angst vor dem Alleinsein auch auf den Tag aus, so dass sie jetzt gar nicht mehr in ihrem Zimmer spielen möchte, was sie früher sehr gern tat. Überall seien Gespenster! Ihre Mutter vermutet, Ayse habe bei anderen Kindern einen Film mit Monstern im Fernsehen angeschaut und ihre Ängste seien dadurch noch größer geworden.

Ayse erhält von der homöopathischen Ärztin eine Dosis Phosphor C 200, 3 Globuli als Einmalgabe auf die Zunge. Zusätzlich bespricht ihre Mutter einen kleinen Plan mit ihr: Zuerst soll Ayse wieder allein in ihr Zimmer gehen, um dort etwas zu holen. Dann soll die Zeit, in der sie in ihrem Zimmer tagsüber spielt, langsam von zunächst fünf Minuten auf zehn und 15 Minuten gesteigert werden. Immer ist die Mutter im Haus in Rufweite, geht aber nicht mit ins Zimmer. Schafft Ayse diesen Plan, bekommt sie eine kleine Belohnung, Später soll der Plan dann auf andere Bereiche ausgedehnt werden – z. B. das abendliche Einschlafen allein in ihrem Bett.

Nach zwei Monaten kann Ayse wieder allein in ihrem Zimmer spielen und geht auch abends wieder in ihr eigenes Bett. Sie kommt aber nachts machmal noch rüber zu den Eltern. Sie erhält noch einmal eine Dosis Phosphor C 200. Nach weiteren zwei Monaten schläft Ayse wieder in ihrem Bett durch. Gespenster und Monster spielen keine Rolle mehr in ihren Phantasien. Selbst das Licht kann ausgemacht werden, bevor sie einschläft.

ANGST VOR DEM ALLEINSEIN

Rückfall

*Die vierjährige **Jana** will seit der Geburt ihres Bruders vor einem Jahr nicht mehr in ihrem eigenen Bett schlafen. Abends weint sie. Sobald sie ihr Bett sieht, klammert* *sich an ihre Mutter und beruhigt sich nicht eher, bis sie sich ins Bett der Eltern legen darf. Die Mutter soll dann solange an ihrem Bett sitzen und singen und vorlesen, bis sie eingeschlafen ist. Das ganze Ritual zieht sich oft über eine Stunde lang hin.*

Für diesen „Rückfall" in ein viel jüngeres Alter – Jana konnte schon mit wenigen Monaten allein in ihrem Bett schlafen – ist sicher von Bedeutung, dass Janas Brüderchen immer noch viel Zeit der Mutter für sich beansprucht. So hat Jana wenigstens in dieser Zeit die Mutter ganz für sich und holt gewissermaßen nach, was sie tagsüber vermisst – die Zeit mit der Mutter, die ausschließlich ihr gehört. Dass sie diese Zeit mit ihren Ängsten „erzwingt", wirkt sich jedoch auf ihre Gesamtentwicklung ungünstig aus. Dazu kommt, dass die Mutter ihr diese Zeit ja nicht freiwillig gibt und von Janas Verhalten genervt ist, was Jana natürlich spürt.

Auch hier wurde eine Belohnung ausgemacht, wenn Jana es schafft, wieder abends allein in ihrem Bett einzuschlafen. Die Belohnung war eine Extra-Zeit mit ihrer Mutter ohne den Bruder, der in dieser Zeit vom Vater allein beschäftigt wurde. Schaffte es Jana, dreimal allein einzuschlafen, würde ihre Mutter mit ihr einen ganzen Nachmittag allein ins Schwimmbad gehen, wo Jana für ihr Leben gern im Kinderbecken herumplanschte.

Wegen der Eifersucht, die bei dieser Angst Janas mitschwingt, wurde Jana das homöopathische Mittel Pulsatilla C 200 als Einmaldosis, 3 Globuli auf die Zunge, gegeben. Pulsatilla ist ebenso wie Ignatia und Hyoscyamus ein wichtiges Mittel bei einer übermäßigen Eifersucht (→Eifersucht) des älteren Geschwisterkindes auf das jüngere (oder umgekehrt, was aber seltener ist). Den Unterschied dieser drei Mittel kann man sich so vorstellen:

- **Hyoscyamus** reagiert bei Eifersucht mit einem gewalttätigen und provokativen Verhalten.
- **Ignatia** reagiert mit Stimmungsschwankungen und Tränen.
- **Pulsatilla** reagiert eher mit ängstlichem Verhalten, das die Mutter ans Kind bindet.

ANGST VOR TIEREN

Der „beste Freund" als Feind

Mirko, sechs Jahre alt, ist noch nie von einem Hund gebissen, bedroht oder angesprungen worden. Trotzdem hat er einen „Mordsrespekt" vor Hunden, egal wie groß sie sind. Sieht er einen Hund in weiter Ferne hinter einem Zaun, mag er kei-

nen Schritt mehr weitergehen. Kommt ihm ein Hund entgegen, wechselt er die Straßenseite. Auf dem Weg zu seine Großeltern, den er schon sicher selbst zurücklegen kann, macht er einen großen Umweg, weil er nicht an einem Garten vorbeigehen kann, hinter dessen Zaun ein Hund bellt.

Das bewährte Mittel bei Kindern, die so große Angst vor Hunden haben, ist Tuberculinum. Es sollte aber in großen Abständen wiederholt gegeben werden, z.B. alle 2 Monate 3 Globuli Tuberculinum C 200 dreimal hintereinander.

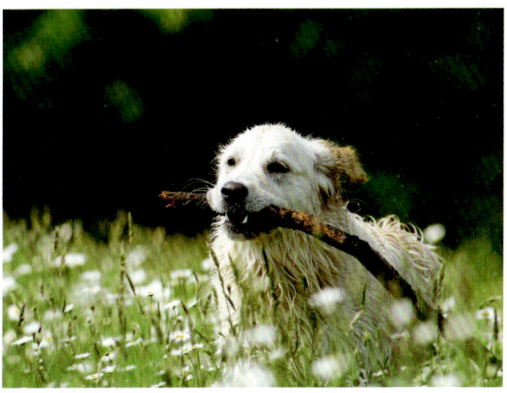

Angstauslöser Hund:

Niemand weiß, woher die Angst kommt

ANGST VOR DEM ZAHNARZT

Langer Anlauf

*Der sechsjährige **Clemens** ist in Begleitung seines Vaters das erste Mal zum Zahnarzt gegangen. Leider vergeblich, denn trotz guten Zuredens und großer Ausdauer der Zahnärztin hat Clemens sich geweigert, den Mund zu öffnen. Der Vater hat nachher mit ihm geschimpft, aber das ließ Clemens kalt. Im Gegenteil: Er setzte noch eins drauf, indem er sagte, er werde nie mehr zur Zahnärztin gehen und schon gar nicht seinen Mund aufmachen.*

Clemens hat Angst vor allen neuen Situationen, die er nicht kennt. Er braucht oft lange, bis er einen Anlauf wagt, um etwas Neues zu versuchen. Dann hat er sich aber entschieden, dass er es will – und dann klappt es auch. Um diesen Entscheidungsprozess zu unterstützen, bekam Clemens Calcium carbonicum C 200 als Einmaldosis, 3 Globuli auf die Zunge. Bereits zwei Wochen später erklärte er sich bereit, freiwillig zum Zahnarzt zu gehen und auch mitzumachen.

Wenn Kinder sich beim Arzt nicht untersuchen lassen oder beim Zahnarzt nicht den Mund öffnen wollen, kann das sowohl mit Angst als auch mit Eigensinn zu tun haben. Meistens ist es eine Mischung aus beidem.

Ist es wirklich die Angst und macht das Kind auch vorher schon einen großen Aufstand, dann kann man es mit einer Dosis Gelsemium C 200, 3 Globuli als Einmaldosis, unmittelbar vor dem Arzt/Zahnarztbesuch versuchen.

Ist es aber ein dickköpfig-ängstliches Kind, das grundsätzlich Angst hat vor allen neuen Situationen, die es nicht kennt, dann hilft vielleicht eine Dosis Calcium carbonicum C 200. Das Mittel sollte eher schon eine bis zwei Wochen vor dem Zahnarztbesuch gegeben werden, ebenfalls als Einmaldosis in einer C 200.

NACHTSCHRECK: PAVOR NOCTURNUS

Nächtliche Angstanfälle, bei denen das Kind aus dem Schlaf aufschreckt, weint oder schreit, die zu Hilfe eilenden Eltern nicht erkennt und sich nicht beruhigen lässt, bezeichnet man als Nachtschreck, Pavor nocturnus. Sie kommen vorübergehend recht häufig vor und sind nicht immer Ausdruck einer tiefer greifenden Störung.

Nächtliche Angstanfälle

*Die dreijährige **Hanna** hat eine Schlafstörung besonderer Art: Jede Nacht schreit sie etwa eine Stunde nach dem Einschlafen laut – und ihre Mutter kann sie nicht beruhigen. Dabei wirkt Hanna wie verwirrt und erkennt ihre Mutter nicht richtig. Sie klammert sich an sie, um sie im nächsten Augenblick wieder wegzustoßen. Das kann 5-10 Minuten so gehen, bis Hanna sich wieder beruhigen kann. Das Mittel, das ihr helfen konnte, wieder ruhig durchzuschlafen, war Stramonium C 200, eine Dosis (3 Globuli).*

IMPFUNGEN

Hahnemann, der Begründer der Homöopathie, äußerte sich in seinen grundlegenden Werken mehrfach sehr positiv zur 1796 durch *Jenner* eingeführten Pockenschutzimpfung und zu deren Charakter, so dass sich eine grundsätzliche Impfgegnerschaft aus der Urlehre der Homöopathie nicht ableiten lässt. Dennoch wird Homöopathie in der öffentlichen Meinung häufig mit Impfgegnerschaft gleichgesetzt – zu Recht oder zu Unrecht?

Der zu beobachtende Wandel von Infektionskrankheiten, insbesondere der „Kinderkrankheiten", ist die direkte Folge der geänderten Lebensumstände, der verbesserten Ernährungslage, der Hygiene und der allgemeinen Gesundheit, somit an Umgebungsbedingungen geknüpft wie alle anderen Krankheiten auch. Infektionserkrankungen sind durch Impfungen zu verhindern oder, wie die Pocken, ausrottbar, wenn alle Menschen geschützt sind – entweder, weil sie die Erkrankung durchgemacht haben oder dagegen immunisiert sind – und nur der Mensch der „Wirt" des Erregers ist.

Am Beispiel der Kinderlähmung lässt sich gut zeigen, wie es durch Änderung der Lebensumstände zu unvorhersehbaren Epidemien kommen konnte und wie diese schließlich durch Impfaktionen beherrschbar waren: Polio, die Kinderlähmung, war in vergangenen Zeiten so verbreitet, dass die meisten Menschen sich noch während der Säuglingszeit, noch unter dem „Nestschutz", infizierten, aber nicht erkrankten und so lebenslang geschützt waren. Spätere Infektionen mit Lähmungen kamen selten vor. Durch die im späten 19. und der ersten Hälfte des 20. Jahrhunderts einsetzenden allgemeinen hygienischen Verbesserungen kam es zu einem Hinausschieben der Erstinfektion in eine ungeschützte Altersgruppe. Damit waren mit einem Mal große Teile der Bevölkerung ungeschützt, und es konnte zu den großen und gefürchteten Polio-Epidemien der Nachkriegszeit kommen, die in den frühen 60er Jahren des vorigen Jahrhunderts durch die Impfung (zuerst gespritzt, dann als die berühmte „Schluckimpfung") beendet wurden.

Bereits etwas früher trat die Diphtherie, die als „Würgeengel der Kinder" gefürchtete Rachendiphtherie, epidemieartig auf – aber auch diese erst, nachdem die davor sehr häufige und immunisierende Wunddiphtherie selten geworden war. Auch sie spielt heute dank der flächendeckenden Impfung keine Rolle mehr.

Dass eine Schwangere keine Röteln durchgemacht hat, ist gleichfalls eine Folge der verringerten Ansteckungsmöglichkeiten – und damit der seltenen Immunisierung – in der Kindheit. So kam es zum Auftreten der erst 1941 entdeckten Röteln-Embryopathie, der Fruchtschädigung durch Erstinfektion in der Schwangerschaft. Dieser Trend setzt sich derzeit mit Ringelröteln, Windpocken, Herpes-simplex-Erstinfektionen fort und gibt zu neuen Impfstrategien Anlass. Die Vereinten Nationen verkündeten 2002: *„Jedes Kind hat das Recht auf Impfungen gegen impfpräventable Erkrankungen. Die Routineimpfungen sind notwendig, um das Recht des Kindes auf Gesundheit zu garantieren".* (UN special conference, Mai 2002).

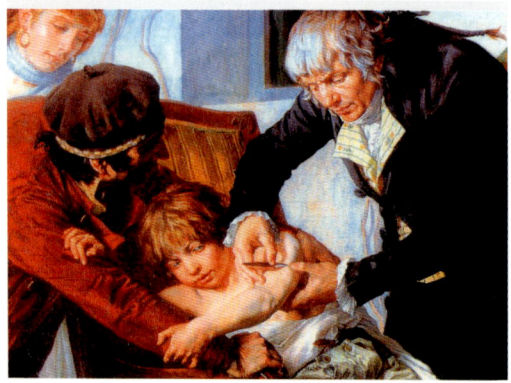

Edwad Jenner, 1796:

Mit Kuhpocken gegen Menschenpocken

Zur Zeit *Hahnemanns* gab es bereits die 1796 von *Jenner* beschriebene Pockenimpfung, deren Erfolg sich sehr rasch über Europa ausbreitete. *Hahnemann* schrieb, dass *„seit der allgemeinen Verbreitung der Jennerschen Kuhpockenimpfung, die Menschenpocken nie wieder unter uns weder so epidemisch noch so bösartig erscheinen wie vor 40-50 Jahren, wo eine* davon ergriffene Stadt wenigstens die Hälfte und oft drei Viertel ihrer Kinder durch den jämmerlichsten Pest-Tod verlor.“ An anderer Stelle schrieb er von der „Wohlthat, welche die Menschheit durch Anwendung der Kuhpocken-Einimpfung erfuhr, daß dadurch der Eingeimpfte von aller künftigen Menschenpocken-Ansteckung frei erhalten, und gleichsam schon im voraus von letzterer geheilt ward ... und so durch die allgemeine Verbreitung ihrer Einimpfung allen Epidemien jener tödlichen, fürchterlichen Menschenpocken dergestalt ein Ende gemacht haben, daß die jetzige Generation gar keine anschauliche Vorstellung von jener ehemaligen scheußlichen Menschenpocken-Pest mehr hat.“*

Spätere Homöopathen beurteilten die Pockenschutzimpfung sehr viel kritischer. Für viele zeitgenössische Homöopathen, zitiert sei hier *George Vithoulkas*, ist die Impfung für den Organismus tiefgreifend störend, ehe sie womöglich vor Krankheit schützt. Reaktionen und Nebenwirkungen seien ungenügend untersucht.

DIE DREI SÄULEN DER IMPFMEDIZIN

Drei Aspekte sind beim Thema „Impfen" zu berücksichtigen:
* Die Schutzwirkung für das Individuum
* Der epidemiologische Aspekt: Welche Bedeutung hat die Impfung zur Verhinderung der Verbreitung von Erkrankungen in der Gesamtbevölkerung und im Rahmen von Auslöschungskampagnen (Polio, Masern)?
* Der wirtschaftliche Aspekt

Sie als Eltern, die für das individuelle Wohlergehen Ihres Kindes verantwortlich sind, interessiert in erster Linie der *individuelle Aspekt*: Inwieweit profitiert Ihr Kind von der Maßnahme? Die ethische Beurteilung, ob es erlaubt ist, eine Körperverletzung zu begehen, wenn der zu erwartende Nutzen den dadurch bedingten Schaden überwiegt, ist nicht unproblematisch. Denn bei allen vorbeugenden Maßnahmen bleibt unbekannt, was passieren würde, wenn sie unterlassen worden wären. Besonders schwierig ist es, wenn es um prinzipiell nicht zustimmungsfähige Individuen wie Kinder geht. Wieweit geht hier das elterliche Sorgerecht – sowohl in Richtung Impfen als auch in Richtung Impfverweigerung?

Wenn wir ein gesundes Kind gegen Masern impfen, tritt mit einiger Wahrscheinlichkeit eine Impfmaserreaktion auf. Das Kind erkrankt etwa eine Woche nach der Impfung, was wir in Kauf nehmen, weil es damit – wie *Hahnemann* sagt – *„gleichsam schon im voraus von Masern geheilt ward."* Tritt nun ein Fieberkrampf oder eine andere Komplikation auf, kann argumentiert werden, dass die richtigen Masern in diesem Fall möglicherweise besonders schwer verlaufen wären, wenn schon die durch die Impfung hervorgerufene abgeschwächte Infektion so heftige Folgen hatte. Oder müssen wir uns Vorwürfe wegen der zu diesem Zeitpunkt vielleicht schadenstiftenden Maßnahme machen?

Der *epidemiologische Aspekt* berücksichtigt, inwieweit die Gesellschaft im Sinne einer „Herdenimmunität" von einer Impfung profitiert. Wenn eine Gruppe zu 90-95% immunisiert ist – sei es, durch die Erkrankung oder die Impfung – kann es nicht zu einer seuchenhaften Ausbreitung kommen. Das ist aus mehreren Gründen wichtig: Zum einen gibt es Individuen, die einerseits nicht geimpft werden können, andererseits aber durch die Erkrankung besonders gefährdet wären. Das war einer der Gründe für die Einführung der Windpockenimpfung. Zum anderen leben wir in einer „seuchenphobischen" Zeit mit massiv geschürten Ängsten und zum Teil neurotischen Überreaktionen, so dass vermeidbare Erkrankungen nicht mehr toleriert werden: Die Windpockennarbe auf der Nasenspitze oder der wegen Windpocken geplatzte Urlaub auf den Kanaren werden heute nicht mehr als schicksalhaft angesehen. Man kann sie ja durch Impfung vermeiden.

Der *ökonomische Aspekt* ist heute von elementarer Bedeutung: Bei der Einführung der Windpockenimpfung wurde erstmals fast ausschließlich argumentiert, dass sich die Impfung „rechnet", wenn man die Betreuungs-Ausfallszeiten berufstätiger Mütter, die Arzt- und Klinikaufenthalte und andere Beeinträchtigungen den Impfkosten gegenübergestellt. Erst im Nachhinein wurde nachgeschoben, dass die Windpocken doch viel gefährlicher seien, als ursprünglich angenommen. Da die Kosten-Nutzen-Analysen nur auf einer einmaligen Windpockenimpfung basierten und inzwischen eine zweite gefordert wird, sind diese Zahlen zu überdenken, zumal die Impfung mehr kostet als nur den Impfstoff, nämlich einen Praxisbesuch mit dem entsprechenden Aufwand.

WELCHE IMPFUNGEN WERDEN BENÖTIGT – UND WANN?

Diese Frage muss individuell und für die epidemiologische Situation des Landes angepasst erörtert werden.

- Ein *Tetanus-Schutz* gegen Wundstarrkrampf ist spätestens notwendig, wenn das Kind frei läuft und die Unfallgefahr steigt.
- Ein *Diphtherie-Schutz* ist ebenfalls notwendig; mit Schrecken wird an den „Würgeengel der Kinder" zurückgedacht.
- *Polio* (Kinderlähmung) gibt es seit vielen Jahren in Europa nicht mehr, ebensowenig in Nord- und Südamerika. Sie kann aber wiederkommen.
- Für *Haemophilus influenzae* gilt – ebenso wie für *Pneumokokken* und *Meningokokken* als den drei Haupterregern der kindlichen *Meningitis* (Hirnhaut-Entzündung) – dass hier individuelle Faktoren eine wesentlich größere Rolle spielen als die Virulenz, die Aggressivität der Erreger. Die gegenwärtigen Impfstoffe erfassen nur einen Teil der verschiedenen Erregerstämme, beispielsweise bei Pneumokokken nur 13 der ca. 96 Stämme, bei der Meningokokken-Impfung nicht den hier vorherrschenden Stamm B. Eine Veränderung des Erregerspektrums zu vom Impfstoff nicht erfassten Stämmen wurde bei Pneumokokken bereits beobachtet.
- Die Schutzwirkung der *Pertussis-Impfung* ist begrenzt, Auffrischimpfungen bei Schulkindern und Erwachsenen werden jetzt empfohlen.
- Die Notwendigkeit eines *Masernschutzes* steht für uns allerdings außer Zweifel, und ebenso sehen es „Ärzte ohne Grenzen", eine sonst für ihre kritische Haltung bekannte Hilfsorganisation.
- Bei *Windpocken* standen, wie erwähnt, wirtschaftliche Erwägungen bei der Empfehlung ganz im Vordergrund. Um die Akzeptanz der Windpocken-Impfung zu steigern, wird ein Vierfach-Impfstoff angeboten, der die Impfreaktionen noch unübersichtlicher macht.

- Gegen *Mumps* und *Röteln* wird als „Zubrot" zur Masernimpfung geimpft; ein eigenständiges Impfprogramm wäre erfolglos geblieben. Ob eine Unfruchtbarkeit durch Mumps-Hodenentzündung überhaupt existiert, ist nicht gesichert.
- Unsinnig ist es, den *Röteln-Titer* erst nach eingetretener Schwangerschaft zu überprüfen. Das sollte bei weiblichen Jugendlichen erfolgen.

Konkret sollte ein individueller Impfplan von den Lebensumständen des Kindes abhängig gemacht werden. Soll das Kind bereits im ersten Lebensjahr in eine Gemeinschaftseinrichtung? Hat es Geschwister, die aus dem Kindergarten alles Mögliche an Infektionskrankheiten mitbringen? Wie sind die Erlebnisse und Erfahrungen der Eltern? All das muss zur individuellen Impfentscheidung beitragen. Leider wird man auch beim intensiven Nachdenken nicht schlauer, und es ist die Zeit und die schlaflosen Nächte nicht wert.

Wir bedauern vor allem, dass durch diese Impfdiskussionen andere, wichtige Themen der Kindergesundheit keinen Raum mehr finden und die Eltern durch das Beschäftigen mit all den möglichen Erkrankungen an selbstverständlicher Sicherheit verlieren. Muss man sich denn als frisch gebackene Eltern mit einem vier Wochen alten Kind mit den Gefahren durch Pneumokokken-Infektionen auseinandersetzen, mit einem Erreger, von dem die Eltern noch nie etwas gehört haben? Oder gibt es andere Themen, wie Interaktions- und Bewegungsförderung, pädagogische Ratschläge und Alltagshilfen, die wichtiger sind? Wir meinen, ja! Kinder leben von der Sicherheit ihrer Eltern. Je sicherer und vertrauensvoller sie mit ihrem Kind umgehen, umso zufriedener, ruhiger und entspannter ist es.

Diese Informationen zeigen nur, wie schwierig und komplex die Situation ist. Im Übrigen ist die deutsche Impfempfehlung aus „Sicherheitsgründen" sehr großzügig: Es werden mehr und häufiger Auffrischimpfungen empfohlen als in Nachbarländern, weil befürchtet wird, dass bei einer knapperen Empfehlung noch weniger geimpft werde. Immer wieder beobachten wir, dass auch ausgesprochene Impfgegner „einknicken", wenn sie eine Fernreise planen und dann gegen alles erdenklich Mögliche und Unmögliche impfen lassen wollen.

HOMÖOPATHISCHE ÄRZTE ZUM THEMA „IMPFEN"

In einer offiziellen Mitteilungen des Deutschen Zentralvereins homöopathischer Ärzte e.V. wurde eine Stellungnahme zum Thema Impfen veröffentlicht, die im Tenor lautete, dass Schutzimpfungen bis zu einem gewissen Grad Infektions-Krankheiten verhindern und auch die Möglichkeit der Ansteckung für Ungeimpfte verringern, aber unter bestimmten, wenn auch seltenen Umständen schwerwiegende Reaktionen mit vorübergehenden oder bleibenden Schäden hervorrufen können. Inwieweit ein Zusammenhang zwischen Impfungen und der Zunahme chronischer Krankheiten besteht, sei ungeklärt. Grundsätzlich müsse eine Diskussion über Nutzen und Risiken für Impfungen möglich sein wie für andere medizinische Maßnahmen auch. Dem hohen Wert der Selbstbestimmung über die eigene Gesundheit sei eine öffentliche Empfehlung unterzuordnen.

„Homöopathische Impfungen" gibt es nicht, weil keine homöopathische Arznei zu einer nachweisbaren Immunisierung führt. Vor dem Ersatz einer notwendigen Impfung durch die Einnahme homöopathischer Medikamente muss gewarnt werden. Dagegen ist eine homöopathische Vorbeugung von Erkrankungen möglich, wenn im Rahmen einer Epidemie oder bei ansteckender Erkrankung die zu erwartende Krankheit in ihren Besonderheiten und charakteristischen Symptomen („Genius epidemicus") bekannt ist. Das wurde bereits von *Hahnemann* bei Scharlach beschrieben, aber unter anderem jüngst auch durch eine große Feldstudie in Indien zur Prophylaxe der Japanischen Enzephalitis belegt.

SIND WIR AUF DEM WEG ZUR IMPFPFLICHT ?

Nach dem hessischen Vorsorgegesetz – und ähnliche Gesetze sind in allen deutschen Bundesländern geplant – muss jeder, der eine Gemeinschaftseinrichtung besucht (Kindergarten, Schule), eine ärztliche Bescheinigung vorlegen, in der sein Impfstatus dokumentiert ist. Wenn eine Impfung abgelehnt wird, muss das dem Arzt gegenüber schriftlich bestätigt werden. Der Träger der Gemeinschaftseinrichtung ist dann für alle eventuellen Folgen verantwortlich.

Dennoch ist in Deutschland eine strikte Impfpflicht nicht durchsetzbar, aber die Tonart hat sich erheblich verschärft. Durch einen Beschluss des Gemeinsamen Bundesausschusses der Ärzte und Krankenkassen ist 2007 eine für den Vertragsarzt verbindliche Schutzimpfungs-Richtlinie in Kraft getreten.

Danach haben die Patienten einen Rechtsanspruch auf diese Leistungen. Ärzte haben die Impfungen entsprechend vorzunehmen. Das gilt als Leitlinie und stellt somit den Behandlungs-Standard dar. Da die Leitlinien von Fachleuten unter breiter Beteiligung der Wissenschaft erstellt werden, ist eine Abweichung von ihnen im Einzelfall zu begründen. Das gilt grundsätzlich auch für Impfempfehlungen. Natürlich sind Patient und/oder Eltern über Vorteile und auch über Risiken der Impfungen aufzuklären. Die letzte Entscheidung hat der Patient. Will ein Arzt aus medizinischen Gründen von der Empfehlung abweichen, muss er das begründen können. Derartige Gründe könnten neue medizinische Erkenntnisse oder besondere Verhältnisse beim Patienten – wie Allergien gegen Impfstoffbestandteile – sein.

IMPFFOLGEN MELDEN!

Impffolgen werden ebenso wie unerwünschte Arzneimittelwirkungen völlig unzureichend gemeldet. Selbst für schwere Nebenwirkungen liegt die Erfassungsquote vermutlich nur bei 5–10%. Die Gründe dafür sind vielfältig: Während Gründe wie „Meldepflicht – Meldesystem unbekannt" eine kleinere Rolle spielen, ist es vor allem der unsichere Zusammenhang zwischen einer Reaktion und der Medikamentengabe, der von einer Meldung abhält. Außerdem sind viele Ärzte, aber auch Eltern der Ansicht, die Nebenwirkungen seien ja alle schon bekannt und außerdem unbedeutend. Juristische Konsequenzen spielen eine weitere Rolle.

Selbst die jüngst im Zusammenhang mit der HPV-Impfung aufgetretenen Todesfälle wurden nicht von den impfenden Ärzten, sondern durch die Firmen selbst gemeldet. Insgesamt erfolgt mehr als die Hälfte aller Meldungen durch die Pharmaindustrie, nur 17% durch Ärzte. Wenn im zeitlichen Zusammenhang mit einer Impfung Symptome auftreten, müssen diese vorurteilsfrei dokumentiert und an die Arzneimittelkommission der deutschen Ärzteschaft oder das *Paul Ehrlich-Institut* gemeldet werden. Zu leichtfertig wird häufig ein solches Ereignis als unabhängig von der Impfung interpretiert und nicht gemeldet. Besonders Eltern sind aufgerufen, die Ärzte an die Meldepflicht zu erinnern und sich von der Meldung zu überzeugen. Der Arzt kann aber nur melden, was er weiß und was ihm berichtet wird.

Die trügerische Sicherheit der „harten Daten" haben wir von der Contergan-Katastrophe noch gut in Erinnerung: Erste Contergan-Folgen wurden in ihrer Bedeutung lange nicht erkannt, als Folge von radioaktivem Niederschlag nach Atomwaffenversuchen interpretiert und dann abgewiegelt. Eine Untersuchung von 1959 konnte eine Zunahme von Fehlbildungen zunächst nicht bestätigen. Die traurige Wahrheit kam erst Ende 1961 durch sorgfältige Nachforschungen eines Kinderarztes ans Licht – zu spät für acht- bis zehntausend contergangeschädigte Menschen und eine unbekannte, noch größere Zahl schon im Mutterleib Verstorbener.

Homöopathisch tätige Ärzte sind nicht grundsätzlich gegen das Impfen. Gegen Impfungen sind sie nur bei nicht so schlimmen Erkrankungen, die mit homöopathischen Methoden gut behandelbar sind, und wenn die zu erwartenden Impfnebenwirkungen eindeutig über den Nutzen der Impfung hinausgehen. Dieser Punkt muss unseres Erachtens wenigstens als diskussionswürdig anerkannt und bei den erweiterten Impfempfehlungen neu definiert werden. Leider sehen die aktuellen Entwürfe für Vorsorgehefte und Kindergarten-Bescheinigungen eine solche differenzierte Aussage nicht vor, sondern kategorisieren nur nach „vollständig geimpft" oder „nicht geimpft".

SPEZIFISCHE IMPFREAKTIONEN SIND MEIST HARMLOS

Es gibt Reaktionen nach Impfungen, die meist nur einige Stunden auf sich warten lassen, so dass der Zusammenhang mit der Impfung klar und deutlich ist. Dazu gehören zum Beispiel eine lokale Impfreaktion mit Schwellung und Rötung, eine Unruhephase mit Quengeligkeit, seltener erhöhte Körpertemperatur und mal eine durchwachte Nacht. Diese Impffolgen sind harmlos und klingen von selbst wieder ab. Bei einer Masernimpfung kann diese Reaktion etwas heftiger ausfallen, mit hohem Fieber und sogar einem Hautausschlag einhergehen. Eine solche Impfmaserreaktion tritt nicht sofort auf. Die Masernimpfung hat als Lebendimpfung eine Inkubationszeit wie richtige Kinderkrankheiten auch, und die Reaktion kommt erst nach etwa 8-10 Tagen. Durch die übliche Impfstoff-Kombination gegen Mumps und Röteln kann das Ganze etwas „unübersichtlich" werden – erst recht, wenn als vierte Komponente noch die Impfung gegen Windpocken dazu kommt. Es ist wichtig, dass das den Eltern gesagt wird, weil nach über einer Woche nicht mehr an einen Zusammenhang mit der Impfung gedacht wird.

Diese Reaktionen verlaufen ebenfalls harmlos und verschwinden nach einigen Tagen von selbst wieder. Fieberkrämpfe sind bei dazu veranlagten Kindern nur äußerst selten zu beobachten. Eine Dosis Thuja C 30 oder C 200 kann die Reaktion abkürzen helfen.

UNSPEZIFISCHE IMPFREAKTIONEN ERNSTNEHMEN

Manche Eltern beobachten, dass sich nach einer Impfung etwas mit ihrem Kind verändert. Und obwohl sie zögern, diese Veränderung der Impfung anzulasten – das würde auch sowieso als Nebenwirkung nicht anerkannt – ist die Veränderung eben in einem zeitlichen Zusammenhang mit der Impfung aufgetreten. Meistens handelt es sich um eine Schlafstörung oder eine deutliche Infektneigung – beides Störungen, die natürlich nicht spezifisch für eine Impfung sind. Neben den Folgen dieser Störung müssen die Eltern meist noch das ungläubige Schulterzucken der Ärzte ertragen. Deswegen werden solche Verknüpfungen oder Verdachtsmomente meist gar nicht erst dem Arzt berichtet – falls sie überhaupt den Eltern selbst auffallen – und schon gar nicht als Impffolgen gemeldet.

Vielleicht sind es harmlose Befindlichkeitsstörungen, aber die betroffenen Eltern finden sie oft gar nicht mehr ganz so harmlos, sondern lästig, ärgerlich und nervenaufreibend. Außerdem ziehen sie oft andere Probleme nach sich. Die Homöopathie ist die einzige Heilmethode, die nach einer Impfung eingetretene Befindlichkeitsstörungen des Kindes mit ihren Arzneien wieder rückgängig machen kann.

Beispiele für unspezifische Impfreaktionen

- **Schlafstörungen nach Impfungen**
  Schläft das Kind schon mehrere Wochen nach der Impfung nicht mehr durch, wacht es häufig auf oder kann dann gar nicht mehr einschlafen, hat sich eine Gabe Thuja C 200 bewährt.
- **Infektanfälligkeit nach Impfungen**
  Vor allem ein nach einer Impfung aufgetretener, hartnäckiger Husten, eine Bronchitis oder eine Neigung zu verengten Bronchien, die später auch in Asthma münden kann, sprechen gut auf Thuja C 200 an.

Thuja ist somit das Hauptmittel bei Beschwerden nach Impfungen, aber nicht das einzig mögliche Mittel. Zwei weitere wichtige Arzneimittel bei unspezifischen Impfreaktionen sind **Sulfur** und **Silicea**. Die Unterscheidung muss im Einzelfall der fachkundige Homöopath treffen. Auch um andere wichtige Heilmittel zu wählen oder zu erkennen, sollte man sich an den homöopathischen (Kinder-)Arzt wenden.

KAPITEL 3: DAS WICHTIGSTE IN KÜRZE

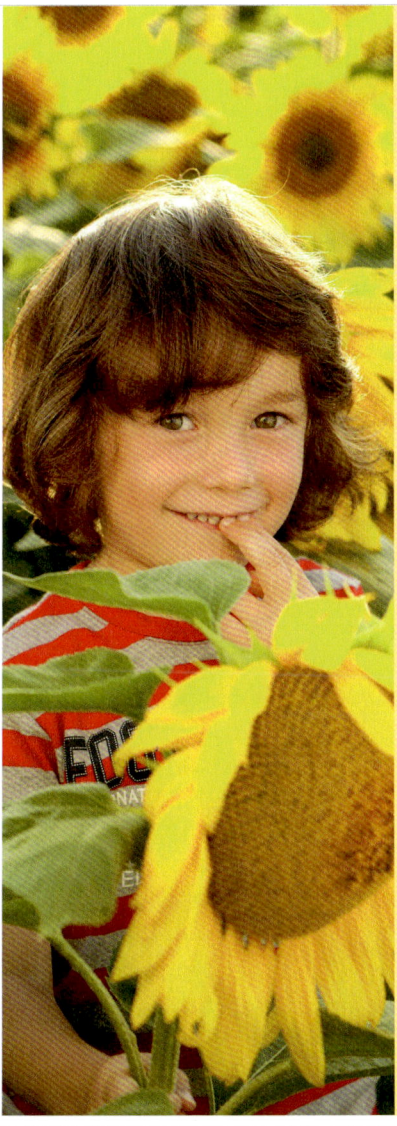

- ▶ Geben Sie Ihrem Kind das, was es am meisten braucht: Geborgenheit, Sicherheit und Liebe.
- ▶ Haben Sie nicht ständig Angst vor Krankheiten, sondern vertrauen Sie auf natürliche Gesunderhaltungs- und Selbstheilungskräfte.
- ▶ Typische Kinderkrankheiten wie Masern, Mumps, Röteln, Windpocken und andere Virusinfekte hinterlassen eine lebenslange Immunität.
- ▶ Muttermilch ist die beste Nahrung für Ihr Baby.
- ▶ In erster Linie ist wichtig, wie es Ihrem Kind geht, nur in zweiter Linie, was es „hat".
- ▶ Homöopathie kann nicht nur bei körperlichen Beschwerden helfen, sondern auch bei seelischen Belastungen und kindlichen Ängsten.
- ▶ Ein Impfplan kann individuell auf die Lebensumstände des einzelnen Kindes abgestimmt werden.
- ▶ Die meisten Impffolgen sind harmlos. Sie sollten Ihren Arzt in jedem Fall darüber informieren.

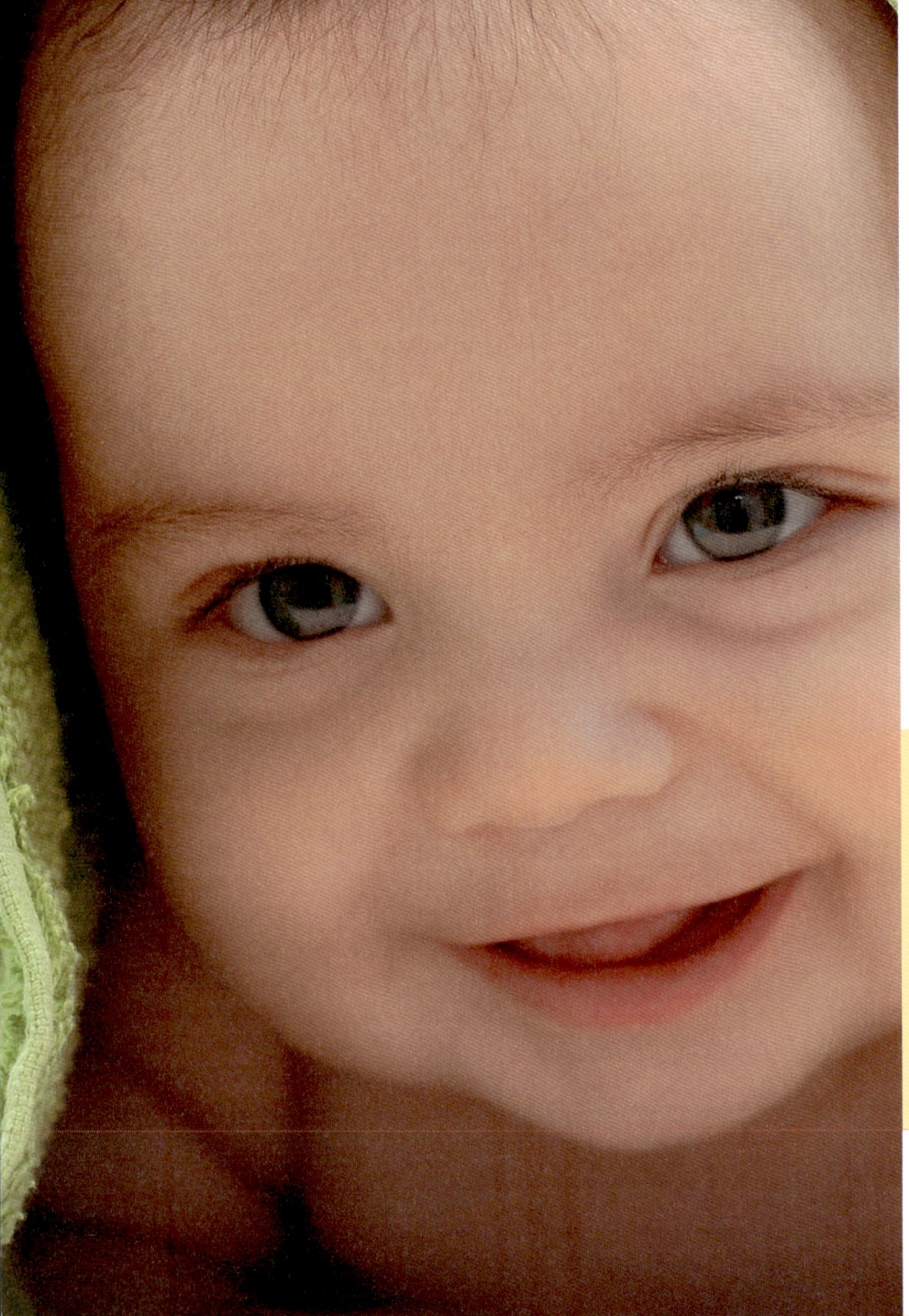

Arzneimittelbilder:
Die wichtigsten homöopathischen Arzneimittel für Kinder und Jugendliche

In diesem Kapitel erfahren Sie, ...

was Sie in schwierigen Situationen tun können –
wenn Ihr Kind krank ist oder Sie mit Ihren Erziehungsregeln an Grenzen stoßen

warum Sie Ihr krankes Kind genau beobachten und Symptome sammeln sollten,
bevor Sie mit ihm zum Arzt gehen

welche Informationen für den Arzt wichtig sind

in welchen Altersstufen Ihr Kind zu bestimmten Verhaltensweisen und Gefühlsregungen neigt

welche homöopathischen Mittel in welchen Altersstufen im Vordergrund stehen

wie Sie am Verhalten und am Zustand Ihres Kindes erkennen können, welches homöopathische
Mittel passt

ENTWICKLUNG BEDEUTET VERÄNDERUNG

Die folgenden Beschreibungen einiger wichtiger homöopathischer Arzneimittel sollen keine homöopathische Arzneimittellehre für Kinder ersetzen. Sie geben vielmehr einen Einblick in die Welt des Kindes, der für Sie als Eltern nützlich sein kann, wenn Sie sich die Frage stellen: *„Wie sollen wir uns in schwierigen Situationen verhalten – wenn unser Kind krank ist oder wenn wir mit unseren Erziehungsregeln am Ende zu sein scheinen?"*

Wir wollen hier nicht den Eindruck vermitteln, dass eine gut passende homöopathische Arznei alle Probleme des Lebens lösen kann. Dennoch muss man bei seelischen Störungen und bei Erziehungsproblemen unterscheiden zwischen inneren Ursachen, die beim Patienten liegen, und äußeren Ursachen, die eher in seinem Umfeld liegen. Während wir die äußeren Bedingungen durch Pädagogik, Therapie und daraus folgenden Lösungen familiärer oder schulischer Probleme verbessern können, kommen für die inneren Bedingungen bisher leider nur Psychopharmaka in Betracht, deren Indikation gerade bei Kindern besonders zurückhaltend gestellt werden muss.

Die homöopathischen Arzneien stellen dazu eine echte Alternative dar. Sie haben keine Nebenwirkungen im klassischen pharmakologischen Sinn und können echte Heilungen von innen bewirken.

Ein Behandlungsansatz bei Verhaltensstörungen des Kindes- und Jugendalters wäre z. B. die Kombination von Homöopathie, Pädagogik und Psychotherapie. Je schwerer die Störung, um so eher müssen verschiedene Ansätze zusammenwirken für einen dauerhaften Erfolg.

Behalten wir eines fest im Auge: Die meisten Krankheiten und Störungen im Kindesalter sind auf längere oder kürzere Sicht überwindbar. Und wo das nicht der Fall sein sollte, kann man noch erstaunlich gute Verläufe sehen – die man sonst nicht vermutet hätte – wenn man die Weichen entsprechend stellt. Da vieles im Fluss ist und die Entwicklung im Kindesalter viel schneller voran geht als jemals im späteren Leben, genügt es oft, dem natürlichen Gang der Dinge einen Anstoß in die richtige Richtung zu geben. Wir können nur gemeinsam mit den Kräften des Lebens handeln, die für jede Entwicklung, für die Gesundheit und für das Wachstum verantwortlich sind.

Alle Beteiligten – die Eltern, die Familie und der Arzt – kommen nicht umhin, sich auf ein Problem erst einmal einzulassen. Von einem echten Notfall ist hier nicht die Rede, weil er sofortiges Handeln erfordert. Aber alle anderen

Situationen, die man verändern oder in denen man helfen will, erfordern die Beobachtung, bevor man handelt. Eltern können sich die Zeit nehmen – und wenn es auch nur einige Stunden sind – ihr krankes Kind zu beobachten und Symptome zu sammeln, die sie dann dem Arzt schildern können.

WICHTIGE FRAGEN DES HOMÖOPATHISCHEN ARZTES

Das sind die Hauptfragen des Arztes, wenn ihm ein krankes Kind vorgestellt wird:

- Wie lange hält der veränderte (kranke, gestörte) Zustand schon an?
- Welche Symptome zeigt das Kind?
    - Hat das Kind Fieber, wie hoch, wie lang schon?
    - Klagt das Kind über Schmerzen oder zeigt es durch sein Verhalten, dass es Schmerzen hat?
    - Klagt es über andere Dinge?

- Wie geht es dem Kind dabei? Was hat sich im Vergleich zum gesunden Zustand geändert?
- Gab es eventuell einen Auslöser?
- Was haben die Eltern schon selbst gemacht oder versucht?
- Gibt es etwas, das den Gesamtzustand oder die einzelnen Symptome verändert oder bessert oder verschlechtert?

Wenn das Kind schon einige Tage krank ist oder es sich eher um eine chronische Erkrankung handelt, werden zusätzlich folgende Informationen benötigt:

- Wie ist der Appetit und der Durst des Kindes?
- Wie schläft es?
- Bewegt es sich wie sonst, ist es unruhig oder nimmt es sich zurück?
- Wie ist seine Stimmung, seine Laune?

Dazu kommen noch die auf die jeweilige Krankheit bezogenen Symptome oder Verhaltensweisen.

Wer mit Kindern zu tun hat, muss sich auf stetige Veränderung einstellen und versuchen, mit ihrer Entwicklung Schritt halten. Nichts bleibt, wie es ist. Das ist das einzige, was man sicher weiß. Und doch mag es manchmal tage-, wochen- oder monatelang den Anschein haben, als ob sich nichts verändere. Dasselbe gilt auch für Krankheiten. Egal wie akut, chronisch oder langwierig sie sein mögen, sie sind doch einer steten Veränderung durch die Lebenskräfte unterworfen. Es kommt darauf an, diese Veränderung, die sowieso stattfindet, günstig zu beeinflussen.

Und während man mit Kindern lebt, sie begleitet, sie erzieht und ihre Freuden und Leiden teilt, verändert sich auch der Erwachsene selbst. Denn auch wir sind in einer ständigen Entwicklung begriffen, auch wenn sie viel langsamer vor sich geht als bei den Kindern.

Dinge brauchen ihre Zeit, um zu reifen. Und dann kommt es oft relativ plötzlich zu einer Änderung. Während ein Vorgang innerlich reift, sieht man äußerlich noch keine oder wenig Veränderung. Alles scheint so zu bleiben wie es ist. Die wesentlichen Änderungen und Entwicklungen gehen innerlich vor sich, bevor sie äußerlich sichtbar werden und Resultate zeigen.

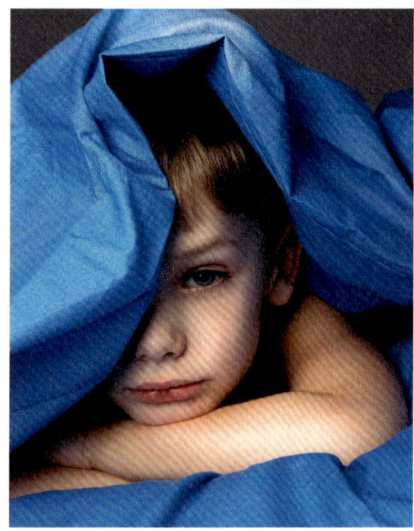

Genauso läuft die Entwicklung des Kindes in Etappen ab: Nach einer Zeit scheinbarer Ruhe folgt wieder ein großer Schritt nach vorn. Ganz ähnlich wie diese natürlichen Prozesse ist auch die Wirkungsweise homöopathischer Mittel zu verstehen, wenn sie bei chronischen Krankheiten eingesetzt werden. Durch ein homöopathisches Mittel wird ein neuer Anstoß gegeben. Aber wann sich eine entscheidende Änderung ergibt, ist eine Frage der Zeit und eines inneren Prozesses, der erst gereift sein muss, bevor er sichtbar wird.

Momentaufnahme:
Eine von vielen Entwicklungs-Etappen

BEZIEHUNG VON ALTER UND HOMÖOPATHISCHEM MITTEL

Vor allem die Ich-Entwicklung des Kindes bewirkt, dass es in verschiedenen Altersstufen zu bestimmten Verhaltensweisen und Gefühlsregungen neigt. Zum Beispiel haben kleine Kinder eine Trotzphase, oft abgelöst durch eine Phase von ängstlichem Verhalten (typische Kinderängste sind die Angst vor der Dunkelheit, die Angst beim Alleinsein, die Empfindlichkeit auf laute Geräusche sowie auf schreckliche Geschichten oder erschreckende Dinge wie Monster, Hexen, Ungeheuer, etc.). Andere Ängste wie Prüfungsangst oder Lampenfieber treten erst im Schulalter und auch dann erst bei größeren, entscheidenden Prüfungen (Schulabschluss, Abitur) auf. Auch somatisierte Ängste – also Ängste, die sich z.B. in Form von Bauchschmerzen oder Schwindel äußern – treten meist erst im Schulalter auf. Kummer kann zwar jedes Kind treffen, ist aber wahrscheinlicher in oder nach der Pubertät (Liebeskummer), ebenso wie Kopfschmerz durch zu große geistige Anstrengung (so genannter Schulkopfschmerz) erst in der Schule und zunehmend auch erst in höheren Klassen auftritt. Die Pubertät mit ihren biologischen und psychologischen Umstellungen, dem Eintritt der Menstruation und den dadurch anfallenden Beschwerden erfordert wieder andere Mittel als die so genannte Latenzphase (etwa 7.–10. Lebensjahr).

Daraus folgt, dass das homöopathische Mittel während der Entwicklung des Kindes durch verschiedene Altersstufen wechseln, dass es sozusagen „mitwachsen" muss. An den unterschiedlichen, meist alterstypischen Ängsten und Bewältigungsstrategien, die doch mitunter behandlungsbedürftig werden, kann man schon sehen, welche Mittel in welchen Altersabschnitten im Vordergrund stehen:

Zu jedem Mittel das passende Bild

Aconitum

Verhalten

Der Aconitum-Zustand wird überwiegend bei akuten Krankheiten deutlich und ist gekennzeichnet durch Angst vor dem Tod und Ruhelosigkeit. In der Regel ist das Kind akut erkrankt und reagiert als erstes mit Fieber. Es können auch Husten, Ohrenschmerz oder Halsweh dazukommen. Schon gleich am Anfang merkt das Kind, dass etwas mit ihm nicht stimmt. Sein Herz klopft, es spürt eine Art Tumult im Körper oder es tut ihm etwas weh, und das macht ihm Angst. Die Angst des Kindes kann auf die Mutter übergehen oder umgekehrt die Angst der Mutter auf das Kind.

Typisch ist für diesen speziellen Zustand, bei dem das Mittel Aconitum gut wirkt, dass beide – glücklicherweise meist in unangemessener Weise – glauben, dass es sich vielleicht um eine tödliche Krankheit handeln könnte, obwohl das selten so offen ausgesprochen wird. Man spürt die große Angst, auch wenn es sich nur um ein normales Fieber oder um eine Erkältung mit Hals-, Ohren- oder Gliederschmerzen handelt. Das Kind mag vielleicht zu Hause seiner Mutter die ängstliche Frage stellen: *„Mama, muss ich jetzt sterben?"*

Am besten ist es natürlich, wenn die Mutter ihr Kind beruhigen kann. Dann lässt die Angst bald nach. Aber wenn die Mutter selbst die gleiche Angst hat, dann addieren und potenzieren sich die Ängste beider gegenseitig, und die Situation kann nicht mehr realistisch beurteilt werden.

Es bleibt die Frage, wie es dazu kommen kann, dass die Angst plötzlich so stark ist, dass sie alles überschattet. Sie ist wie eine riesige Welle, die alle vernünftigen Gedanken unter sich begräbt. Schreck und Angst stehen dem Kind und oft auch der Mutter ins Gesicht geschrieben. Sie sind wie in einem Ausnahmezustand, voller Panik. Es braucht nicht viel, um diesen Zustand hervorzurufen. Ein Fieber, ein harmloser Sturz – schon gerät die scheinbar sichere Welt ins Wanken.

Solche Ängste sind oft Folge eines früheren Ereignisses, eines Unfalls oder eines plötzlichen, schweren Verlusts. Sie sind eine Folge von Schreck mit Todesangst, auch wenn dieses Ereignis schon lange zurückliegt. Wer von diesem Zustand erfasst wird, kann sich kaum dagegen wehren. Es ist, als ob ein altes Programm immer wieder abläuft.

Gefühle

Die Angst wird als qualvoll erlebt. Diese Qual kann das Kind nur durch große Unruhe ausdrücken. Die Angst tritt durch jede Art von Schmerz, Fieber oder Luftnot (bei Pseudokrupp oder Asthma) auf, kann aber auch durch eine Umgebung, die dem Kind zu eng erscheint, ausgelöst werden (z.B. in einer Menschenmenge). Aus solchen Situationen möchte das Kind am liebsten flüchten – und das tut es dann auch, wenn es kann. Die Unruhe ist durch die Angst bedingt, es handelt sich nicht um eine Unruhe, die ständig oder überwiegend vorhanden ist. Sie tritt eher in Anfällen auf, ausgelöst durch Schmerz, laute Geräusche, beengte Situationen. Dann kommt die Angst, und mit ihr kommt die Unruhe.

Das Kind ist überempfindlich auf Schmerz und auf Geräusche. Dadurch folgen Erregung, Angst und Unruhe. Es kann stöhnen, seufzen oder schreien (bei Fieber), befürchtet schnell das Schlimmste und ist ganz außer sich.

Essen und Trinken

Während des Fiebers kann das Kind nach kalten Getränken, insbesondere nach Wasser, verlangen oder nur Kaltes essen wollen, z. B. Eiscreme.

Schlaf

Ebenfalls während des Fiebers beobachtet man ein Aufschrecken des Kindes aus dem Schlaf, aber auch ein Verlassen des Betts (Aufspringen aus dem Bett). Mit und ohne Fieber kann das Kind zum Schlafwandeln neigen. Schlaflosigkeit oder Schlafstörungen nach Schreck sind eins der wichtigsten Einsatzgebiete für Aconitum im Kindesalter. Der Schlaf ist ruhelos, mit ständigem Umherwälzen. Umgekehrt kann die Ruhelosigkeit auch die Schlafstörung verursachen.

Umwelteinflüsse

Das klassische Aconitum-Wetter – gemeint ist das Wetter, bei dem das Kind einen Fieberzustand entwickeln kann, für das Aconitum das Heilmittel ist – ist das kalte, trockenes, kontinentale Winterwetter. Wenn das empfindliche Kind bei klarem Frostwetter einige Stunden draußen gespielt hat, entwickelt es abends plötzlich ein hohes Fieber mit Unruhe, Durst, eventuell Kopf-, Hals- oder Ohrenschmerzen. Mal ist das Gesicht rot, dann wieder blass. Beobachten Sie Ihr Kind, wie es sich beim Fieber verhält, bevor Sie das Fieber mit einem Fiebersaft bekämpfen (der nicht immer nötig ist): Das Kind, das Aconitum braucht, ist ängstlich und ruhelos. Ein scharfer, kalter Wind im Herbst, Winter oder Frühjahr kann ebenfalls ein solches Fieber nach sich ziehen.

Auslösende Ereignisse

Nach dem Miterleben oder auch nur Ansehen eines schweren Unfalls – auch wenn gar keine körperliche Verletzung des Kindes vorliegt – bleibt ein riesiger Schreck zurück. Tauchen danach Beschwerden auf, wie z. B. Schlafstörungen, ist Aconitum das erste Mittel, an das man denken muss. Es kann aber auch ein Ereignis sein, das die Erwachsenen gar nicht erschreckend finden, sondern eher unterhaltsam, wie z. B. das Feuerwerk in der Silvesternacht, das dem Kind einen solchen Schreck einjagt. Sollte das Kind allein in seinem Bett entgegen der Erwartung der Eltern aufgewacht sein, kann es sich durch den ungewohnten Krach sehr erschrecken. So kommt es bei empfindlichen Kindern zu Todesangst, die, wenn sie auch noch so kurz ist, einen Aconitum-Zustand auslösen kann.

167

Typische Erkrankungen

Bei kleinen Kindern (Vorschulalter) ist das plötzlich einsetzende, schnell in die Höhe kletternde Fieber sehr typisch für den Aconitum-Zustand. Oft ist das Fieber zunächst das einzige Symptom der Erkrankung. Später kann auch noch Ohrenschmerz, Kopf- und Gliederschmerz und vor allem ein trockener Husten dazukommen. Eltern, die schon einmal einen Pseudokrupp-Anfall bei einem ihrer Kinder erlebt haben, wissen, dass sich aus diesem kurzen, anstoßenden Husten nachts ein Pseudokrupp entwickeln kann mit geräuschvollem Einziehen der Luft, Husten und eventuell auch Luftnot. Aconitum ist eines der wichtigsten Krupp-Mittel der Homöopathie. Es kann bei den entsprechenden Vorzeichen bereits abends gegeben werden, bevor der eigentliche Kruppanfall beginnt und kann den Anfall abmildern oder verhindern. Entscheidend für die richtige Wahl von Aconitum sind die Begleitsymptome: Unruhe und Angst – ein unruhiger Körper und ein ängstliches Gesicht.

Die Schlafstörung des Kleinkindes nach einem Schreckerlebnis ist ebenfalls eine typische Situation für den Einsatz des Mittels.

Besondere Erkennungszeichen

• Angst und Unruhe im Anfangsstadium fast jeder Erkrankung
• Erkrankung beginnt akut
• Unberechtigte Angst vor dem Tod durch die Schmerzen oder das Fieber
• Unberechtigte Angst vor dem Tod bei harmlosen Erkrankungen
• Überempfindlich gegen Schmerz und Geräusche
• Die Störung ist aufgetreten nach einem großen Schreck.
• Gesichtsfarbe wechselt von rot zu blass und umgekehrt.

BELLADONNA

Obwohl Belladonna überwiegend für Akutzustände, vor allem bei Fieber, verschrieben wird, kann es auch für Monate oder sogar Jahre das Heilmittel für einen chronischen Zustand sein, den man nicht immer leicht erkennt. Betroffen sind davon in erster Linie Kleinkinder im Trotzalter.

Verhalten

Das Belladonna-Kleinkind neigt zu heftigen Wutausbrüchen, „ohne Rücksicht auf Verluste". Scheinbar aus dem Nichts heraus, ausgelöst durch eine winzige, alltägliche Kleinigkeit, wirft es sich auf den Boden und kann sich dabei sogar verletzen. Es schlägt seinen Kopf gegen den harten Boden, dass es den Eltern Angst und Bange wird. Es strampelt, zappelt, tritt, haut, spuckt und beißt um sich. Vor lauter Wut reißt oder zieht es an seiner Kleidung – und man fühlt sich an Rumpelstilzchen erinnert, dass sich vor Wut ein Bein ausgerissen haben soll. Das Kind hat im Wutanfall einen roten Kopf. Es kann sich so sehr in seine Wut hineinsteigern, dass es den Atem anhält und in Ohnmacht fällt.

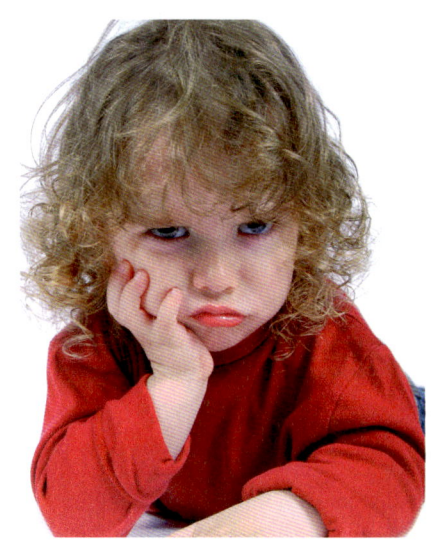

Zwischendurch ist es wieder ein liebes, charmantes Kind – es ist keinesfalls überwiegend schlecht gelaunt oder nörgelig. Die Wutan- fälle sind vergleichbar mit einem Sommergewitter: plötzlich, heftig, aber schnell vorbei. Und danach scheint wieder die Sonne: Das Kind

Belladonna-Kleinkind:
Die große Wut ist schnell verraucht

ist zufrieden, lacht und nimmt sein Spiel wieder auf. Wenn man dieses Kind in seiner guten Phase sieht, kann man sich gar nicht vorstellen, wie es ausrasten kann.

Die Kinder machen häufig einen vollblütigen, lebendigen und lebensfrohen Eindruck. Sie sind willensstark und können als Kleinkinder schon die ganze Familie „im Griff" haben. Aber man kann ihnen nicht böse sein.

Oft haben sie ein „lautes Organ", man hört sie schon von weitem aus Gruppen heraus und sie neigen dazu, Krach zu machen. Um ihr überdrehtes Nervensys- tem zur Ruhe zu bringen, ist es ratsam, sie in ein ruhiges, dämmriges Zimmer zu bringen, denn sie reagieren empfindlich auf Licht und Geräusche und ihre Sinne sind übermäßig geschärft. Deshalb können sie bei lauten, wilden Spielen leicht überdrehen, die Folge ist ein Wutanfall. Sie brauchen eine Ruhe- oder Auszeit, die sie aber nicht einfordern – man muss sie ihnen verordnen.

Gefühle

Obwohl man das Kind nicht generell als ängstlich bezeichnen kann, gibt es doch eine auffällige, große Angst, nämlich die Angst vor Hunden oder auch Tieren ganz allgemein. Im Fieber kann das Kind sich einbilden, Tiere zu sehen, die ihm Angst machen. Es kann sogar im Zimmer herumschauen, in die leere Luft zeigen und einen verwirrten Eindruck machen. Wichtiger aber sind seine schon beschriebenen Tobsuchtsanfälle.

Essen und Trinken

Der Appetit ist beim gesunden Kind, das gerade kein Fieber oder keinen Infekt hat, unauffällig. Im Fieber kann das Kind Durst auf kühle, gesüßte Getränke haben, wie Saftschorle oder Limo. Es kann eine Scheu vor Wasser haben, obwohl es Durst hat.

Schlaf

Im Fieber kann das Kind im Schlaf zittern oder beben. Beim Einschlafen geht manchmal ein Ruck durch das Kind, dass das Bett wackelt, dabei kann es von dem Rucken auch aufwachen. Vor allem nach dem Mittagsschlaf erwacht das kranke Kind mit hohem Fieber und glühend rotem Kopf. Der Schlaf des Belladonna-Kindes ist sehr ruhelos, es wälzt sich hin und her und zerwühlt das ganze Bett. Das Kind hat viele lebhafte Träume, es kann sich auch ein bestimmter Traum wiederholen, in dem es zum Beispiel in einen Abgrund fällt.

Umwelteinflüsse

Vor allem am Kopf kann das Kind keine Kälte vertragen, nach dem Haareschneiden oder -waschen kann es sich leicht erkälten oder Kopfschmerzen bekommen. Am schlimmsten ist die Kombination von nassen Haaren und Autofahren mit offenem Fenster. Hier kann sich das Belladonna-Kind am leichtesten erkälten. Wenn es dann krank ist und Fieber hat, mag es weder Licht noch Lärm, es braucht seine Ruhe. Dasselbe gilt für das überdrehte, gereizte Kind. Im Sommer ist es empfindlich gegen pralle Sonne. Durch zuviel Sonne kann jedes Kind in einen Belladonna-Zustand geraten (Sonnenstich oder Sonnenbrand). Beim Sonnenstich stehen die pulsierenden Kopfschmerzen, der rote Kopf, die Unruhe und Überempfindlichkeit der Sinne im Vordergrund, beim Sonnenbrand die gerötete, brennende Haut, das innere Hitzegefühl und ein unruhiger Schlaf.

Typische Erkrankungen

Das Kind kann durch zuviel Sonneneinstrahlung Kopfschmerzen bekommen, die sich bei jedem Schritt durch die Erschütterung verschlimmern. Die „Kopfgrippe" ist der häufige Beginn einer Erkältung, meist mit Fieber. Das Kind spürt den Herzschlag im Kopf und hat ein rotes Gesicht. Das Fieber entwickelt sich schnell und steigt hoch, dabei neigt das sonst vor Hitze glühende Kind aber zu kalten Füßen und Händen.

Das Kleinkind neigt zu übermäßig starken Trotzanfällen mit Hinwerfen, manchmal Kopfanschlagen und Luftanhalten. In der Trotzphase kommt es zu chronischem Stuhleinhalten (→ Silicea).

Auslösende Ereignisse

Hier sind vor allem die Zugluft, das Haarewaschen oder -schneiden und ganz allgemein das Kaltwerden des Kopfes zu erwähnen. Aber auch die pralle Sonne kann Beschwerden auslösen.

Weiterhin kann alles, was die Gefühle des Kindes übermäßig erschüttert oder aufregt, beim Kind im Belladonna-Zustand Beschwerden auslösen. Ob das ein großer Schreck durch das Miterleben eines Unfalls, eine Angst oder ein Kummer ist – das Kind kann als Folge dieses Ereignisses Fieber bekommen, das nur einen Tag oder nur einige Stunden anhält. Dann ist es wieder vorbei. Auch ein Tobsuchtsanfall kann ein kurzes Fieber nach sich ziehen. Das Belladonna-Kleinkind reagiert auf aufwühlende Ereignisse mit einem meist kurzen und deswegen harmlosen Fieber.

Besondere Erkennungszeichen

• Dunkelroter Kopf beim Schreien
• Kleinkinder beißen sehr viel oder heftig.
• Kurze Anfälle von hohem Fieber nach Aufregung, fiebert leicht.
• Bei hohem Fieber delirant: Sieht Dinge, die nicht da sind.
• Starkes Trotzen in Anfällen, dann wieder „Zucker"
• Furcht vor Hunden
• Neigung, Krach zu machen
• Spielt gern Hund, Löwe, Tiger: Knurrt, bellt, beißt.

Stärken

- Lebhaft
- Willensstark
- Gut gelaunt (außerhalb der Wutanfälle)
- Kann Infekte nur mit Fieber überstehen, sonst kaum Symptome

Schwächen

- Hat seine Wutanfälle überhaupt nicht unter Kontrolle.
- Kann gewalttätig werden in der Wut: Raserei, Tobsucht.
- Geschärfte Sinne führen zu Überempfindlichkeit: Geräusche, Licht.
- Dreht bei Spielkämpfchen zu sehr auf, verliert die Kontrolle.

CALCIUM CARBONICUM (auch: Calcarea carbonica)

Calcium carbonicum ist eins der häufigsten erfolgreich eingesetzten Mittel für Kinder und Jugendliche durch alle Altersstufen, besonders aber im Säuglings- und Kleinkindalter. Sehr viele Kleinkinder profitieren von Calcium, brauchen aber als Schulkind oder als Jugendlicher ein anderes Mittel. Das hat mit den speziellen Ansprüchen zu tun, die diese frühe Lebensphase an Kinder stellt: Wachsen, lernen, sich entwickeln, immer wieder Neues aufnehmen und sich neuen Situationen stellen. Jeder Monat bringt im ersten Lebensjahr viele neue Errungenschaften mit sich. Später ist es jedes Lebensjahr, in dem die erworbenen Fähigkeiten ausgeweitet und perfektioniert werden und wiederum neue hinzukommen.

Einige Kinder fühlen sich dadurch überfordert. Sie merken, dass sie nicht so schnell vorankommen und dass ihnen vor allem neue Situationen Schwierigkeiten bereiten. Sie wollen ihre eigene Zeit bestimmen, in der sie etwas lernen oder ein neues Ziel angehen. Und das liegt daran, dass sie meistens etwas länger als die anderen Kinder brauchen. Aber sie erreichen alles, nur eben etwas langsamer, in ihrer eigenen Zeit.

Genau deshalb – weil so viele neue Dinge zu lernen und zu bewältigen sind und auch das Wachstum in körperlicher Hinsicht viel schneller vorangeht als in den späteren Jahren – brauchen besonders viele Kinder bis zum Eintritt in die Schule und noch im ersten Schuljahr Calcium carbonicum.

Verhalten

Das Calcium-Kind muss öfter auf „stur" stellen, um sich vor zu vielen neuen Anforderungen zu schützen. An sich ist es ein gutmütiges, williges Kind, aber es geht ihm alles zu schnell. Und so bleibt es einfach sitzen und spielt weiter, wenn es gerufen wird – und tut so, als habe es nichts gehört. Es denkt sich: *„Ich spiele doch gerade so schön. Warum muss ich denn schon wieder etwas anderes machen? Lasst mich doch einfach in Ruhe."*

Da so etwas aber aufgrund des Tagesablaufs oft passiert – das Kind soll Essen kommen, soll ins Bett gehen, soll mit rauskommen, soll in den Kindergarten gehen – wird es ihm schließlich zuviel. Warum sieht denn niemand, dass es sich doch schon so sehr bemüht und schon sein Bestes gibt? Noch mehr Anforderungen erträgt es einfach nicht! Von den Eltern wird es als eigensinnig erlebt. Und wenn es nicht das begonnene Spiel zu Ende führen darf, wird es wütend, schreit, strampelt und wehrt sich. Sobald man es wieder „das Alte" machen lässt, beruhigt es sich.

Weil die Eltern nun aber auf dem geregelten, durchorganisierten Tagesanlauf bestehen, wird das Calcium-Kind immer eigensinniger und sturer. Je mehr es genötigt wird, umso sturer wird es. Nur durch körperliches Eingreifen kann man es noch vom Fleck bewegen: Man nimmt es hoch und trägt es weg. Dabei schreit und fuchtelt es um sich, selbst im Autositz weint und schreit es weiter und verlangt, man solle nach Hause zurückfahren, weil es noch weiter spielen will.

So wird das Calcium-Kind allmählich geradezu in seine Trotzhaltung getrieben. Je mehr Neues es aufnehmen soll, um so mehr macht es „dicht". Es weigert sich einfach, den nächsten anstehenden Entwicklungsschritt zu tun, bevor es sich nicht selbst dazu entschlossen hat.

Zu seiner relativen Langsamkeit kommt auch noch seine Angst, die es vor neuen Anforderungen und Situationen hat. Das Kind möchte das Rad zurück-

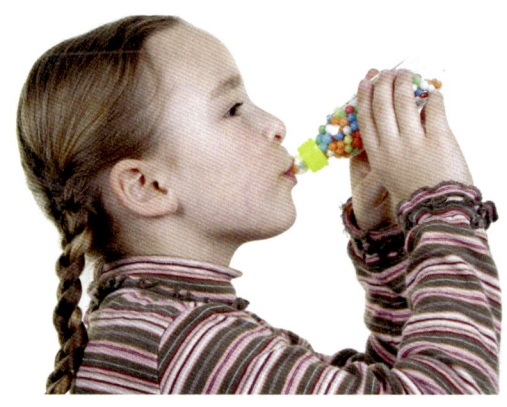

„Flaschenkind":
„Ich möchte nochmal Baby sein"

drehen, wieder kleiner sein, als es ist, und in einen früheren Lebensabschnitt zurückkehren, in dem es sich gut auskennt. So erleben die Eltern von Calcium-Kindern, dass ihr eigentlich schon großes Kind, das jetzt in die Schule soll, plötzlich wieder nach seiner Milchnuckelflasche verlangt. Dabei hatte es sowieso schon lange genug gedauert, bevor es bereit war, seine Flasche abzugeben. Kinder, die bis weit ins Kindergartenalter hinein regelmäßig ihre Milchflasche nuckeln wollen, sind häufig in einem Calcium-Zustand.

So geht es mit fast allen Dingen. Das Kind könnte schon laufen, weigert sich aber, die ersten freien Schritte zu tun. Es könnte schon sprechen – aber nein: Es will noch nicht, es probiert das gar nicht erst. Wenn es dann spricht, kann es oft hartnäckig an der falschen Aussprache bestimmter Worte festhalten, die es eigentlich schon sehr wohl richtig sprechen kann. Es kann seinen Stuhlgang schon gut kontrollieren und braucht auch keine Windel mehr. Es will aber nicht aufs Klo, sondern verlangt seine Windel, um sein großes Geschäft hinein zu machen.

Es hält an seinen alten Gewohnheiten fest und benutzt bestimmte, aus der vorherigen Entwicklungsphase herrührende Verhaltensweisen wie einen magischen Zauber, um seine Kindheit „festzuhalten". Es denkt sich: *„Wenn ich jetzt dies oder jenes Wort richtig ausspreche, dann bin ich groß, dann kommen sie wieder und verlangen etwas Neues von mir – und ich bin noch nicht bereit..."*

Der Trick ist: Man muss einen Augenblick locker lassen können, dann kommt das Calcium-Kind von selbst. Es hat dann seine Entscheidung getroffen – und schon läuft alles wie am Schnürchen. Das ist ein Konflikt zwischen Eltern und Kind, der auch etwas mit seiner Entwicklung zur Selbständigkeit zu tun hat. Ab einem bestimmten Punkt möchte es nicht mehr gern „müssen", sondern selbst entscheiden, wann es will. Dass das im Alltag leider nicht immer geht, ist klar.

Selbst entscheiden

Der neunjährige **Tom** *hat sein Zimmer nicht aufgeräumt, obwohl seine Mutter ihn schon gestern darum gebeten hatte. Jetzt kommt sie ins Zimmer und ärgert sich über die Unordnung und darüber, dass er nicht auf sie gehört hat. Sie fordert ihn erneut auf, sein Zimmer aufzuräumen. Darauf Tom: „Mist, jetzt hast du es schon wieder gesagt. Ich wollte es doch gerade aufräumen. Aber jetzt kann ich es wieder nicht machen, weil du es gesagt hast!" Die Mutter: „Ja, und warum kannst du es dann nicht machen?" Tom: „Weil ich selbst entscheiden will, wann ich es aufräume!"*

Gefühle

Das Calcium-Kind hat viele Ängste. Es möchte zu Hause im schützenden Nest bleiben, nicht hinaus in die Welt. Deshalb will es erstmal nicht in den Kindergarten gehen – es ist doch viel schöner zu Hause. Aber es ist auch ein „Gewohnheitstier" – hat es erstmal seine Scheu überwunden, wird es keine Probleme mehr haben. Ähnlich ist es dann mit der Einschulung. Natürlich weiß das Kind schon viele Monate im Voraus, dass es jetzt in die Schule gehen wird und dass es kein Entrinnen gibt. Deshalb versucht es meist gar nicht erst – wie im Kindergartenalter – sich zu wehren. Stattdessen entwickelt es verschiedene Ängste und Verhaltensweisen, die eigentlich in ein jüngeres Alter gehören: Es kann kurz vor oder nach der Einschulung wieder anfangen, nachts ins Bett zu machen. Oder es beginnt am Daumen zu lutschen, obwohl es das schon aufgegeben hatte, und möchte wieder seine Milchflasche nuckeln. Die Rückkehr zu alten Gewohnheiten vermittelt ihm Sicherheit in einer Welt, die ständig Neues von ihm verlangt – mehr als es bereit ist, zu tun. Das Kind ist auch eigenwillig genug, um an solchen, regressiven Ritualen – wider besseres Wissen und allen Aufforderungen und Hänseleien zum Trotz – festzuhalten. Sobald es sich an die neue Situation gewöhnt hat und mehr Sicherheit gewonnnen hat, entscheidet es sich meistens selbst, seine alte Gewohnheit wieder aufzugeben.

Halten wir also fest: Solange das Kind ängstlich und unsicher ist, widersteht es allen erzieherischen Maßnahmen – jedenfalls sieht das von außen betrachtet so aus. Tief in ihm drin bewegt sich natürlich viel, aber nach außen zeigt es einen Panzer der Unerschütterlichkeit wie eine Schildkröte. Sobald der innere Verarbeitungsprozess abgeschlossen ist – scheinbar ohne weiteren Druck von außen – kann das Kind dann wie selbstverständlich seine Gewohnheit, sein kleinkindliches Ritual, wieder ablegen.

Calcium-Kinder möchten keine Mär-

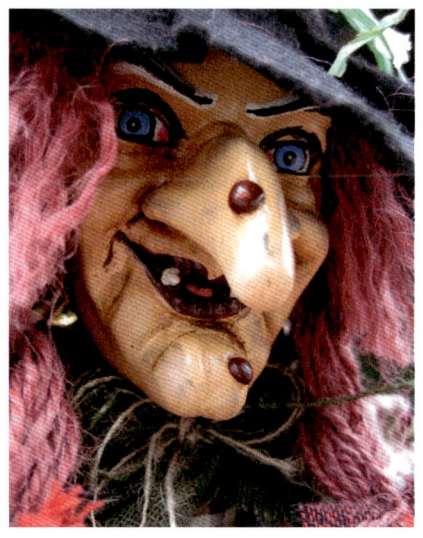

Schreckensgestalten:
Unerträglich für Calcium-Kinder

chen oder Geschichten anhören, die von Hexen und bösen Zauberern handeln oder in denen Schreckliches passiert. Das macht ihnen so große Angst, dass sie sich die Ohren zuhalten und schreien. Auch eine Verfremdung menschlicher Gestalten – Menschen mit Masken oder in Verkleidungen z. B. – können sie nicht ertragen. Sehen sie in der Vorweihnachtszeit einen Nikolaus auf der Straße, ziehen sie weinend an Mamas Mantel und wollen schnell wieder weg. In der folgenden Nacht können sie sogar Albträume davon bekommen. Auch Menschen in Bärenkostümen oder andere, lebendig gewordene Phantasiegestalten aus der Comic- oder Märchenwelt sind ihnen ein Graus.

Essen und Trinken

In manchen Büchern kann man lesen, das Calcium-Kind neige zum Dickwerden. Das kann schon mal richtig sein, man kann es aber keinesfalls verallgemeinern. Mit dem Essen kann dieses Kind manchmal „schwierig" sein. Auch hier zeigt sich sein Eigensinn und sein unbeirrbares Festhalten an den Dingen, die es kennt. Das Kleinkind möchte vor allem das essen und trinken, was ein Baby bekommt: Milch und Brei. Es hat eine Vorliebe für süße Speisen, Mehlspeisen und Milch. Das ältere Calcium-Kind mag auch gern Pfannkuchen, Milchreis, Pudding, Hefeklöße mit süßer Sauce oder Nudeln pur. Vor allem weich soll es sein, es möchte nicht kauen müssen. Eine sehr ärgerliche Angewohnheit ist, dass es mit großer Hartnäckigkeit alles aus den Speisen herausfischt, was ihm nicht essbar erscheint, z. B. die Fruchtstückchen aus dem Joghurt. Das Kind bevorzugt „Trennkost": Nudeln ohne Sauce, Kartoffeln ohne Gemüse, Sauce ohne Fleisch, ohne Kartoffeln, usw. Es kann mitunter eine ausgesprochene Vorliebe für gekochte Eier entwickeln.

Das Calcium-Kind trinkt meist gern Milch oder Kakao. Bei Obst und Gemüse kann es streiken – es sei denn, die Sache ist püriert oder ganz roh, in Stückchen essfertig vorbereitet.

Schlaf

Wird das Calcium-Kind von Anfang an in sein eigenes Bettchen gelegt, macht das im Allgemeinen keine Probleme. Es möchte dann aber keinen Wechsel des Betts. Reisen oder eine andere Umgebung reißen es schnell aus seinem gewohnten Rhythmus. Weil das bei vielen – wohl den meisten – Babys und Kleinkindern so ist, hat das Heilmittel Calcium einen Schwerpunkt bei der Behandlung in dieser Altersgruppe.

Das heißt allerdings nicht, dass jedes Kleinkind Calcium carbonicum braucht. Es gibt auch kleine Kinder, die sich rasch an einen Umgebungswechsel gewöhnen und sogar recht gern reisen. Außerdem darf man nicht erwarten, dass diese Art Anpassungsschwierigkeiten mit dem Mittel Calcium carbonicum verschwindet. Nur dann, wenn das Calcium-Kind nach einem erfolgten Umzug, Schulwechsel oder ähnlichem ungebührlich lange unter Anpassungsschwierigkeiten leidet – die nicht primär durch Heimweh oder den Verlust bedeutender Bezugspersonen bedingt sind – kann Calcium carbonicum eine Hilfe anbieten. Das Calcium-Kind wird nie wirklich gern reisen, auch nicht als Jugendlicher oder Erwachsener – am schönsten ist es zu Hause, das ist sein Motto.

Ist das Kind schon früh daran gewöhnt worden, bei den Eltern im Zimmer oder im Bett zu schlafen, wird es wahrscheinlich auch diese Gewohnheit nur ungern aufgeben. In kleinen Schritten kann es langsam umgewöhnt werden, z. B. indem es zuerst auf einer Matratze (oder in einem Kinderbettchen) in der Nähe der Eltern schläft, dann die Matratze allmählich immer weiter entfernt wird, die Zimmertüren offen bleiben, nicht gleich das Stockwerk gewechselt werden muss und so der Wechsel ins eigene Zimmer oder zum eigenen Schlafplatz allmählich erfolgt.

Durch das Vorlesen von Märchen, in denen Kindern Schlimmes zustößt – auch wenn es am Ende noch gut ausgeht – kann das Kind Albträume entwickeln. Dasselbe gilt für das Anschauen von Filmen oder Fernsehsendungen ähnlichen Inhalts.

Umwelteinflüsse

Calcium-Kinder sind verfroren – und dennoch schwitzen sie schnell. Das mag zunächst widersprüchlich klingen, ist aber bei näherer Betrachtung gerade das Charakteristische. Denn Calcium-Kinder neigen zu Schweißbildung als Zeichen einer vegetativen Umstellung, nicht als Zeichen von Wärme. Sie schwitzen hauptsächlich bei körperlicher Anstrengung und im ersten Schlaf (auch Mittagsschlaf), und sie schwitzen ganz überwiegend am Kopf.

Kälte ist dem Calcium-Kind allerdings meist unangenehm, es friert schnell und mag weder kaltes noch nasskaltes Wetter. Bis weit in den Frühling hinein trägt es gern seine Mütze, später eine Kappe oder eine Kapuze. Die Kopfbedeckung scheint bei ihm wie angewachsen, denn es zieht die Kappe auch drinnen nicht aus. Es mag dabei eine Rolle spielen, dass Calcium-Kinder sich gern unter der Kapuze oder Schirmmütze verstecken oder sich unter der Kopfbedeckung geschützt, eben „behütet" fühlen. Sie haben auch die merkwürdige Angewohnheit, im Bett die Decke bis über den Kopf zu ziehen, obwohl sie darunter schwitzen. Fragt man, warum sie das tun, antworten sie, dass sie sich sicherer fühlen ganz unter der Decke.

Calcium-Kinder erkälten sich leicht, vor allem durch Nasswerden. Manche Mütter wissen ihr Leid darüber zu klagen, dass sie mit ihrem „Calcium-Nachwuchs" nie ins Schwimmbad gehen können, weil ihr Kind jedes Mal danach krank wird.

Entwicklung

Calcium-Kinder sind im körperlichen Bereich Spätentwickler. Sie lernen oft spät laufen – jenseits des 18. Lebensmonats. Sie drehen sich als Baby erst verhältnismäßig spät und überspringen häufig das Krabbeln gänzlich. Das heißt nicht, dass sie später unsportlich sein werden. Tatsache ist aber, dass sie sich aus einer gewissen Trägheit heraus nicht so schnell oder so gern bewegen wie andere. Vor allem laufen sie nicht gern zu Fuß bergauf. „Ich kann nicht mehr" hört man sie schnell hinter sich stöhnen, dabei haben sie schon die Schweißperlen auf der Stirn. Nimmt man auf ihre Leistungsfähigkeit Rücksicht und macht die Wandertouren nicht zu lang, aber doch allmählich immer etwas länger, können sie sich sogar an das Wandern und Bergsteigen gewöhnen – mit dem Ergebnis, dass sie später als Erwachsene davon profitieren können. Sie müssen allerdings als Kinder immer wieder zu regelmäßiger körperlicher Betätigung, am besten innerhalb der ganzen Familie, angeleitet werden. Denn das Calcium-Kind ist ein Familienmensch und bereit, im Kreis der Familie seine Trägheit zu überwinden.

Ähnlich spät sind diese Kinder mit der Zahnung. Wie bei Silicea-Kindern erscheint der erste Zahn manchmal erst nach dem ersten Geburtstag – oder der gesamte Vorgang der Zahnung dauert für jeden Zahn viele Wochen und sogar noch länger. Die Zahnung ist ein langwieriges, schwieriges Kapitel im Leben des Säuglings oder Kleinkindes – ein Abschnitt, in dem das Kind auch sehr anfällig für Krankheiten ist. Einfacher Schnupfen, aber auch Bronchitis, Durchfälle und sogar Hautausschläge kommen während der Zahnungsphase gehäuft vor. Eine Dosis Calcium carbonicum C 200 kann die Zahnung wesentlich erleichtern und das Kind auch für die nächsten Wochen gesund halten, muss aber nach ca. 6-8 Wochen wiederholt werden, um die Entwicklung zu fördern und die Anfälligkeit für Infekte abzumildern.

Auslösende Ereignisse

Als Baby leiden Calcium-Kinder meist unter der Zahnung, die allerlei Beschwerden auslösen kann.

Im Kleinkindalter ist es oft Nässe (Nasswerden draußen oder im Schwimmbad) und auch Kälte, die seine Beschwerden im körperlichen Bereich (meist Erkältungen) hervorrufen. Jede neue Herausforderung – wie z. B. der Eintritt in den Kindergarten und später in die Schule – bringt Unsicherheiten und Ängste mit sich, die das Kind aber nicht offen zur Schau stellt. Stattdessen entwickelt es besondere, hartnäckigen Gewohnheiten, an denen es sich festhält.

Schulkinder können durch die Anstrengung beim Lernen Kopfschmerzen bekommen. Sie entwickeln außerdem Angst vor Prüfungen und können mit Lernstress ganz allgemein nicht gut umgehen. Es entwickeln sich verschiedene nervöse Symptome. Meistens gelingt es dem Calcium-Kind aber, einfach abzuschalten, bevor es sich zu sehr in Stress begibt. Das Kind hat weder den Ehrgeiz noch das Pflichtgefühl, sich dem Lernstress zu sehr auszusetzen – und wenn es gezwungen wird, reagiert es mit Kopfschmerzen. Auch hier sei noch einmal daran erinnert: Als Erwachsener sind sie gute, verlässliche Arbeiter, Angestellte oder Chefs. Aber sie brauchen länger als andere, um diese Fähigkeiten auszubilden, und werden auch als Jugendliche später erwachsen.

Besondere Erkennungszeichen

Hier eine kleine Sammlung der wichtigsten Erkennungszeichen und der typischen Symptome des Kindes im Calcium-Zustand (ein Kind, das Calcium derzeit als Heilmittel benötigt):

• Späte körperliche Entwicklung: spätes Laufen, späte oder langsame Zahnung
• Schweißneigung am Kopf im Schlaf oder bei Anstrengung
• Friert aber schnell und trägt gern eine Mütze.
• Erkältungsneigung nach Nasswerden
• Mag nicht gern bergauf oder die Treppen hochlaufen.
• Mag gern Eier, Milch und süße Mehlspeisen (Pudding, Milchreis, Pfannkuchen).
• Sperrt sich gegen alles Neue, wirkt deswegen eigensinnig.
• Lernt nicht so schnell, braucht für alles seine Zeit, bewältigt aber alles in seiner Zeit.

CARCINOSINUM

Verhalten

Das Carcinosinum-Kind hat ein zu schwaches Selbstwertgefühl, es nimmt sein eigenes Ich zu wenig wahr und lebt mit seinen Gedanken mehr in den anderen als in sich selbst. Ständig sieht es den anderen, seinen Mitmenschen, und dessen Wollen und Fühlen ist der Maßstab aller Dinge. Geht es dem anderen schlecht, nimmt das Kind das sofort wahr – und schon geht es ihm auch schlecht. Natürlich fragt es sich, ob es irgendetwas tun könnte, damit es dem anderen besser geht, oder vielleicht etwas dazu beigetragen hat, dass es dem anderen schlecht geht. Aus dieser inneren Haltung heraus entstehen einige wesentliche Merkmale des Kindes:

- Sein großes Mitgefühl für andere
- Sein hohes Pflichtbewusstsein
- Seine Gewissensangst
- Seine Abhängigkeit von den Gefühlen anderer
- Sein Drang, anderen zu helfen

Dieses Kind liest seinen Eltern jeden Wunsch von den Augen ab. Ein Blick oder eine kleine Geste genügt, um es zum Schweigen zu bringen, wenn es redet, oder zum Arbeiten anzuhalten, wenn es „Löcher in die Luft starrt". Schelte und laute Worte sind gar nicht nötig als Mittel zur Erziehung. Aber manche Mutter fragt sich im Stillen: *„Was habe ich nur gemacht, dass mein Kind so übermäßig brav ist und sich nie zur Wehr setzt? Wie kann ich ihm zu mehr Selbstvertrauen verhelfen?"* Andere Mütter beneiden sie um das gut erzogene und tüchtige Kind, aber sie selbst ist unzufrieden mit ihm. Das merkt das Kind, und strengt sich noch mehr an in seinem Bemühen, ihr zu gefallen – und sie kann es nicht honorieren, weil sie sich etwas anderes wünscht. Beide sind in einem Teufelskreis von Sehnsucht und Ablehnung gefangen.

Das Kind möchte anderen nützlich sein und selbst so wenig wie möglich Anlass zu Ärger geben. Es meint, wenn es dieses Verhalten perfektioniert, dann wird es mehr geliebt. Und die Liebe und das Wohlwollen der anderen ist ihm das Wichtigste. Aber sein Bemühen trifft bei anderen auf

- Ablehnung (es *„nervt"*)
- Ignorieren (*„Ist doch selbstverständlich"*)
- Ausnutzung, weil es nicht *„nein"* sagen kann

Das Kind identifiziert sich mit Schwächeren, z. B. mit Tieren. Es kann nicht ertragen, wenn Tieren etwas zuleide getan wird, wenn sie achtlos auf der Straße liegen gelassen werden, nachdem sie totgefahren wurden. Rettet es ein Tier, dann fühlt es sich selbst wieder lebendig. Ähnlich geht es, wenn anderen Ungerechtigkeit widerfährt oder andere angegriffen werden. Es schaltet sich unversehens ein und zeigt seine kämpferische Seite – für die anderen. Da scheut es sich nicht, Aufsehen zu erregen, da kann es einfordern, was es für sich selbst nicht fordern kann. Selbst ein Mittel gegen Kopfläuse möchte das Kind nicht anwenden, weil ihm die Läuse so leid tun.

Das Kind ist sehr leicht zu beeindrucken und empfindsam. Bei Tadel und Ermahnungen fängt es an zu weinen, obwohl es das gar nicht will. Manche Eltern regt dieses Verhalten auf, und sie missverstehen es als „hysterisch". Während ein wirklich hysterisches Kind aber in diesem Fall noch lauter weinen würde, schluckt das Carcinosinum-Kind lieber seine Tränen herunter und bemüht

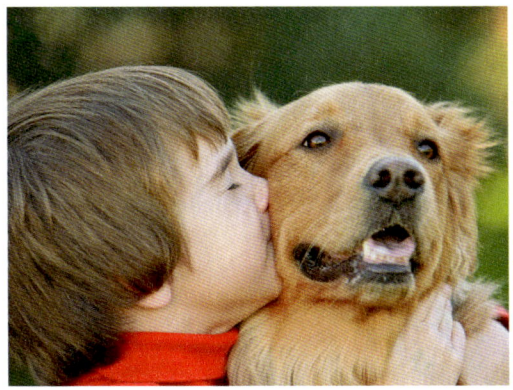

Tierliebe:
Identifikaion mit dem Schwächeren

sich, tapfer zu sein. Eine Provokation der anderen liegt ihm fern, und ungerechtes Verhalten sich selbst gegenüber kann es nicht wahrnehmen, geschweige denn sich wehren.

Gefühle

Ein wichtiges Gefühl zur Verteidigung der eigenen Interessen – die Aggression – fehlt diesem Kind. Ausnahme: Wenn es um das Wohl anderer geht. Eine Trotzphase gibt es nicht. Oder sie äußert sich auf verdeckte Weise – z. B. indem das Kind das Essen verweigert. Ärgerliche oder demütigende Handlungen anderer, die klar als solche zu erkennen sind, bemerkt das Carcinosinum-Kind lange Zeit nicht. Erst wenn es heftigen Mobbing-Situationen ausgesetzt ist, die Außenstehenden schon lange aufgefallen sind, fragt es sich schließlich, was es eigentlich falsch macht. Als Lösung fällt ihm aber nur wieder ein, sich noch angepasster zu verhalten, wodurch es seine missliche Lage wahrscheinlich noch verstärkt. Das hartnäckige Aushalten von unerträglichen Situationen grenzt schon beinahe an Masochismus.

Gibt man diesen Kindern eine Dosis Carcinosinum C 200, dann können sie „frech" werden oder anfangen, sich zu wehren. Sie verurteilen sich jedoch rasch wieder selbst – oder sie haben ein unendlich schlechtes Gewissen. Nur wenn man ihnen signalisiert, dass ihr neues Verhalten, das sie gerade ausprobieren, etwas ganz Normales und durchaus Erlaubtes ist, fallen sie nicht sofort in ihr altes Verhalten zurück und können auf einer sehr tiefen Ebene ihrer Entwicklung von der Arznei profitieren.

Durch das Verhalten anderer – gar nicht selten ist es sogar eines der älteren Geschwister – kann das Carcinosinum-Kind dauerhaft unglücklich sein und sogar krank werden. Es neigt zu Ticstörungen, Asthma, Depression und Schlafstörungen, wenn es innerhalb der Familie gegen dieses hausgemachte Mobbing zu wenig Rückhalt erfährt. Weil das Kind seine Probleme nicht kundtut und sich weiter angepasst und unauffällig verhält, wird sein Leid häufig übersehen, da es ihm anscheinend „nichts ausmacht" oder die Situation in der Familie durch andere Faktoren belastet ist.

Ein Ausweg bietet sich durch gute Leistungen in der Schule, wodurch es sein Selbstwertgefühl aufpolstern kann. Das Kind arbeitet genau, ist fleißig und meistens auch intelligent und begabt. Dadurch zieht es sich den Neid anderer zu, wird als „Streber" belächelt oder gehänselt. Sobald es aber in seinen Fähigkeiten anerkannt und geschätzt wird, ist für dieses Kind der Weg frei, sogar außergewöhnliche Leistungen zu erbringen.

Nachts im Dunkeln allein in seinem Zimmer zu sein, macht ihm häufig Angst, und es sucht die Nähe seiner Eltern. Am liebsten liegt es bei ihnen im Bett, wobei es sich ganz nah an sie kuschelt, als ob es in sie hineinkrabbeln wollte. Wird ihm das nicht erlaubt, möchte es wenigstens, dass die Zimmertür sehr weit offen bleibt – wie weit genau, darum gibt es manche Diskussion. Licht allein reicht nicht aus, um dem Kind seine Ängste zu nehmen, es braucht einen Hör- oder Sichtkontakt mit den Eltern. Außerdem hat das Kind Höhenangst, und zwar schon als Baby – es mag nicht in die Höhe gehalten werden oder mit seiner Mutter an einem Treppenabsatz stehen und hinunterschauen.

Essen und Trinken

Schokolade und alles, was diesen Geschmack enthält – wie Kakao, Schokoladenkuchen, -eis, -kekse und natürlich auch Nougat(creme) – sind für das Kind Nervennahrung, Trost und Belohnung zugleich. Es hat Lust auf Schokolade, aber genügend Skrupel, nicht alles auf einmal zu essen. Meist legt es sich einen kleinen Vorrat an, den es später dann wieder vergisst. Tiere aus Schokolade – wie z. B. Osterhasen – rührt das Kind nicht an, weil sie ihm leid tun, wenn sie gegessen würden. Aus demselben Grund kann es sich auch weigern, Fleisch zu essen.

Obst mag das Kind nicht gern essen, es wird sich aber anstandshalber dazu zwingen. Eier mag es gern, ebenso Milch sowie fette und scharf gewürzte Speisen und Cola. Das Kind neigt nicht zum Dickwerden, aber das Essen hat eine ganz besondere Bedeutung: Es spendet ihm Trost und Wärme. Das Kind kann aber auch dagegen trotzen, heimlich Verbotenes essen und sich weigern, zu essen oder nur gesunde Nahrungsmittel zu essen – kurzum: Es kann eine Menge sozialer Einstellungen und Impulse auf das Essen übertragen.

Schlaf

Die Wiege oder der Schaukelstuhl scheinen wie erfunden worden zu sein für das Carcinosinum-Kind. Das sanfte Hin und Her, am liebsten natürlich auf dem Arm der Mutter, des Vaters oder einer anderen lieben Person, wiegt das Kind in den Schlaf. Wiegen und Körperkontakt sind ideale Einschlafhilfen – das Problem ist nur, dass das Kind ohne diese Hilfe überhaupt nicht einschlafen kann. Wenn es nachts wach wird, schreit es, weil Wiegen und Körperkontakt fehlen und es allein nicht wieder einschlafen kann.

Als Baby oder Kleinkind ist es zu aufgedreht und erregt, als Schulkind hat es zu viele Gedanken im Kopf. *„Ich kann einfach nicht einschlafen..."* sagt das Kind oder der Teenager frustriert und ohne sich weiter darüber zu beklagen, so als sei das eine unverrückbare Tatsache seines Lebens *„...und ich träume nie."* Bekommt das Kind nun eine Gabe Carcinosinum C 200, dann kann es als erste Reaktion besser einschlafen, aber es hat für eine gewisse Zeit heftige Albträume. Diese Träume werden sich von selbst wieder legen. Sie sind ein Zeichen dafür, dass ein innerpsychischer „Verdauungsprozess" in Gang gesetzt wurde, der die Ursache der Schlafstörung, die Depression, heilen kann.

Umwelteinflüsse

Das Kind reagiert positiv auf Seeklima: Die Weite des Himmels, das Rauschen der Wellen, das Hin und Her der Brandung, das Salz in der Luft und das Spielen im warmen Sand – all das wirkt sich positiv aus und kann seine Körperfunktionen regenerieren. Es schläft besser, ist fröhlicher, unbeschwerter; und körperliche Krankheiten können verschwinden. Von den Bergen profitiert das Kind dagegen weniger, denn seine Höhenangst macht ihm zu schaffen, und das Wandern macht ihm keinen Spaß.

Auslösende Ereignisse

Dieses Kind leidet unter einer nur scheinbar heilen Familie, bei der aber die Gefühle verletzt wurden und keine gegenseitige Liebe mehr herrscht, viel eher als andere Kinder. Es spürt die Ungereimtheiten unter der Oberfläche und fühlt sich schlecht, obwohl nach außen alles in Ordnung zu sein scheint. Gegen ältere Geschwister, die es ärgern und ablehnen, kann es sich nicht zur Wehr setzen. Auslösend für seine Schlaflosigkeit oder sein Asthma ist also kein bestimmtes, scharf gegen den Alltag abgegrenztes Ereignis, sondern eher eine dauerhaft schwierige, peinigende Situation, die sich in vielen kleinen Begebenheiten des Alltags zeigt und aus Gewohnheit leicht übersehen wird.

Typische Erkrankungen

- Schlafstörungen
- Kindliche Depression, auch unter dem Bild des ADS
- Asthma
- Ticstörung
- Bettnässen
- Wiederholte Blasenentzündungen

Besondere Erkennungszeichen

- Erholt sich nicht nach Infektionskrankheiten.
- Hatte schon Pfeiffersches Drüsenfieber.
- Mehrere Krebsfälle in der Familie oder eine Krebserkrankung der Eltern
- Hellbraunes Muttermal (Milchkaffeefleck) auf der Haut
- Sehr dunkle, schwarze Leberflecke
- Brünette Kinder mit bläulichen Skleren

Stärken

- Intelligent (meistens, nicht immer)
- Gewissenhaft
- Mitfühlend, empathisch
- Möchte anderen nützlich sein.
- Liebevoll

Schwächen

- Kann nicht „*nein*" sagen
- Zu strenges Gewissen
- Überempfindlich und schnell beleidigt
- Kein Selbstbewusstsein, kein „Ich"

CHAMOMILLA

Verhalten

Ähnlich wie bei Belladonna oder Aconitum kann das Kleinkind während seiner Entwicklung, vor allem während der Trotzphase, in einen länger anhaltenden Chamomilla-Zustand geraten. Das liegt an den spezifischen Anforderungen, die dieses Alter an die Entwicklung eines Kindes stellt. Das Chamomilla-Kind ist entsetzt und entnervt von den ganz alltäglichen, unangenehmen Seiten des Lebens, vor allem vom Schmerz, den es ja auch hin und wieder aushalten muss und der schon beim ersten Zahndruchbruch die letzen Reserven gekostet hat. Es wehrt sich innerlich dagegen, es kann und will vieles nicht aushalten (müssen). Es ist entsprechend reizbar, zickig und unzufrieden mit allem, was die Eltern tun. Das Kind ist schlichtweg unerträglich für seine Umgebung. Die Botschaft seines Verhaltens ist: „ *Ich kann das hier nicht aushalten, ihr macht alles falsch. Und wenn ich es dennoch aushalten muss, dann lasse ich euch spüren, wie es mir geht!"*

Ein Kind, das Chamomilla braucht, ist überaus launisch und erscheint unberechenbar. Scheinbar aus dem Nichts heraus, wegen einer unbedeutenden Kleinigkeit, kann es einen Wutanfall bekommen. Denn es ist sehr reizbar, duldet keinen Widerspruch und nimmt alles übel. In diesem Wutanfall sollte man nicht versuchen, sich dem Kind zu nähern oder es zu berühren. Auch dieses Kind kann (ähnlich wie Belladonna) vor Wut ganz rot werden im Gesicht. Es schreit und schlägt um sich, stöhnt, schimpft und jammert. Ein Spielzeug, das man ihm reicht, verschmäht es. Dann will es dasselbe Spielzeug wieder haben, nur um es im nächsten Augenblick wieder wegzuwerfen. Dieser Zustand von Wut und Unzufriedenheit ist besonders typisch für ein Kind, das Schmerzen hat – besonders Zahnschmerzen. Durch die Schmerzen, die ihm unerträglich erscheinen, wird dieser Zustand heraufbeschworen. Es handelt sich um einen Zustand der nervösen Übererregung und der Überempfindlichkeit gegen Schmerz.

Gefühle

Zorn, mürrische Ungeduld und verzweifeltes Schreien sind die wichtigsten Gefühlsäußerungen des Chamomilla-Kindes, wenn es Schmerzen hat. Es weiß nicht wohin mit sich, steht neben sich, ist außer sich. Im ersten und zweiten Lebensjahr kann es helfen, das Kind auf dem Arm herumzutragen oder es in einer Wiege oder auf dem Arm zu schaukeln. Sobald die Bewegung aber aufhört, fängt das Kind wieder an zu schreien. Weiterhin hilft dem Kind nur ein Schmerzmittel oder eben eine Gabe des homöopathischen Heilmittels Chamomilla. Weil das Baby seinen Schmerz – sei es nun Zahnschmerz, Kopfschmerz oder Bauchschmerz – noch nicht in Worten ausdrücken kann, ist es darauf angewiesen, dass wir seine Verzweiflung erkennen und handeln.

Das zwei bis drei Jahre alte Kind kann schon eher ausdrücken, dass es Schmerzen hat, auch wenn es die Stelle noch nicht genau angeben kann. Es sind häufig Ohrenschmerzen, die das Kleinkind in einen solchen überreizten Zustand bringen. Aber auch der schiere Trotz gegen den Willen der Eltern kann soviel Zorn, Mutwilligkeit und Reizbarkeit hervorbringen. Das Kind kann so weit gehen, den Atem anzuhalten, bis es blau anläuft und in Ohnmacht fällt, wenn es nicht bekommt, was es will.

Essen und Trinken

Das Kind schiebt schon nach wenigen Bissen den Teller weg oder kneift den Mund zu – als Zeichen, dass es nicht mehr weiter essen will. Es mag lieber kalte Speisen und Getränke als Warmes. Warme Speisen oder Getränke (auch warme Muttermilch) können die Schmerzen beim Zahnen verstärken.

Schlaf

Wenn das Kind im Chamomilla-Zustand nicht einschlafen kann oder nachts aufwacht, hat das meist seine Ursache in Schmerzen, die noch nicht einmal sehr stark sein müssen. Während der Zahnung hört man den Säugling im

Schlaf oder Halbschlaf wimmern. Oft findet man das Kind mit Ohrenschmerzen im Halbschlaf wimmernd oder sich windend im Bett vor. Dazwischen wird es immer wieder wach, schreit und weint, dann fällt es wieder zurück in seinen Halbschlaf. Aber auch bei chronischen Schlafstörungen, sogar schon bei Neugeborenen, ist Chamomilla eins der ersten Mittel, an das man denken muss.

Umwelteinflüsse

Das Kind ist nicht gern draußen, wenn es erkältet ist, und fühlt sich allgemein wohler im Haus. Feuchte Wickel bekommen ihm nicht gut, es wehrt sich dagegen. Im Bett geht es ihm schlechter, sobald es warm geworden ist. Bei Ohrenschmerzen möchte es keine Wärme am Ohr haben. Wind wird nicht gut vertragen, das Chamomilla-Kind kann Ohrenschmerzen davon bekommen.

Auslösende Ereignisse

Ein schmerzempfindliches Kind kann durch jeden Schmerz in einen Zustand geraten, bei dem es Chamomilla als Heilmittel braucht. Es ist dann durch starke Schmerzen, die es nicht ertragen kann, völlig außer sich vor Verzweiflung und wirkt dadurch sehr unruhig und zornig. Oder es ist bei nicht ganz so heftigen Schmerzen mürrisch, reizbar, launisch und will nicht berührt werden.

Eine starke Erregung des Gemüts, besonders heftiger Zorn oder Ärger, kann körperliche Beschwerden verursachen. Fast jede Sorte Schmerz kann dadurch ausgelöst werden: Ohrenschmerz, Kopfschmerz oder Bauchschmerz zum Beispiel. Das Kind wird von seinem Zorn so überschwemmt, dass ihm alle „Sicherungen durchbrennen". Sogar ein Krampfanfall kann durch Zorn ausgelöst werden.

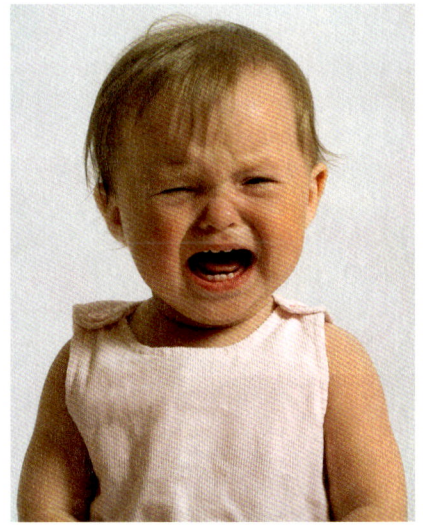

Zorn oder Ärger:
Auslöser für Schmerzen und Beschwerden

Chamomilla ist eins der Hauptmittel für das Baby oder Kleinkind, das Beschwerden bei der Zahnung hat. Dabei steht die zornige Reizbarkeit im Vordergrund, die man immer vorfindet, wenn Chamomilla das richtige Mittel ist. Auch hier ist die nervöse Übererregung durch den Schmerz der eigentliche Grund für das auffällige Verhalten des Kindes. Ist es aber erst einmal in diesem Zustand, kann auch ein Schmerzmittel nur kurze Abhilfe schaffen, da die nervöse Übererregung nicht nachlässt. Chamomilla wirkt aber in doppelter Hinsicht wohltuend, sowohl gegen den Schmerz als auch als Balsam für die übererregten Nerven des Kindes – und so werden auch die Nerven der Eltern geschont.

Typische Erkrankungen

Alle Erkrankungen oder fieberhafte Zustände, die mit Ohrenschmerzen, Zahnschmerzen oder Kopfschmerzen einhergehen, können bei einem entsprechend gereizten und übellaunigen Kind nach Chamomilla verlangen. Bewegt sich der Arzt auf das Kind zu und berührt es sogar noch, um es zu untersuchen, gerät das Chamomilla-Kind völlig außer sich. Auch das ältere Kind, dass durch Schmerzen in einen solchen Zustand geraten ist, lehnt als erstes die Hilfe ab, die es angeboten bekommt, um kurze Zeit später doch wieder danach zu verlangen. Es ist so unglücklich und verzweifelt über seinen Zustand, dass es gar nicht mehr weiß, was es eigentlich will.

Besondere Erkennungszeichen

- Eine Wange ist rot, die andere blass.
- Das Kind streckt sich der Länge nach aus, macht sich steif dabei, bäumt sich.
- Es wird besser, wenn das Kind getragen oder geschaukelt wird.
- Weist Dinge zurück, die es kurz zuvor noch wollte.
- Runzelt die Stirn.
- Lässt sich nicht anfassen, nicht untersuchen.
- Ältere Kinder wollen nicht angesprochen werden und antworten schnippisch.
- Wimmert im Schlaf.
- Hält die Luft an im Wutanfall, z.B. durch ein Verbot, ein „Nein" der Eltern.

HYOSCYAMUS

Verhalten

„Warum hat meine Mutter noch mal ein Baby bekommen müssen? Genügt es ihr nicht, mit mir zusammen zu sein?" So oder ähnlich geht es im Kopf des Hyoscyamus-Kindes zu nach der Geburt seines nachfolgenden Geschwisterchens. Es kann einfach nicht begreifen, warum *das* noch nötig war. Es zieht daraus den Fehlschluss: *„Meine Mutter liebt mich nicht, sie braucht ein anderes Kind. Warum sollte sie sonst noch eins bekommen?"*

Weil für das Kind nun feststeht, dass seine Mutter sich von ihm abgewandt hat und es sowieso nichts mehr zu verlieren hat, eröffnet es ihr den Krieg. Es provoziert fast den ganzen Tag mit den unterschiedlichsten Mitteln. Es macht wieder in die Hose, aber damit nicht genug: Es legt sich z. B. ins Bett der Mutter und uriniert auf ihr Laken – offensichtlich völlig bewusst. Oder es macht das große Geschäft vor den Augen der Mutter auf den Boden, während sie gerade das Baby stillt. Es wirft den vollen Wassereimer die Treppe hinunter. Es zwickt, kneift und kratzt das Baby bis hin zu einer echten Verletzung.

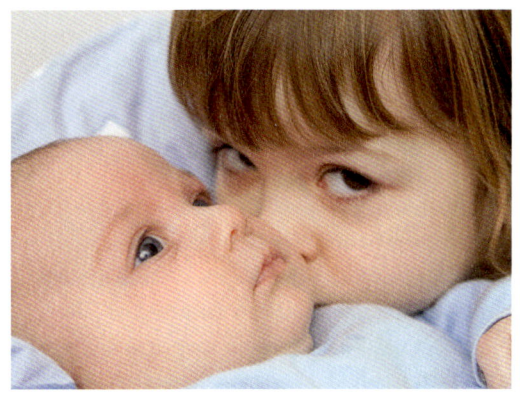

Geschwisterliebe?
Im Gegenteil.

Wie kann die Mutter sich anders verhalten, als mit dem Kind zu schimpfen? Und schon beginnt der Teufelskreis. Denn das Kind sieht sich in seiner Haltung bestätigt, weil es ja ausgeschimpft wird: *„Mami liebt mich nicht mehr."* Es provoziert weiter, die Mutter muss immer mehr schimpfen. Innerhalb kurzer Zeit ist es um den Familienfrieden geschehen. Die Mutter denkt: *„Ich erkenne mein Kind gar nicht mehr. Wie konnte es sich nur so verändern?"* Sie ist enttäuscht und verzweifelt, das Kind ist es ebenso. Wut, Geschrei und Tränen beherrschen das Bild, es ist die reine Hölle. Aber es lässt einfach nicht nach. Wie aus einem Zwang heraus verdirbt das Kind im Hyoscyamus-Zustand jeglichen Ansatz zur

Versöhnung. *„Warum soll es anderen gut gehen, wenn es mir so schlecht geht?"* Es sinnt auf Rache, die ganze Welt soll weinen!

In etwas abgeschwächter Form kann sich das Kind ähnlich verhalten, wenn die Mutter wieder arbeiten geht und vorher mit ihm allein zu Hause war. Es kommt vor, dass das Kind hier sogar einen Sieg davonträgt: Die Mutter gibt nach und bleibt wieder zu Hause. Das Hyoscyamus-Kind kann genau unterscheiden und sein provokantes Verhalten wie auf Knopfdruck an- oder abschalten – je nachdem, mit wem es zusammen ist. So verhält es sich oft gegenüber anderen Personen recht normal, nur die Mutter muss leiden. Letztlich passiert all das natürlich, weil es seine Mutter so sehr liebt und um jeden Preis, koste es was es wolle, ihre volle Aufmerksamkeit zurückerobern will.

Findet diese, für das Kind scheinbar unerträgliche Situation keine Entlastung oder kommt es durch andere Faktoren – z. B. in Stieffamilien – zu einem „Dauerkrieg", kann das Kind nervöse Tics entwickeln, z. B. Augenblinzeln, Zucken mit Kopf oder Schultern.

Gefühle

Hier ist als erstes die rasende Eifersucht des Kindes im Hyoscyamus-Zustand zu erwähnen, die es wie verrückt werden lässt. Es schlägt und greift andere beim Toben unvermittelt an, das Spiel wird ernst und gefährlich – das Kind hat sich nicht mehr in der Gewalt, und destruktive Impulse gewinnen die Oberhand. Dann kann es wieder unerträglich albern sein, die tollsten Possen reißen, übermäßig laut lachen oder ungezogene Grimassen schneiden. Seine Sprache wird so schnell, dass man es kaum noch verstehen kann. In alberner Art wiederholt es alles, was gesagt wird oder äfft andere nach.

Auch Jugendliche können durch enttäuschte Liebe in einen Hyoscyamus-Zustand geraten. Sie lassen nicht locker, verfolgen ihr Liebesobjekt, attackieren sogar die neue Freundin ihres Freundes, können aus Eifersucht gewalttätig werden. Auf jeden Fall würden sie die Rivalin in ihrer Phantasie am liebsten umbringen!

Essen und Trinken

Lediglich eine Abneigung gegen das Trinken oder Getränke im Allgemeinen kann vorkommen, dieser Zustand ist psychisch bedingt und hat nichts mit mangelndem Durst zu tun.

190

Schlaf

Das Kind zuckt im Schlaf oder erwacht manchmal wie aufgeschreckt aus dem Schlaf. Oft kann es nach einer Aufregung nicht einschlafen. Besonders nach der Geburt eines Geschwisterchens kommt das Kind abends nicht mehr zur Ruhe. Außerdem neigt es zu einem sehr hartnäckigen Husten, der es nachts aus dem Schlaf weckt und auch die übrige Familie schlecht schlafen lässt.

Typische Erkrankungen

Langwieriger, trockener Husten, der vor allem nachts den Schlaf stört, ist typisch für das Kind, wenn es sich erkältet. Es gehört jedoch eine angespannte Situation am Tage dazu, ein ständiger Geschwisterkampf, eine Neid oder Eifersucht erregende Situation, damit Hyoscyamus bei Husten helfen kann, sonst wird es nicht ausreichend Ähnlichkeit mit dem Gesamtzustand des Kindes besitzen und versagen. Nervöse Tics und merkwürdige Zuckungen zeigen auch dieses Mittel an, wenn das Kind unter ähnlich angespannten Gefühlen leidet wie oben beschrieben. Sogar epileptische Anfälle sind durch das Mittel beherrschbar, wenn sie unter den Bedingungen der Eifersucht und Geschwisterrivalität bestehen, auch wenn sie scheinbar durch diese angespannte Situation nicht ausgelöst, sondern nur begleitet werden. Am ehesten rückt Hyoscyamus jedoch in die engere Wahl bei Verhaltensstörungen im Kindesalter, die mit einem übermäßig starken und hastigen Reden, Albernheit und Wutanfällen einhergehen und in einer angespannten Geschwistersituation entstehen. Diese Kombination ist so typisch für den Hyoscyamus-Zustand, dass das Mittel auch ein ADS mit dieser Symptomkombination heilen oder wesentlich bessern kann.

Auslösende Ereignisse

Die Geburt eines nachfolgenden Geschwisterkindes kann im Kleinkindalter einen Hyoscyamus-Zustand auslösen. Ebenso kann eine Liebesenttäuschung beim Jugendlichen verantwortlich für einen derart (wie oben beschriebenen) gereizten Geistes- und Gemütszustand sein. Auch hier kann Hyoscyamus sehr gute Dienste leisten.

Besondere Erkennungszeichen

• Ist nach der Geschwistergeburt wie ausgewechselt, steht total neben sich.
• Ist außer sich vor Eifersucht, sinnt auf Rache und Vergeltung.

- Reizbar und unzugänglich nach einer Liebesenttäuschung
- Albern, reißt Possen, übermäßiges und unpassendes lautes Lachen
- Provoziert, um im Mittelpunkt zu stehen, koste es was es wolle.
- Lässt unter sich, kotet willkürlich irgendwo in die Wohnung.
- Schlägt, greift an, verletzt andere aus Eifersucht.
- Kleinere Kinder möchten ständig nackt sein.
- Redet unaufhörlich und zu schnell.

Stärken

- Starke Gefühle, voller Liebe für den (oder die) Auserwählte(n)
- Voller Energie
- Lust am Leben, viel Fröhlichkeit (wenn gesund)
- Kann sich gut an vergangene Ereignisse erinnern.

Schwächen

- Neigung zu krankhafter Eifersucht
- Überdreht albern
- Destruktiv: schlägt und verletzt andere.
- Neigung zum Zucken, Aufschrecken und zu Tics
- Offen provokativ, um Aufmerksamkeit buhlend

IGNATIA

Verhalten

Ignatia ist ein Mittel, das häufig zum Einsatz kommt, wenn Familien in eine Krise geraten, sei es durch Trennung oder Tod. Es ist eines der Mittel in der Homöopathie, das großen Kummer lindern kann. Was kann ein homöopathisches Mittel gegen einen berechtigten Kummer ausrichten, z. B. den Kummer eines Kindes, wenn die Eltern sich trennen? Kann man da überhaupt homöopathisch helfen?

Diese Frage kann eindeutig mit „ja" beantwortet werden, wenn man sich vor Augen hält, dass ein homöopathisches Mittel nicht stofflich (materiell) auf den Körper oder das Gehirn wirkt, sondern die Selbstheilungskräfte in ihrer Arbeit unterstützt und anregt.

Bei einer Verletzung, sei sie nun körperlich oder seelisch, wird bei jedem Menschen ein bestimmtes Selbstheilungsprogramm in Gang gesetzt, das den

Schaden begrenzen und das Leben nach dem Trauma weitergehen lassen und erneut lebenswert machen soll. Bei einer körperlichen Wunde ist das der sichtbare Prozess der Wundheilung, der schließlich mit der Narbenbildung endet. Ein seelisches Trauma, wie z. B. der Verlust eines nahe stehenden Menschen, durchläuft ebenfalls einen Heilungsprozess, der aber unsichtbar abläuft und nur für den Betroffenen spürbar ist. Meist dauert ein seelischer Heilungsprozess länger als ein körperlicher und hinterlässt ebenfalls Narben – wenn auch unsichtbare.

Sowohl auf der körperlichen als auch auf der seelischen Ebene kann der innerlich gesteuerte Heilungsprozess ins Stocken geraten oder eine Fehlentwicklung nehmen. Es entstehen vielleicht sogar bleibende Schäden – entweder, weil das Trauma zu groß war, um überwunden zu werden, oder weil die Selbstheilungskräfte gestört sind. Allgemein gilt, dass Wunden und auch Knochenbrüche bei Kindern schnell und unkompliziert heilen, seelische Wunden können dagegen viel größeren Schaden anrichten. Gerade bei der Heilung von Kummer und Kränkung ist es daher besonders angebracht, den Heilungsprozess durch ein homöopathisches Mittel zu unterstützen.

Dennoch sollte man nicht aus den Augen verlieren, dass es die Selbstheilungskräfte sind, die hier die Arbeit der Heilung vollbringen. Das homöopathische Mittel kann steuernd, regulierend und ordnend eingreifen und seine Wirkung vor allem dort entfalten, wo es notwendig ist. Eine Schmerzlinderung ist in jedem Fall hilfreich, ob es nun körperliche oder seelische Schmerzen sind – und gerade das kann ein homöopathisches Mittel sehr gut leisten, ohne den Patienten zu betäuben und in seiner notwendigen Entwicklung zu behindern.

Ignatia ist eines der bedeutendsten Mittel bei seelischem Schmerz, das die Homöopathie zur Verfügung hat. Aber auch Ignatia sollte auf die Gesamtheit der Symptome passen und nicht zu einer Reflexverordnung bei Kummer werden. Was also zeichnet das Kind im Ignatia-Zustand aus?

Unmittelbar nach dem Eintritt eines Kummer verursachenden Ereignisses kann der Betroffene die Tragweite und auch das Ereignis selbst noch nicht erfassen. Er weigert sich innerlich, die Tatsache, die das Leben geschaffen hat, anzuerkennen. Viele Kinder, die eine Trennung der Eltern, den Tod der Großmutter oder vielleicht sogar ein für andere freudiges Ereignis, die Geburt eines Geschwisterchens, zu verkraften haben, werden die neue Situation zuerst nicht akzeptieren. Anfangs ist das normal. Das Kind stellt das Ereignis in Frage oder versucht vielleicht, es wieder rückgängig zu machen, wenn auch nur in seiner Phantasie.

Dauert diese erste Phase aber zu lange, vielleicht sogar Jahre, lebt das Kind in einer anderen Wirklichkeit. Es kommt jedes Mal zu Konflikten, wenn es mit der Tatsache, dass die alte Wirklichkeit nicht mehr besteht, konfrontiert wird. Das Kind denkt sich: *„Wie kann ich jemals akzeptieren, dass Papa und Mama nicht mehr zusammen wohnen (ein neues Kind haben, oder Großmutter gestorben ist)? Das ist doch völlig unmöglich."* Auf diese Weise hält es hartnäckig an seinem Schmerz und seinem Kummer fest.

Wenn sein Vater es bei der Mutter zum Wochenende abholt, weint es und will nicht mit. Denn der Vater soll dableiben und nicht mit ihm wegfahren. *„Ich will ja gern mit dir zusammen sein, aber können wir nicht hier bleiben?"* fragt es mit tränenerstickter Stimme. Die nächste Reaktion ist vielleicht, dass der Vater gar nicht mehr kommen soll, weil es nicht mit dem Abschied, der darauf folgt, leben kann. Das können Zeichen sein, dass das Kind nach der Trennung der Eltern in einen Ignatia-Zustand geraten ist.

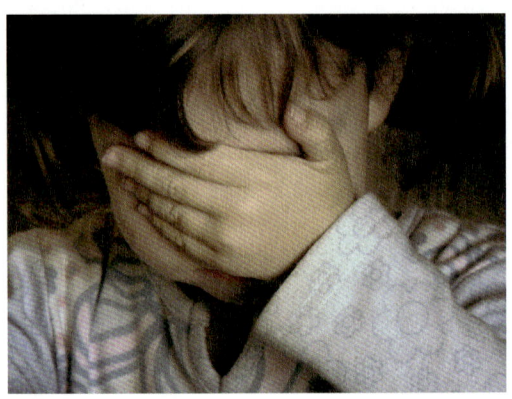

Trennung der Eltern:
„Wohin mit meinem Schmerz?"

Gefühle

Ein anderes Zeichen für diesen Zustand sind die häufigen und heftigen Stimmungsschwankungen. Gerade noch hat das Kind ausgelassen herumgetollt – im nächsten Augenblick ist es durch ein winziges Verbot oder einen zarten Widerspruch außer sich, läuft in sein Zimmer und knallt die Tür zu. *„Lasst mich in Ruhe, ihr seid alle blöd!"* hört man es von innen schreien. Traut man sich, das Zimmer zu betreten, sieht man es auf dem Bett liegen, den Kopf im Kissen vergraben. Je näher man kommt, umso mehr steigert sich das Schluchzen, oder man wird mit einem plötzlichen Schrei des Zimmers verwiesen. Auch hier ist man erstaunt, wie schnell der Kummer in Wut umschlägt. Oder ist es gar kein

Kummer? Man wird nicht schlau aus dem Kind. Vielleicht ist sein Gesicht gar nicht nass, sondern trocken, denn das Kind im Ignatiazustand kann zwar laut schluchzen, aber es weint nicht immer dabei.

Unwillkürlich denkt der Erwachsene: *„Sie (er) ist ja hysterisch. Werde ich hier an der Nase herumgeführt?"* Nein, das Kind ist wirklich in Not. Aber es kann seine Gefühle nicht in Worte fassen. Kleine Kinder können sowieso noch nicht über ihre Gefühle sprechen, Teenager könnten es lernen, aber wollen es nicht oder fühlen sich wie blockiert. Man kann ihnen nichts recht machen: Wenn man auf sie zugeht und sie auf ihr Verhalten anspricht, weisen sie einen zurück. Beachtet man sie aber zu wenig, fühlen sie sich nicht ernst genommen. Das Ignatia-Kind ist ungeheuer empfindlich und mit sich und der Welt entzweit.

Teenager verhalten sich häufig so, wenn sie unglücklich verliebt sind. Sie sprechen nicht darüber – das wäre zu peinlich – und ziehen es vor, ihre Kränkung für sich zu behalten und still darüber zu brüten. Weil der Kummer oder die Kränkung kein Ventil nach außen finden, entladen sie sich in den beschriebenen, unangemessenen Überreaktionen oder in körperlichen Symptomen. Die zurückgehaltenen Gefühle können einen „Kloß im Hals" verursachen oder „den Atem verschlagen". Der Teenager klagt über ein merkwürdiges Gefühl im Hals – kein Schmerz, eher wie eine Enge, ein Widerstand oder eine Art Fremdkörper. Bei der Untersuchung des inneren Halses und der Schilddrüse kommt nichts heraus. Oder das Kind klagt über ein Druck- oder Schweregefühl auf der Brust (zeigt auf das Brustbein).

Es kann sogar zu Anfällen von Atemnot kommen, in die das Kind sich hineinsteigert (so genannte Hyperventilation). Dabei kommt es zu verstärktem Einatmen und Lufthunger, wobei das Ausatmen „vergessen" wird. Beim ersten Mal erscheint das sehr bedrohlich, und es wird vielleicht ein Arzt gerufen. Kommt es aber wiederholt zu solchen Anfällen (und der Patient hat kein Asthma), dann kann man sich in so einer Situation selbst helfen: Man lässt den betroffenen Teenager in eine Tüte ein- und ausatmen. Natürlich kommen auch diffuse Kopf- oder Bauchschmerzen vor.

Trost wirkt wie ein Gift auf ein Kind im Ignatia-Zustand: Er macht alles noch schlimmer. Das macht den Umgang ja gerade so schwierig: Man kann weder trösten noch schimpfen, weder Beachtung schenken noch in Ruhe lassen. Hier kann man tatsächlich (fast) nur noch das Mittel Ignatia geben.

Essen und Trinken

Wechselt ein Kind in einen Ignatia-Zustand, dann verändert sich auch oft sein Appetit. Früher hat es Obst gegessen, jetzt lehnt es Obst in jeder Form ab. Süßigkeiten hat es früher immer gut vertragen, jetzt bekommt es Bauchschmerzen oder Durchfall davon. Es ist manchmal nicht einfach, das zu erkennen, weil die Unverträglichkeit oft erst einsetzt, wenn zuviel Süßigkeiten verzehrt wurden. Viele meinen, das sei normal, weil es ja auch ungesund sei. Wichtig ist aber die Beobachtung, dass diese Unverträglichkeit vorher nicht bestand, sondern neu eingetreten ist. Abneigung gegen Obst, wenn vorher Obst gegessen wurde, und Unverträglichkeit von Süßigkeiten, die vorher vertragen wurden, können sogar die allerersten Zeichen sein, dass das Kind aufgrund äußerer Umstände – meist Kummer, Schreck oder Kränkung – in einen Ignatia-Zustand geraten ist.

Schlaf

Die aufgewühlte Gefühlwelt des Ignatia-Kindes lässt meist keinen guten, erholsamen Schlaf aufkommen. Alle Sorten von Schlafstörungen können vorkommen: spätes Einschlafen, unruhiger Schlaf, Halbschlaf, Aufschrecken aus dem Schlaf und Erwachen durch das geringste Geräusch oder durch ängstliche Träume. Tagsüber, vor allem nach dem Mittagessen und nachmittags, kann das Kind sehr häufig gähnen.

Umwelteinflüsse

Gefühlserregungen haben einen viel größeren Einfluss auf das Kind als äußere Bedingungen wie Wetter oder Temperatur. Unabhängig von äußerer Wärme bekommen Jugendliche eine Hitzewallung bei Aufregung. Herzklopfen oder andere vegetative Reaktionen kommen ebenfalls vor. Die Einflussfaktoren auf das Wohlbefinden sind also eher in den Emotionen zu suchen als in der äußerlich sichtbaren Welt. Kinder oder Jugendliche reagieren wie ein Seismograph auf Gefühlserregung.

Auslösende Ereignisse

Die Beschwerden werden durch folgende Ereignisse (mehrere gleichzeitig oder auch als Einzelereignis) ausgelöst:

• Kummer, Liebeskummer (Trennung)
• Tod eines Verwandten, einer wichtigen Person
• Kränkung

- Schreck
- Eifersucht

Typische Erkrankungen

Besonders betroffen sind folgende Körperpartien:

- Hals (Enge-, Fremdkörper-, Kloßgefühl)
- Brustorgane (Beklemmung, Druckgefühle, Gefühl, nicht genug Luft zu bekommen)

Besondere Erkennungszeichen

- Häufiges, heftiges Gähnen
- Häufiges Seufzen
- Kann nicht weinen, trockenes Schluchzen.
- Brütet still über seinem Kummer.
- Gutes Zureden und Trost werden nicht vertragen.
- Schickt die Mutter weg, will allein sein.
- Überempfindlich: Der kleinste Widerspruch kränkt.
- Stimmungsschwankungen

Stärken

- Ist sehr genau, kann sich mit Handarbeit (Perlen aufziehen, Steckbilder) ausdauernd beschäftigen, liebt knifflige Arbeit.
- Sehr bezogen auf andere, empfindsam und hellhörig
- Feinfühlig

Schwächen

- Überempfindlich
- Unangemessene, hysterische Reaktionen bei Kleinigkeiten
- Kann und will nicht sagen, was es wirklich bewegt.
- Fühlt sich stets unverstanden.

LACHESIS

Verhalten

Das Lachesis-Kind vibriert geradezu vor Energie. Es ist ein ausgesprochen lebhaftes Kind, aber es ist deswegen nicht unbedingt überaktiv. Seine Reaktionen und seinen Geist hat es recht gut unter Kontrolle. Man kann sogar behaupten, dass es ein etwas zu kopfbetontes Kind ist. Seine geistreichen Bemerkungen lassen es jedenfalls frühreif erscheinen. Es beobachtet sehr genau andere Menschen und kann an deren Gesichtsausdruck ablesen, was in ihnen vorgeht. Aus dieser Begabung erwächst ihm die Fähigkeit, andere früh zu durchschauen, was nicht gerade zu seinem Vertrauen in seine Mitmenschen beiträgt. Früh wächst in ihm der Verdacht, dass andere nicht alles so meinen, wie sie es sagen, es wird misstrauisch.

Sich selbst kann so ein Kind auch nicht trauen, weil es um der Liebe zu den Eltern willen und aus der Abneigung gegen seine Geschwister heraus mit der Wahrheit in Konflikt gerät. Es hält sich oft zurück und denkt: *„Lüge ich denn, wenn ich schweige?"* Es unterschlägt wichtige Informationen, um selbst in einem besseren Licht zu erscheinen. Informationen sich selbst und andere betreffend selektiert es ganz klar im Voraus zu seinen Gunsten. Das bringt ihm bei Menschen, die das durchschauen – was bei den Eltern häufig nicht der Fall ist – den Ruf ein, hinterhältig, ja sogar perfide zu sein.

Die hohe Energiespannung des Kindes zeigt sich in seiner Sprache. Es redet wie ein Wasserfall. Vor allem abends steht der Schnabel nicht still. Kleine Lachesis-Kinder reden im Fieber pausenlos: Während andere Kinder sich eher ruhig verhalten, wenn sie krank sind, dreht das Lachesis-Kind erst richtig auf. Aber auch ohne Fieber redet das Kind oft hastig, so dass man es immer wieder auffordern muss, zu wiederholen, was es gesagt hat, weil man es nicht versteht. Ein anderes Merkmal ist die Sprunghaftigkeit, mit der es die Themen wechselt. Nicht aufgrund mangelnder Konzentration, sondern eher aufgrund der Lebhaftigkeit und Schnelligkeit des Geistes springt das Kind rasch von einem Thema, einem Einfall und einem Spiel zum nächsten. Die rasche Auffassungsgabe, die sprachliche Gewandtheit und gute Beobachtungsgabe lassen es oft witzige Bemerkungen machen. Schon das Schulkind kann eine Vorliebe für Ironie und Satire entwickeln. Andere zu karikieren ist eine frühe Stärke des Kindes und kann zu einer seiner Waffen werden. Da es die Schwächen seiner Mitmenschen erfasst, kann es sehr verletzende, ironische Bemerkungen machen.

Der Jugendliche hält andere durch Beleidigung auf Abstand und zeigt ihnen, dass sie sich mit ihm nicht anzulegen haben. Tun sie es aber doch, dann müssen sie es büßen: Sie bekommen Ausdrücke an den Kopf geworfen, die sie nie wieder vergessen werden. Natürlich kann der Austeilende selbst nicht die geringste Retourkutsche vertragen und wird damit dauerhaft zum Feind – während er sonst bereit ist, zu vergeben.

Seine geistige Unabhängigkeit und Eigenständigkeit reizen das Kind dazu, ständig allem zu widersprechen, wobei es auch überzeugt davon ist, dass es die Dinge besser weiß. Und warum sollte es auch seinen Mund halten, wo es doch sowieso schon so gern redet?

Gefühle

Das Lachesis-Kind liebt seine Eltern inbrünstig, es sind die besten Eltern der Welt. Wehe nur, wenn ein Geschwisterkind zur Welt kommt und ihm seinen Platz bei seinen Eltern streitig macht. Das eifersüchtige Lachesis-Kind drückt seine negativen Gefühle vielfältig aus, aber es achtet darauf, dass die Eltern es nicht merken – was ihm bei seinen Geschwistern wieder den Ruf einbringt, hinterhältig zu sein. Es ist nicht gewalttätig, sondern versucht eher durch permanente Nähe zu den geliebten Eltern und permanentes Reden mit ihnen, das Geschwisterchen abzudrängen. Dazu kommt, dass es den eifersüchtig beäugten Bruder oder die verhasste Schwester praktisch ignoriert oder mit anderen Geschwistern zusammen eine Art Bündnis gegen ihn oder sie schließt. Cliquenbildung zum Ausschluss anderer und das Verbreiten von Vorurteilen und Fehlinformationen dienen oft dem Ziel, Eifersucht erregende Mitmenschen ins Abseits zu bugsieren. Solange sie dort im Abseits sind, werden sie in Ruhe gelassen. Kommen sie wieder zum Vorschein – peng – kriegen sie wieder eins versetzt. Das Mobbing ist eher perfide, „hintenrum" und nicht offen oder gewalttätig.

Das Lachesis-Kind ist sehr begeisterungsfähig, was ihm die Sympathie und Unterstützung derer sichert, von denen es begeistert ist – bei Kleinkindern natürlich die Eltern, bei Schulkindern aber auch ein Lehrer oder ein älterer Freund, bei Teenagern ein Freund und Förderer mit vaterähnlichen Eigenschaften. Aber nicht nur Menschen begeistern den Lachesis-Teenager, auch Länder, Ziele und Ideen. Eine Zeit lang hält die Begeisterung an, dann wird sie meistens durch eine andere wieder ersetzt. Der Lachesis-Typ braucht ständig neue Ziele und Tätigkeitsfelder, für die er sich begeistern kann, denn mit dieser Begeisterung fühlt er sich außerordentlich wohl, und Routine langweilt. Lässt die Begeisterung nach, sinken auch die Leistungen – das kann der Grund für eine deutliche Leistungssteigerung durch einen Lehrer- oder Schulwechsel sein. Das Lache-

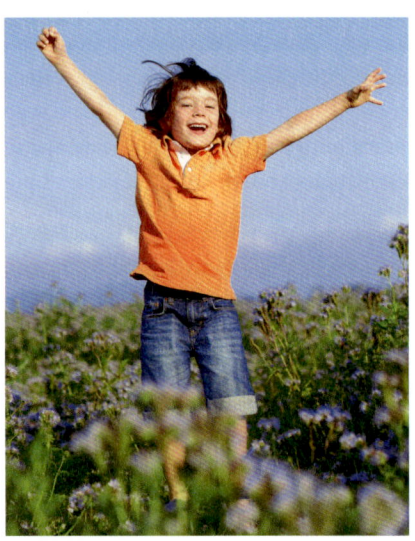

Leicht entflammbar:

Von Natur aus schnell begeistert

sis-Kind hat ganz ausgesprochene Lieblingslehrer, -fächer, -freunde, -orte, usw. Von seinen Lieblings-lehrern wird es auch protegiert. Andere finden dieses Verhalten vielleicht gefallsüchtig, aber keiner kommt gegen die Begeisterung des Lachesis-Kindes an – in dieser Be-ziehung kann es niemand mit ihm aufnehmen. Seine Lebhaftigkeit und Fröhlichkeit wirken ansteckend auf andere.

Durch die Trennung der Eltern kann das Lachesis-Kind in eine ernst-hafte Depression fallen, weil seine heile Welt, mit der es sich identifi-ziert hat, zerbricht. Es wird Partei ergreifen und sich auf die Seite des Elternteils schlagen, der schon vor-her sein Verbündeter war, den anderen Elternteil wird es ablehnen. Kommt es zu einem Loyalitätskonflikt – das Kind möchte z. B. gern zum Vater, muss aber bei der Mutter bleiben – kann das Kind auch ernsthaft erkranken.

Essen und Trinken

Appetit und Essverhalten sind beim Lachesis-Kind meistens unkompliziert – es sei denn, Eifersucht oder Kummer kommen ins Spiel. In diesem Fall kann das Kind das Essen verweigern – vor allem dann, wenn das Essen von einer Person angeboten wird, bei der es nicht sein will. Lachesis-Kinder können auch eine Medikamenten-Einnahme hartnäckig verweigern, wenn sie dem Arzt oder der Person, die ihnen das Medikament geben will, misstrauen.

Schlaf

Eine chronische Schlafstörung mit nächtlichem Wachliegen ist bei Lachesis-Kindern, die unter Kummer oder Eifersucht leiden, nicht selten. *„Ich kann nicht* *einschlafen*" klagt das Kind, verschweigt aber die Gedanken und Gefühle, die es wach halten, weil es sich seiner Eifersucht schämt, die sich mit seinem überwiegend positiven Selbstbild nicht verträgt.

Umwelteinflüsse

Direkte Sonne wird nicht gut vertragen, zu warme Kleidung löst Hitzegefühle aus, Kleidung am Hals (Schal, Rollkragen) ist unangenehm und verursacht Engegefühle und Platzangst. Einengung in jeder Form wird schlecht ertragen, seien es Festgehaltenwerden, enge Kleidung, ein enger Raum oder einengende Verhältnisse. Warmes, drückendes, schwüles Wetter ist entsprechend unangenehm.

Auslösende Ereignisse

• Kummer
• Trennung der Eltern
• Tod eines nahe stehenden Menschen
• Die Pubertät, bei Mädchen die Zeit vor der Menstruation
• Geburt eines Geschwisterkindes

Typische Erkrankungen

- Mandelentzündung links, Mandelabzsess links

Besondere Erkennungszeichen

• Linksseitige Beschwerden
• Mag nichts Enges am Hals.
• Redet schnell und viel.
• Widerspricht gern.
• Eifersucht auf jüngere Geschwister
• Begeisterungsfähigkeit

Stärken

• Witzig, geistreich, sprachgewandt
• Begabung zu Karikatur und Satire
• Lebhaftes Kind mit ansteckend wirkender guter Laune
• Erfährt Unterstützung durch Hingabe und Begeisterung für eine Sache.

Schwächen

* Misstrauisch
* Eifersüchtig
* Beleidigend
* Hinterhältig und perfide aus Eifersucht

LYCOPODIUM

Verhalten

Das Lycopodium-Kind hat mit vielen Ängsten zu kämpfen. Es gibt sich seinen Ängsten aber nicht hin, sondern versucht Situationen und auch Personen, die ihm Angst machen, entweder konsequent zu vermeiden – oder sie zu beherrschen. Es wächst tatsächlich über sich selbst hinaus, das ist seine Stärke. Es hat viele Fähigkeiten: Es bringt die Dinge auf den Punkt, ist schlagfertig, hat sowohl praktische als auch intellektuelle Begabung. Innerlich bleibt es aber ängstlich und unsicher, auch wenn es selbst der „Chef" sein will (und im späteren Leben vielleicht auch sein wird). Ständig bröckelt die Fassade. Man stelle sich einen Menschen vor, der andere herumkommandiert – aus lauter Angst, nicht selbst herumkommandiert zu werden. *„Angriff ist die beste Verteidigung!"* scheint der Leitspruch dieses Kindes zu sein. Es jammert gern, wie sehr andere es ärgern und ihm auf die Nerven gehen, aber selbst verhält es sich genauso und noch schlimmer. Wenn man es darauf aufmerksam macht oder es auch nur bittet, doch mal sich selbst anzuschauen, dann versteht es das wie einen Generalangriff gegen sein Selbstbewusstsein, was ihm Angst macht. Das Ergebnis ist, dass es noch mehr auf anderen herumhackt, unverschämt ist, schimpft und zetert. Es ist wie ein Teufelskreis, aus dem es nicht herauskommt.

Schließlich kommt es soweit, dass die Erwachsenen sich nicht mehr trauen, ihm zu widersprechen, weil das alles nur noch schlimmer macht. Der kleine Tyrann herrscht zu Hause – aber was ist mit der Schule, den Lehrern, den Mitschülern?

Hier gibt es zwei Möglichkeiten:

* Entweder beugt sich das Lycopodium-Kind den Stärkeren, den Autoritäten und passt sich notgedrungen an. Vor der Schule, schon beim Aufwachen morgens und auch unmittelbar nach der Schule lässt es dafür zu Hause seinem Unwillen freien Lauf und benimmt sich „wie die Axt im Walde". Das

Anpassen und Nachgeben in der Schule haben das Kind so sehr angestrengt und strapaziert, dass es zu Hause seiner Frustration freien Lauf lässt.

• Oder das Kind bewältigt den Anpassungsprozess in der Schule nicht. Es geht in die Opposition, kann den Lehrer nicht leiden, weil der ständig korrigiert und kritisiert, lernt nicht mehr und macht keine Hausaufgaben. Am liebsten würde es gar nicht mehr in die Schule gehen. Diese Kinder haben ernsthafte Schulprobleme – aufgrund ihres verweigernden, den Lehrern gegenüber abfälligen Verhaltens, nicht aufgrund mangelnder Intelligenz. Wenn die Mutter jetzt auch noch kommt und kritisiert, reißt dem Lycopodium-Kind der Geduldsfaden: Es beschimpft, beleidigt, schmäht seine Mutter und den Lehrer, manchmal alle Erwachsenen. Es isoliert sich durch seine arrogante Art, die sein Schutzschild ist, auch von den Gleichaltrigen. Nur jüngere, schwächere Kinder kommen als Spielkameraden noch in Betracht.

Gefühle

Doch vergessen wir bei den problematischen Verhaltensweisen des Kindes nicht, dass es viele Ängste hat: Ängste, ausgelacht zu werden oder bei der Klassenarbeit zu versagen, Ängste vor der Reaktion und der Überlegenheit anderer Menschen. Durch seine sozialen Ängste büßt das Lycopodium-Kind viel von seiner kindlichen Unbeschwertheit ein. Manchmal wirkt es frühreif – wie ein kleiner, besorgter Erwachsener. Dabei hat es auch noch kindliche Ängste: vor dem Alleinsein, Gespenstern, vor fremden Menschen, die nicht einschätzbar sind. Argwöhnisch, mit gerunzelter Stirn oder zusammengezogenen Augenbrauen, bleibt das Kind in gehörigem Abstand stehen, bevor es sich in eine neue Situation begibt.

Als Teenager gibt er vor, dass dieser oder jener Gleichaltrige ihn nicht interessiert, weil er zu blöde für ihn sei. Dadurch wirkt er arrogant, obwohl er eigentlich nur ängstlich ist. Meist handelt es sich um Personen, die irgendetwas repräsentieren, haben oder können, was er selbst nicht kann oder hat, wobei er vor allem auf Zeichen des sozialen Status' achtet. Diesen Stärkeren gegenüber verhält er sich gehorsam und duldsam, wenn er in persönlichen Kontakt mit ihnen gerät. Er muckt nicht auf, auch dann nicht, wenn sie ihn ärgern. Zu Hause erzählt er nichts davon, weil er sich schämt, seine Demütigung preiszugeben, ärgert aber dafür seine Geschwister oder Eltern durch unflätiges, anmaßendes Verhalten. Niemals darf jemand herausbekommen, wieso er so frustriert ist, er könnte ja über ihn lachen.

Das selbstunsichere Lycopodium-Kind geht nicht gern allein raus zum Spielen, weil es ja dort auf genau die Gleichaltrigen stoßen könnte, um die es so gern einen großen Bogen macht. Aus Angst vor anderen oder vor einem schlechten Abschneiden in der Schule kann so ein Kind hypochondrische Ängste entwickeln: Seine Blähungen zum Beispiel – ihm sitzt häufig mal „ein Furz quer" – erscheinen ihm wie die Symptome einer schlimmen Baucherkrankung. Wegen Bauchschmerzen muss es daher von der Schule abgeholt werden. Kaum ist es zu Hause, lässt es einen befreienden Pups fahren – und schon geht es ihm wieder besser. Dass es die durchaus vorhandenen, aber harmlosen Druckgefühle im Bauch aufgrund seiner sozialen Ängste ein wenig hochgespielt hat, wird es niemals zugeben – vielleicht ist es ihm auch gar nicht bewusst.

Essen und Trinken

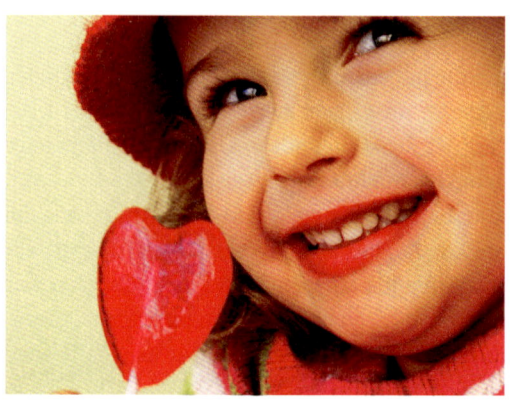

Süßigkeiten:

„Dafür tu ich alles!"

Das Kind liebt Süßigkeiten über alles und kann im Supermarkt den größten Aufstand machen, wenn seine Mutter versucht, am Süßigkeitenregal vorbei zu steuern. Dabei setzt es schon früh sein Gespür für soziale Situationen so ein, dass es der Mutter peinlich ist, seinem Willen nicht nachzugeben. Es rennt zum Regal, holt sich etwas heraus und behält es am besten gleich bei sich. Versucht seine Mutter nun, ihm die Ware wieder abzunehmen, gellt es durchs Geschäft: *„Aua, du tust mir weh!"*, bis sich jeder umdreht und die Mutter am liebsten im Boden versinken möchte, weil sie sich nicht durchsetzen kann oder – schlimmer noch – die Leute glauben, sie misshandle ihr Kind. Lässt sie das Kind in ihrer Not wieder los, läuft es grinsend zur Kasse, wo sie die erbeutete Ware dann bezahlen muss. Das ist eine typische Art des kleinen Tyrannen, Tatsachen zu schaffen und die Öffentlichkeit für seine Zwecke zu nutzen. Dabei schließt das Kind messerscharf von sich auf andere: *„Wenn mir* *eine solche Situation hier peinlich wäre, dann wird es auch meiner Mutter so gehen..."*

Blähende Speisen wie Erbsen, Bohnen, Kohl und Zwiebeln können dem Kind Bauchschmerzen verursachen.

Schlaf

Im Sommer kann der Säugling oder das Kleinkind die Angewohnheit entwickeln, schon sehr früh, nämlich bei Sonnenaufgang, zu erwachen. Das Schulkind ist jedoch morgens oft nicht aus dem Bett zu kriegen, dreht sich zur Wand und tritt, wenn man versucht, es aus dem Bett zu holen. Bei Säuglingen ist zu beobachten, dass sie häufig nachts erwachen und schreien, weil sie hungrig sind. Ihre Verdauung braucht besonders lange, um sich auf einen deutlichen Tag-Nacht-Rhythmus einzustellen. Dabei ist es wichtig, dass die Milchflasche die richtige Wärme hat. Ist sie nämlich zu kühl, wird sie abgelehnt. Das kann zu dem Missverständnis führen, dass es gar nicht hungrig ist, sondern aus anderen Gründen schreit – und so schreit es eben weiter, allerdings aus Hunger auf die *warme* Milch.

Umwelteinflüsse

Lycopodium-Kinder haben einen labilen Wärmehaushalt. Einerseits frieren sie leicht und haben eine Abneigung gegen kalte Luft, andererseits können sie warme Umschläge nicht vertragen und leiden in zu warmer Kleidung und in überheizten Räumen. Der Gummizug der Hose am Bauch oder der Hosenbund wird nicht vertragen und gern runtergezogen.

Sie gehören zu den Kindern, die, wenn der Winter schon fast vorbei ist – im März oder im April – noch einmal erkranken (Lungenentzündung, eitrige Ohren- oder Mandelentzündung, Scharlach).

Auslösende Ereignisse

Ablehnung und Demütigung durch Gleichaltrige fügen dem ohnehin schon unsicheren Selbstwertgefühl des Kindes Schaden zu. Aufgrund seiner Ohnmachtsgefühle Stärkeren gegenüber verhält es sich in kritischen Situationen ruhig, unterdrückt seinen Zorn und kann dadurch viele Beschwerden bekommen. Auffällig ist eine mürrische und übellaunige Stimmung zu Hause, aber auch Bauchschmerzen oder Herzklopfen können ausgelöst werden. Vor wichtigen Ereignissen wie Einschulung, Klassenarbeiten oder später auch Referaten, kleinen Vorträgen oder Vorführungen vor anderen kann das Kind oder der Jugendliche alle möglichen Beschwerden entwickeln, die entweder zur Verweigerung führen oder seine Leistungen beeinträchtigen.

Typische Erkrankungen
- Säuglinge: Blähungen, Bauchschmerzen
- Kleinkinder: Bauchschmerzen
- Schulkinder: Schulverweigerung wegen Demütigung, Schulbauchschmerzen
- ADS, Rechtschreibstörung bei Kindern, die überempfindlich sind auf Kritik und Tadel

Besondere Erkennungszeichen
- Beschwerden treten oft rechtsseitig auf: Ohrenschmerzen, Halsschmerzen, Hautausschläge rechtsbetont
- Viele Blähungen
- Verträgt keine blähenden Speisen.
- Verträgt keine Kritik oder Widerspruch.
- Runzelt die Stirn, wenn ihm was nicht passt.
- Nachmittags ab 16 Uhr Tiefpunkt, müde
- Morgenmuffel

Stärken
- Wächst über sich selbst hinaus aus Angst, die Situation nicht mehr im Griff zu haben.
- Gespür für soziale Situationen sehr ausgeprägt
- Lieber herrschen als beherrscht werden

Schwächen
- Befiehlt und kommandiert.
- Schwaches Selbstwertgefühl, versteckt hinter herrischem Verhalten
- Empfindet schnell das Verhalten anderer als erniedrigend.
- Hochmut kaschiert soziale Ängste.
- Nach oben buckeln, nach unten treten

MEDORRHINUM

Verhalten

Gerade eben ist das Medorrhinum-Kind in der Lage, sich hochzuziehen, nach etwas zu greifen oder sogar zu laufen, da kann man gar nicht schnell genug sein, um zu verhindern, dass ihm etwas passiert. Es ist so voller Energie und Verwegenheit, dass es schier alles macht und erreicht, was es nicht soll. Deshalb ist es noch unfallgefährdeter, als es ein Kind in diesem Alter sowieso schon ist. Dazu kommt, dass es ungeachtet aller Warnrufe und Ermahnungen weitermacht, so dass der Erwachsene pausenlos gezwungen ist einzugreifen, um das Kind von seinem mitunter gefährlichen Vorhaben abzubringen. Ist man nicht schnell genug – ist es schon passiert.

Schon im Kindergartenalter und als Schulkind ist das Medorrhinum-Kind immer in Eile. Es erledigt vor allem die Dinge, die es nicht mag, hastig, wirft dabei allerhand um oder verletzt sich. Es kann ihm nicht schnell genug gehen, bis es endlich das machen kann, was es möchte. Hausaufgaben werden schnell hingeschmiert, der Esstisch wird in großer Hast abgeräumt, ein runtergefallener Teller schnell wieder weggefegt, ein Teil der Scherben wird übersehen. Das Aufräumen des Zimmers geschieht in Windeseile, aber ohne System, alles fliegt durcheinander in die Kisten. Vieles wird begonnen, aber nicht zu Ende geführt. Das Kind ist nicht nur hastig bei alltäglichen Tätigkeiten, es denkt auch schnell – allerdings vergisst es dabei die Hälfte. Muss es während der Schulstunde in der Klasse sitzen, vergeht ihm die Zeit zu langsam. Bereits bei Kleinigkeiten verliert es die Geduld und kann nicht abwarten.

Der Teenager hat ein mangelndes Zeitgefühl, er kann sich die Zeit nicht einteilen – zum Beispiel wenn nachmittags ein Termin wahrzunehmen ist und ebenfalls die Hausaufgaben anstehen. Es ist keine böse Absicht, aber

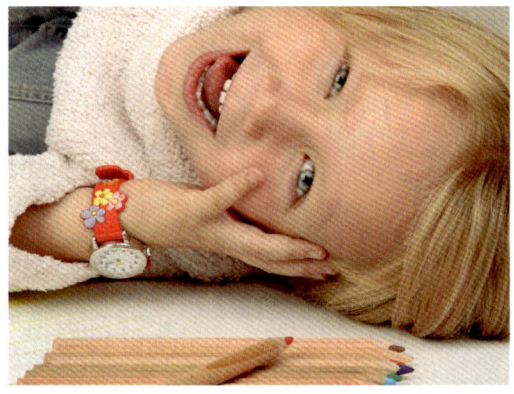

Wildes Kind:

Schnell, ungeduldig, unstrukturiert

eins von beiden bleibt wahrscheinlich auf der Strecke. Er braucht sehr viel vorgegebene Tagesstruktur, aufgeteilt in überschaubare Zeiteinheiten, um verschiedene Aufgaben nacheinander zu erledigen. Sobald diese Struktur nicht vorhanden ist, vergisst und vertrödelt er die Zeit. Nach einer Ermahnung verfällt er in die bereits beschriebene Hektik, um noch alles schnell zu bewältigen. Er verfällt von einem Extrem ins andere.

Extreme Verhaltensweisen tauchen bei diesem Kind in vielerlei Hinsicht auf. Zum Beispiel liebt es Tiere, aber es kann sie auch quälen. Hund oder Katze können seine besten Freunde sein, andererseits werden sie erstaunlich grausam bestraft. Obwohl als Kind sehr empfindlich gegen Grobheiten, kann der Teenager Horrorfilme ansehen, ohne mit der Wimper zu zucken.

Das Medorrhinum-Kind macht schon früh einen sehr vernünftigen, fast erwachsenen Eindruck, und es kann ein vorbildliches, wohlerzogenes, höfliches Verhalten an den Tag legen. Als Teenager kann es ins andere Extrem fallen und die Eltern mit Drogenexperimenten, Lügen und kleineren kriminellen Delikten konfrontieren. Es fühlt sich zu Freunden hingezogen, die ganz und gar nicht dem Geschmack seiner Eltern entsprechen. *„Er hat die falschen Freunde"* klagen die Eltern. Aber sie vergessen darüber, dass es etwas bei diesen Freunden geben muss, das ihr Kind magisch anzieht. Oft sind es die Gefahr und das Verbotene, die so anziehend wirken.

Gefühle

Das Kind hat zahlreiche Ängste, vor allem abends beim Einschlafen braucht es ein Licht. Die Angst vor der Dunkelheit kann so weit gehen, dass es sich weigert, ins Bett zu gehen. Später möchte es aus anderen Gründen nicht ins Bett, denn als Teenager entwickelt es sich zu einem Nachtmenschen, der an freien Tagen am liebsten von 6 Uhr morgens bis 2 Uhr nachmittags schläft. Medorrhinum-Teenager verspüren ähnlich wie Lachesis-Teens den Höhepunkt ihrer Energie am späten Abend und in der Nacht.

Das Kleinkind hat weiterhin Angst vor Gespenstern, Monstern und eingebildeten Dingen, die im Dunkeln zu lauern scheinen. Es möchte vor dem Einschlafen unters Bett schauen, in Schränken nachsehen und Kissen hochheben, weil sich vielleicht etwas Bedrohliches dahinter versteckt. Im Dunkeln sieht das Kind in den Formen der Möbel monsterhafte Gestalten, alles erscheint ihm unwirklich.

Befragt nach seinen Empfindungen und Gefühlen, sucht das Kind oder der Teenager lange nach einer passenden Beschreibung und bringt schließlich nur ein einziges Wort heraus: Sein innerer Zustand sei „wild".

Essen und Trinken

Der Appetit ist meistens gut. Das Kind hat schon früh eine Vorliebe für die süß-saure Geschmacksrichtung, z. B. mag es gern „saure Pommes", süß-saure Äpfel, Apfelsinen oder eher saures Obst. Das kann so weit gehen, dass es sogar unreifes Obst isst, das andere sofort wieder ausspucken würden.

Schlaf

Im ersten Lebensjahr sieht man das Kind, sobald es sich drehen kann, in einer merkwürdigen Lage im Bett: Es liegt mit unter dem Bauch angezogenen Beinchen, als ob es mit nach vornüber gebeugtem Oberkörper im Bett hockt. (Knie-Ellenbogen-Lage). Es liegt sehr gern auf dem Bauch, dann beruhigt es sich am besten. Weil der Bauch ihm aber oft zu warm wird, versucht es durch diese Lage, den Bauch zu „lüften". Auch im Kleinkindalter sieht man die Kinder noch in dieser Stellung schlafen.

Es ist für die Eltern sehr nervenaufreibend, dass dieses Kind die Nacht zum Tage macht und abends nicht ins Bett zu kriegen ist. Fast noch unangenehmer ist die zum Glück seltene Gewohnheit von Babys und Kleinkindern, mitten in der Nacht aufzuwachen und spielen zu wollen. Das Kind liegt im Bettchen und spielt mit seinen Fingern, mit Spielzeug oder brabbelt einfach vor sich hin. Es scheint gar nicht müde zu sein.

Entwicklung

Das Kind im Medorrhinum-Zustand hat kein gutes Gedächtnis. Häufig klagen die Eltern über Lernschwierigkeiten ihres Kindes, das sich weder Vokabeln noch Rechtschreibregeln merken kann und schlecht auswendig lernt. Es macht viele Schreibfehler, es buchstabiert falsch, eine Legasthenie kann vorliegen. Manche Kinder, die Medorrhinum als Heilmittel brauchen, haben Probleme, beim Sprechen die richtigen Ausdrücke zu finden. Sie beginnen einen Satz, stocken, weil ihnen ein bestimmtes Wort nicht einfällt, und beenden den Satz ohne Zusammenhang mit dem Satzanfang. Wenn sie aufgeregt sind und etwas erzählen möchten, halten sie inne, schlagen sich gegen die Stirn und sagen: *„Mist, wie heißt das jetzt noch mal? Mir fällt einfach das Wort nicht ein!"*

Typische Erkrankungen

Der Säugling kann vor allem dann von Medorrhinum profitieren, wenn er immer wieder oder sogar chronisch unter Windelausschlägen leidet. Eine Anfälligkeit für Hautpilzerkrankungen im Windelbereich ist typisch für solche Kinder.

Der Säugling, der Medorrhinum braucht, ist leider schon in den ersten Lebensmonaten infektanfällig. Er neigt zu verstopfter Nase oder zu Bindehautentzündungen, morgens sind die Augen verklebt.

Die Neigung zu Erkältungen hält im Kleinkind- und Kindergartenalter unvermindert an und kann auch zu Asthma führen. Von einem Aufenthalt am Meer profitiert das Kind deutlich, es geht ihm dort durchweg besser, und der Effekt hält meist einige Monate lang an.

Auslösende Ereignisse

Das Schulkind hat Angst vor Klassenarbeiten und vor Referaten.

Umwelteinflüsse

Das Kind ist warmblütig und fühlt sich unwohl, wenn es zu warm angezogen wird, es schreit und wird unruhig. Im Bett versucht es, die Decke wegzustrampeln. Der ältere Säugling wehrt sich gegen den Schlafsack. Die Füßchen sind ihm zu warm, er strampelt so lange, bis seine Wollsocken wegfliegen.

Im Bett strampelt das Kind die Decke weg oder streckt die Füße aus dem Bett. Es zieht gern seine Schuhe aus, lässt die Strümpfe aber wegen seiner empfindlichen Fußsohlen an. Barfuss kann das Kind nicht oder nicht gut laufen, lieber trägt es Sandalen ohne Strümpfe.

Ab dem 3. oder 4. Lebensjahr fängt es an, seine Nägel abzukauen, wobei es auch vor den Fußnägeln nicht Halt macht.

Besondere Erkennungszeichen

• Macht die Nacht zum Tage.
• Schläft in Knie-Ellenbogen-Lage.
• Stark abgekaute Nägel
• Strampelt die Bettdecke weg, zieht seine Schuhe gern aus.
• Kann nicht barfuss laufen.
• Dreht sich oft um im Dunkeln; meint es sei jemand hinter ihm, schaut unters Bett.
• Isst gern süß-saures oder sogar unreifes Obst.

- Hastiges Arbeiten, bringt die Arbeit nicht zu Ende, hinterlässt vieles unfertig.
- Zeit scheint zu langsam zu vergehen.
- Sucht beim Sprechen nach Worten.

Stärken

- Voller Energie
- Freundlich und meist extrovertiert (auch das Gegenteil kommt vor)

Schwächen

- Lebt in Extremen, findet nicht den Mittelweg.
- Zu hastig bei allem, was es tut
- Verschiebt gern auf den nächsten Tag.
- Kann sich die Zeit nicht einteilen.
- Vergisst Worte beim Sprechen.
- Oft verwickelt in Unfälle

NATRIUM MURIATICUM (NATRIUM CHLORATUM)

Verhalten

Der Ausdruck *„Stille Wasser sind tief"* könnte für ein Natrium muriaticum-Kind erfunden worden sein. Denn dieses Mittel passt am ehesten für vorsichtige, zurückhaltende Kinder oder Jugendliche mit tiefen Gefühlen. Dieser Typ ist sehr empfindsam, und seine Gefühle sind leicht verletzt. Aber er behält seine Gefühle für sich und zeigt nach außen ein glattes, angepasstes Verhalten. Weil Streit immer mit einer Kränkung enden könnte, vermeidet das Kind solche Situationen, zumal es die Erfahrung gemacht hat, dass es dabei leicht den Kürzeren zieht. Da es schon früh Auseinandersetzungen aus dem Weg geht und auch nur wenig von seinen Gefühlen preisgibt, kann es keine Erfahrungen damit sammeln, wie es wäre, sich offen ins Leben zu stürzen – es könnte dadurch zu angreifbar werden.

Spontaner Ärger und Zorn sind schon früh selbst zurückgenommen und unterdrückt worden, so dass andere seinen Ärger in einer kränkenden Situation zunächst gar nicht spüren. Erst viele Stunden, manchmal Tage später kommt der Zorn über dies oder jenes demütigende Verhalten anderer hoch. Die Situation ist aber längst vorbei und eine so verspätete Reaktion kann nicht mehr nach außen gebracht werden. Stattdessen wird das Kind darüber grübeln und sich vorstellen, was es vielleicht hätte sagen und tun sollen. Letztlich können solche schlechten Erinnerungen noch Jahre lang „unverdaut" im Bewusstsein liegen bleiben und sich dort ansammeln. Wenn der angesammelte Kummer groß genug ist, wird auch ein wichtiges Ventil, das Weinen, versiegen.

Passiert nun ein wirklich kummervolles Ereignis, der Tod eines Angehörigen oder bei Jugendlichen der erste Liebeskummer oder ein Ausgestoßen-Werden aus der Clique, gibt es im Inneren keinen Mechanismus, um das Ereignis zu verarbeiten. Kein Weinen, keine Wut, noch nicht einmal Angst steht als Reaktion zur Verfügung. Alles ist still, und der Kummer bleibt bestehen, vielleicht für immer. Die Kinder schauen ernst und lachen wenig, obwohl sie eigentlich gern so ausgelassen wie die anderen lachen würden. Das Natrium muriaticum-Kind hat eine Sehnsucht nach Lachen und Fröhlichkeit, die es aber nur in ganz bestimmten Situationen ausdrücken kann – z. B. lacht es gern über Witze, manchmal auch über das Missgeschick anderer. Ansonsten hat das Lachen dieses Kindes einen eher angepassten Charakter. Es lacht „ein bisschen", weil es freundlich sein möchte, aber nicht wirklich fröhlich ist. Das ernste, etwas zu brave, verlässliche und liebe Natrium muriaticum-Kind kann aufgrund der inneren Last, die es trägt, schon früh über Rückenschmerzen klagen.

Gefühle

Das Kind hat tiefe und empfindsame Gefühle, die es, aus Furcht verletzt zu werden, für sich behält. Es besteht eine Scheu, vor unbekannten Menschen, vor einer Gruppe oder gar in der Öffentlichkeit aufzutreten und etwas vorzutragen. Davor hat das Kind große Angst. Es kann auch eine Furcht vor Einbrechern und vor Krankheiten bestehen. Insgesamt scheint das Kind oberflächlich betrachtet nicht sehr ängstlich zu sein. Seine tiefe Angst, die Angst vor der Verletzung seiner Gefühle, behält es still für sich.

Wut und Zorn empfindet das Kind viel zu spät: Durch eine Kränkung fühlt es sich momentan wie gelähmt. Dort wo Zorn angebracht wäre, tritt stattdessen ein passiver Zustand ein. Das Kind kann, wenn es ihm besser geht, weinen – auch in Situationen, wo das gar nicht passend erscheinen mag. Geht es ihm nicht gut, dann funktioniert das Weinen nicht mehr, die Tränen sind wie abgeschaltet.

Trifft nun ein Kummer auf ein derart vorbereitetes Feld, kann man sich vorstellen, welch katastrophale Folgen das hat. Natrium muriaticum ist „Balsam für die Seele" für solche empfindsamen Menschen, die an ihrem Kummer zu schwer tragen. Ob betrogene Freundschaft, enttäuschte Liebe, Kummer durch Tod oder Trennung der Eltern oder durch die eigene Erkrankung, Mobbing in der Schule – all das scheint das Natrium muriaticum-Kind anzuziehen, wobei es innerlich immer mehr erstarrt. Bekommt es nun das passende homöopathische Mittel, braucht es lange – oft mehrere Monate – bis sich die Besserung kundtut. Denn erstarrte Verhaltensstrukturen müssen erstmal langsam von der eigenen Lebenskraft aufgelöst und gelockert werden. Das Kind kann aber, wenn man ihm genügend Zeit gibt, mit Natrium muriaticum aus seiner inneren Isolation und Verzweiflung herausfinden.

Essen und Trinken
Das Kind mag häufig kein Brot – vor allem kein Vollkornbrot – essen. Es ist meist durstig, leert sein Glas in einem Zug aus und hat Lust auf salzige Sachen.

Schlaf
Durch Grübelei und Gedanken an vergangene unangenehme Ereignisse kann das Kind abends nicht einschlafen oder liegt nachts wach. Dabei spielt es in Gedanken eine vergangene Situation noch einmal durch und überlegt sich, wie es sich hätte anders verhalten können, um sich noch besser zu schützen, oder wie es hätte „austeilen" können. Wütend wird das Kind erst dann, wenn es allein ist, und auch nur in seinen Phantasie-Dialogen.

Umwelteinflüsse
Durch den Aufenthalt in der Sonne kann das Kind Kopfschmerzen, Schwindel oder Hautausschläge bekommen. Seeklima verbessert chronische Ekzeme (z. B. Neurodermitis), wobei es in den ersten Tagen zu einer vorübergehenden Verschlechterung kommen kann.

Auslösende Ereignisse
Vor allem Kummer durch Verlust von Freundschaft und Liebe, aber auch Demütigung und Grobheit durch andere (z. B. in der Schule oder durch ältere Geschwister) können das Kind oder den Jugendlichen krank machen. Ein ein-

schneidendes Ereignis kann manchmal schon viele Jahre zurückliegen, aber wenn die bestehenden Beschwerden – z. B. ein Heuschnupfen – seit dieser Zeit datieren, ist Natrium muriaticum eins der Mittel, die in die nähere Wahl gezogen werden müssen.

Typische Erkrankungen

- Kopfschmerzen nach Augenanstrengung (z. B. langes Lesen)
- Kopfschmerzen nach geistiger Anstrengung (z. B. Hausaufgaben, lange Schulzeiten)
- Rückenschmerzen durch Mobbing oder Kummer
- Allergien, z. B. Heuschnupfen nach Kummer, z. B. Tod eines Angehörigen
- Neurodermitis, die so schlimm ist, dass das Kind nicht mehr unbeschwert leben kann. Verzweiflung und Außenseiterstellung durch den Zustand der Haut
- Bettnässen bei schüchternen Kindern, bei Kummereignissen in der Familie

Besondere Erkennungszeichen

- Vorsicht: Langsame Besserung, dauert Monate.
- Zurückhaltendes Kind, scheu im Kontakt, taut nur langsam auf.
- Frisst Kummer in sich hinein.
- Kann nicht weinen, wenn es angebracht wäre.
- Zu ernst, lacht nur über Witze oder über das Malheur anderer.
- Grübelt über längst vergangenes Missgeschick, fragt sich: „Was hätte ich besser machen können?"
- Mag keinen Trost.
- Spielt gern allein, braucht seine Auszeiten.

Stärken

- Treuer Freund, wenn einmal als Freund gewonnen
- Verlässlich, gut ausgebildetes Gewissen
- Fällt selten zur Last
- Wohlerzogen und kultiviert

Schwächen

- Kann Kummer und Zorn nicht nach außen bringen, leidet still.
- Reagiert übersensibel auf seelische Verletzung.

- Gefahr des inneren Rückzugs, der inneren Isolation
- Gefahr der Erkrankung durch seelische Ereignisse
- Kann Trost nicht annehmen.

NUX VOMICA

Verhalten

Nux vomica passt als Arzneimittel für ein Kind, das schon früh zu ärgerlicher Reizbarkeit und Verdauungsproblemen neigt. Das liegt daran, dass das Kind auf alle möglichen Außenreize sehr sensibel reagiert – seien es nun Geräusche, die andere Menschen verursachen, eine zu reichhaltige Mahlzeit, die es gegessen hat, oder eine Anweisung, durch die es sich gekränkt fühlt. Das Nux vomica-Kind ist schnell im Denken und dabei auch gewissenhaft und ehrgeizig. Jegliche Langsamkeit bei anderen, die nicht so schnell begreifen, ist ihm unerträglich und strapaziert seine Geduld bis aufs Äußerste. Das Schulkind ruft die richtige Antwort auf die Frage des Lehrers einfach in die Klasse – ohne Rücksicht darauf, ob es dran ist oder nicht. Andere sind selbst schuld, wenn sie so träge sind, denkt sich das Kind und wird dabei beflügelt von seiner Neigung, zu konkurrieren. Mit jüngeren oder langsameren Kindern ist es ungeduldig, aber auch die Aussagen des Lehrers sind ihm oft nicht recht, es widerspricht gern. Das ist der Grund dafür, dass das Nux vomica-Kind zuweilen Schwierigkeiten in der Schule hat: Es sind keine Leistungsprobleme, sondern Anpassungsschwierigkeiten, die aus einer zu hohen Anspannung resultieren, mit der sein übergroßes Wollen einhergeht.

Immer schneller und besser sein zu wollen, ist eines der Prinzipien des Kindes im Nux vomica-Zustand. Wenn das nicht klappt und es nicht die Position in der Klasse einnimmt, die es sich vorgestellt hat, kann es gekränkt reagieren und sich sogar vom Leistungsprinzip völlig zurückziehen. Es ist dann nicht aus Trägheit heraus faul, sondern aus Opposition und Kränkung heraus, was man daran erkennt, dass es unzufrieden ist mit der in seinen Augen ungerechten Benotung. Es wird sich ständig über die Ungerechtigkeit der Lehrer beklagen und wähnt, dass ihm persönlich nur lauter böse Streiche gespielt werden. Weil es sich immer so schnell aufregt, kann es andererseits auch Opfer von Streichen anderer Kinder werden, die seine Heftigkeit und sein „Ausflippen" belustigt und die es deshalb absichtlich ärgern. Und so schließt sich ein Teufelskreis um das Kind, aus dem es selbst nicht mehr so leicht herauskommt.

Der Jugendliche im Nux vomica-Zustand möchte gern etwas leisten oder erreichen, und nimmt dabei keine Rücksicht auf sein übersensibles Nervensystem, das seinen Zielen Grenzen setzt. Deshalb kommt es beim Thema Schlaf und Ruhe zu einem ähnlichen Teufelskreis. Der Schuss geht also nach hinten los. Der Jugendliche versucht sich durch Kaffee oder Energie-Drinks aufzuputschen, wodurch er sich der Gefahr der Überstimulation aussetzt, für die er besonders anfällig ist. Entweder kommt es direkt durch die Überdrehtheit zu einem Versagen jeglicher Leistung, oder er kann ohne Beruhigungsmittel oder Alkohol nicht wieder herunterkommen und fällt also gleich zweierlei Süchten anheim: Aufputschmittel und Beruhigungsmittel.

Gefühle

Das Kind und auch der Jugendliche können regelrecht explodieren vor Zorn, aber noch häufiger trifft man bei ihnen einen Zustand dauerhafter Reizbarkeit an. Vor allem morgens sind sie kurz angebunden und können bei Fragen des Alltags wie *„Hast du dein Butterbrot (Mathebuch, Deutschheft) eingesteckt?"* ausgesprochen schroff reagieren. Seltsamerweise scheinen es gerade Kleinigkeiten zu sein, die sie so aufbrausen lassen.

Der Jugendliche kann kein Blut und keine Wunde sehen, kann bei der Blutentnahme in Ohnmacht fallen. Er neigt zum ängstlichen Beobachten seiner Körperfunktionen. Übelkeit, Magenkneifen, Rumoren und Grimmen im Darm machen ihm Angst. Er beschwert sich und fühlt sich nicht ernst genommen, wenn man ihm erklärt, dass es vielleicht gleich wieder vorbeigeht oder es doch auch eine psychische Ursache haben könnte. Den homöopathischen Globuli gegenüber sind Jugendliche, die nicht von Kindesbeinen an mit der Homöopathie aufgewachsen sind, misstrauisch: *„Was, nur so wenig, das bisschen soll helfen?"* Nach zehn Minuten verlangen sie schon ungeduldig nach einem „richtigen Medikament". Das soll jedoch nicht heißen, dass sie nicht merken, dass ihnen Nux vomica hilft, ganz im Gegenteil. Haben sie die Wirkung der Arznei einmal am eigenen Leib erfahren, verlangen sie immer wieder danach: *„Gib mir die Kügelchen!"* ruft er schon an der Tür – ohne sich weiter damit aufzuhalten, was ihm eigentlich fehlt. Schnell weggehen soll es, er muss wieder funktionieren!

Eifersucht kann auch ein großes Thema bei diesem Typus sein. Die Geburt eines Geschwisterkindes kann beim Nux vomica-Kind eine hartnäckige Verstopfung oder auch das unwillkürliche Einnässen tagsüber verursachen (Vergleich des sekundären Einnässens nach Geschwistergeburt: Das Hyoscyamus-Kind nässt absichtlich ein, lässt große Mengen Urin, ist ganz nass. Das Nux vomica-Kind neigt dagegen zum „Überlaufen", hat also häufige und kleine Mengen tagsüber in der Unterhose. Das Pulsatilla-Kind nässt nachts ein ins Bett)

Essen, Trinken und Verdauung

Der Patient neigt bei jeglicher Erregung zu Krämpfen der glatten Muskulatur (Magen, Darm, Bronchien, Harnblase). Vor allem bei Zorn und Ärger macht er unwillkürlich „zu", und es geht nichts mehr heraus oder hinein. Kein Appetit bei Aufregung, dadurch bedingt ein Überschuss an Magensäure, dazu noch Kaffee – schon hat der junge Mann eine Magenschleimhaut-Entzündung. Das dreijährige Kind im Nux vomica-Zustand hält zuweilen unbewusst den Stuhl ein, es kommt zur Verstopfung (→Trotzalter) oder zum Einhalten von Urin mit dem Ergebnis, dass der Urin oder Stuhl sich in kleinen Portionen unwillkürlich entleert, geradezu überläuft.

Jugendliche im Nux vomica-Zustand entwickeln aufgrund ihres überstimulierten Nervensystems, ihrer Neigung zu enttäuschtem Ehrgeiz, Liebeskummer und anderen Kränkungen die Untugend, sich mit Alkohol zu benebeln. Sie können weniger vertragen als andere, kommen leichter in den Rausch des Vergessens und begehen dann größere oder kleinere Dummheiten: Autofahren – Führerschein weg. Am nächsten Tag ist der Katzenjammer groß. Nux vomica ist auch ein gutes Mittel bei den Folgen eines Alkoholrausches wie Übelkeit, Erbrechen oder Kopfschmerzen.

Ähnlich verhält es sich mit dem Zigarettenkonsum. Auch Nikotin ist ein Stimulans und für den Nux vomica-Jugendlichen daher besonders verlockend. Die Kombination von Nikotin und Alkohol, eine häufig auf Partys geübte Praktik, ist jedoch das letzte, was der Patient im Nux vomica-Zustand verträgt.

Schlaf

„Ich kann nicht einschlafen" hört man ihn lauthals klagen. Macht man ihm aber den Vorschlag, Kaffee, Cola oder andere Aufputsch-Getränke wegzulassen, kommt die paradoxe Antwort: *„Dann wache ich ja gar nicht mehr auf"*. Und tatsächlich mag unser Jugendlicher im Nux vomica-Zustand morgens nicht aufstehen, weil er noch viel zu müde ist. Langsam verschiebt sich sein Schlaf-Wach-Rhythmus – und seine Wachphase reicht immer mehr in die Nacht, seine Schläfrigkeit in den Tag hinein.

Schulkinder träumen von der Schule, ihren Anstrengungen und Sorgen dort und von den Gemeinheiten der anderen.

Auslösende Ereignisse

- Überstimulierung durch zuviel Kaffee, Aufputsch-Getränke, Nikotin oder andere Stimulanzien
- Alkohol wird schlecht vertragen, es kann aber trotzdem ein starkes Verlangen danach bestehen.
- Methylphenidat (z. B. Ritalin®) oder Amphetamine werden schlecht vertragen, es kommt rasch zu Nebenwirkungen wie Zuckungen und Tics.
- Alle Gemütserregungen, vor allem aber Ärger und Zorn, können körperliche Beschwerden auslösen.
- Eifersucht, z. B. bei Geburt eines Geschwisterchens
- Enttäuschter Ehrgeiz führt zu Leistungsabfall.

Typische Erkrankungen

- Magenschmerzen (nervös)
- Verstopfung (nervös)
- Übelkeit und verdorbener Magen durch Überessen oder Alkohol

Besondere Erkennungszeichen

- Sehr geräuschempfindlich
- Empfindlich auf Medikamente und Stimulanzien
- Ungeduldig und ehrgeizig
- Neigung zur Suchtentwicklung

Stärken

- Starkes Ansprechen auf Lob und Tadel
- Lebhaft und engagiert
- Kritisch, kein „Herdentier"

Schwächen

- Geht leicht über seine Grenzen
- Kann nicht abwarten
- Reizbares Nervensystem, rasch dekompensiert

PHOSPHOR (PHOSPHORUS)

Verhalten

Schon als Säugling schaut das Phosphor-Kind auffallend wach und aufmerksam in die Welt, nimmt gern Blickkontakt auf – auch mit Fremden – und spielt effektvoll mit seinen Augen (schaut hin/schaut weg, dabei ein charmantes Lächeln). Es erheischt schnell die Aufmerksamkeit, ohne dabei jedoch aufdringlich zu sein. Es lässt sich gern von anderen Personen auf den Arm nehmen, denn seine Fremdelphase ist meist nur kurz oder kaum spürbar. Vor allem die Babys haben einen strahlenden, leuchtenden Blick und ein sehr ausgeprägtes Interesse am Kontakt zu anderen Menschen.

Im Kindergarten hat das Kind viele Freunde, es versteht sich darauf, andere für sein Spiel zu begeistern. Kaum ist es irgendwo angekommen, nimmt es schon auf eine charmante und aufmerksame Art Kontakt zu anderen Menschen auf, denn es geht gern auf andere zu und erzählt etwas von sich. Phosphor-Kinder nehmen ebenso schnell wie die Babys den ersten Kontakt mit den Augen auf. Sie fangen den Blick ihres Gegenübers ein – schauen weg, wieder hin, ein kleiner „Flirt" mit den Augen – und schon bewegen sie sich wie selbstverständlich im Raum, immer darauf bedacht, im Kontakt zu bleiben. Man kann schon in einem sehr frühen Alter die soziale Kontaktfreudigkeit und Bezogenheit zu seinem Gegenüber beobachten.

In der Pubertät kann sich die Kontaktfreudigkeit noch weiter steigern oder überhaupt erst deutlich zu Tage treten. Freundschaften werden leicht geschlossen, und die Lebensfreude ist geradezu ansteckend. Ständig klingelt das Telefon, weil der Rat und das Zuhören des Phosphor-Jugendlichen gefragt sind. Sie fühlen sich gut, wenn sie anderen helfen können. Ihr Interesse ist spürbar und echt, es beruht auf Gegenseitigkeit. Diese aufgeschlossene, kontaktfreudige Phase tritt bei manchen Jugendlichen auch erst jenseits des 20. Lebensjahrs ein, wenn sie sich aus dem Elternhaus abgelöst haben und ihre eigenen Wege gehen dürfen.

Ist das Kind oder der Jugendliche erschöpft, kann es sich bereits durch ein kurzes Nickerchen erstaunlich gut regenerieren. Das Nervensystem muss einfach mal komplett runtergefahren, abgeschaltet werden.

Das Kind im Phosphor-Zustand ist extrovertiert und offen, aber nicht aufdringlich oder unvorsichtig. Es ist interessiert an anderen Menschen und knüpft mühelos soziale Kontakte. Sein zartes Gemüt ist sehr empfänglich für äußere Eindrücke, es ist mitfühlend und hat „Antennen" für die Stimmung der anderen.

Das geht manchmal zu weit: Das Kind wird überschwemmt mit Eindrücken, gegen die es sich nicht mehr ausreichend abgrenzen kann. Vor lauter Aufregung und Erwartung kann es überdrehen und sogar krank werden. Kinder, die sich schnell ablenken lassen, weil andere Menschen im Raum sind, aber allein im Zimmer gut konzentriert arbeiten, brauchen, wenn das übrige Bild passt, Phosphor, um sich besser abgrenzen zu können.

Gefühle

Zwischen zwei und fünf Jahren entwickeln diese Kinder oft die typischen Kleinkind-Ängste: Angst im Dunkeln, beim Alleinsein oder Angst davor, dass etwas Schlimmes passiert. Viele Kinder haben diese Ängste, nicht nur das Phosphor-Kind. Aber Phosphor ist, wenn die übrigen Symptome passen, eines der wichtigsten Mittel bei Dunkelangst und Angst vor dem Alleinsein. Das Kind möchte im Kontakt mit seiner Mutter sein, bis es einschläft, sie soll an seinem Bett sitzen bleiben. Dann schläft es für ein paar Stunden, kommt aber mitten in der Nacht ins Bett der Eltern. Dabei macht es keinen großen „Aufstand", es schreit und quengelt nicht, sondern legt sich wie selbstverständlich dazu. Meist fühlen sich seine Eltern dadurch nicht gestört.

Etwas anderes ist es schon, wenn das vier- bis fünfjährige Kind auch tagsüber nicht mehr in sein Zimmer

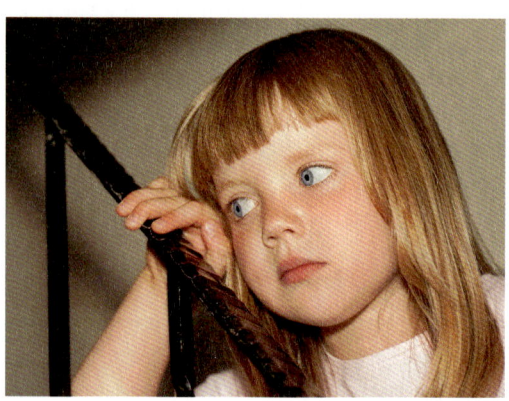

Kleinkind-Ängste:

Überall lauern Gefahren

gehen will, weil es ihm dort „unheimlich" ist. Ist die Angst dieses Kindes sehr ausgeprägt, lauern in seiner Phantasie überall, wo nicht Licht und Gesellschaft ist, Monster und Gespenster. Selbst das kleine Stück durch den (etwas dunkleren) Flur oder die Treppe hinauf wird nicht mehr allein bewältigt. Das Kind kann weder allein auf die Toilette gehen, noch ein Spielzeug aus seinem Zimmer holen. *„Mama, du musst mit!"* lautet der Hilferuf, den man den ganzen Tag lang vernimmt.

Hier nimmt die Angst einen zu großen Raum im Alltag ein und beginnt, die Entwicklung des Kindes, seine dem Alter entsprechende Selbständigkeit, zu beeinträchtigen. Dazu kommt, dass es anfängt, selbst die geduldigsten Eltern zu nerven.

Schritt für Schritt die Angst vertreiben

Eine spielerische, mit kleinen Belohnungen gespickte Übung kann Abhilfe schaffen: Das Kind wird ermuntert, z. B. ein kleines Stück der gefürchteten Treppe allein hochzugehen, die Mutter bleibt unten stehen. Jeden Tag geht es eine Stufe höher, schließlich geht es auch allein ins Zimmer. Dort kann es erst nur ein Stückchen hineingehen, dann immer etwas weiter und immer etwas länger bleiben.

Olaf, fünf Jahre alt, ein Junge, mit dem seine Mutter diese kleine Übung machte, konnte schließlich ganz ruhig und angstfrei in seinem Zimmer spielen, bis seine Mutter nach zehn Minuten auftauchte, um nach ihm zu schauen. Das Kind entrüstete sich: „Mama, warum kommst du denn schon wieder? Ich spiele doch gerade so schön!" Das Kind hatte begleitend zu dieser kleines Entwöhnungs-Übung das Mittel Phosphor C 200 bekommen, in einer Einzeldosis.

Eine weitere sehr typische Angst für das Kind in einem Phosphor-Zustand ist die Angst vor Gewitter. Selbst wenn es nachts schon lange nicht mehr zu den Eltern ins Bett kommt, wird es bei einem Gewitter noch den Schutz der Erwachsenen oder auch eines Geschwisters suchen – Hauptsache, es hat Gesellschaft in dieser bedrohlichen Situation.

Schon früh kann das Phosphor-Kind sich in andere hineinversetzen. Babys weinen, wenn ein Kind in ihrer Umgebung weint, gleich mit. Ein kleines Kind kann seine Mutter trösten, wenn sie krank ist, oder wenn es spürt, dass sie Kummer hat.

Das Kind hat oft Angst, dass seinen Eltern oder einem anderen Menschen etwas zustößt.

Es ist sehr empfänglich für äußere Eindrücke. Wenn es von einem schlimmen Ereignis, das anderen widerfahren ist, hört, kann es leicht erschrecken. Seine rege Phantasie tut ihr Übriges: Das Kind projiziert die dadurch erweckte Angst auf seine eigene Umgebung. Es nimmt die Geschehnisse und das Leiden anderer zu sehr in sich auf, als ob es kein innere Grenze hätte oder nicht unterscheiden könnte, was sich außen abspielt und was in ihm selbst. Was anderen passiert, hat so einen starken Widerhall in ihm, dass es scheint, es passiere ihm selbst. So ein Kind hat sehr viel Mitgefühl und lässt alles in sich hinein. Später weiß es nicht mehr, woher seine Ängste kommen und worauf genau sie sich richten. Es sind oft unbestimmte Ängste vor diesem und jenem. Phosphor-Jugendliche können sich schnell verlieben und sind, wenn sie Beziehungen eingehen, empfänglich für Liebeskummer, der aber nicht lange anhalten muss, da er schnell durch eine neue Leidenschaft in Vergessenheit gerät. In dieser Phase des Lebens mag das Kind flatterhaft erscheinen, auch hier fehlt die Abgrenzung, aber nicht die Tiefe des Gefühls. Sie sind nicht oberflächlich – was ihnen unterstellt wird – sondern sie können schnell vergessen (im Gegensatz zu anderen, z. B. zu Jugendlichen im Ignatia-Zustand).

Essen und Trinken

Manchmal kann man den Phosphor-Typ an seinem Essverhalten, seinen Vorlieben und Abneigungen erkennen. Das Kind mag lieber kalte Speisen als warme, möchte kalte Getränke und mag sehr gern Eis. Es kann alles, was kalt ist, auch sehr gut vertragen. Salziges, vor allem in Kombination mit Saurem (Essig-Salz-Gurken) mag das Kind ebenso gern wie gut gewürzte Speisen. Es hat meistens einen guten Durst, eher auf kalte Getränke. Es hat das Gefühl, dass warme Getränke nicht in der Lage sind, seinen Durst zu löschen. Wenn nötig, hängt es sich an den Wasserhahn und trinkt.

Schlaf

Das Baby wacht nachts hungrig auf. Sein Sattheitsgefühl hält nicht bis zum nächsten Morgen an, und es reagiert empfindlich auf jedes Hungergefühl. Deshalb braucht es verhältnismäßig lange noch eine nächtliche (Brust-)Milchmahlzeit. Erschwerend kommt hinzu, dass viele kleine Mahlzeiten besser verträglich sind als wenige große. Ebenso wie das Silicea-Kind kann das Phosphor-Baby nach einer größeren Menge Milch oder Brei, die es abends zu sich genommen hat, nicht einschlafen. Es bevorzugt die rechte Schlafseite und kann wegen dieser Gewohnheit eine Lieblingsseite entwickeln.

Umwelteinflüsse

- Wetterwechsel oder ein Gewitter kann Kopfschmerzen auslösen.
- Liegen auf der linken Seite kann Herzklopfen auslösen.
- Warme Getränke können Brechreiz auslösen.

Auslösende Ereignisse

* Schreck
* Kummer
* Erregung
* Starke äußere Eindrücke

Typische Erkrankungen

Bekommt das Kind einen Infekt, so neigt es am ehesten zu trockenem Husten. Daraus kann sich eine Bronchitis oder Lungenentzündung entwickeln. Beim Schnupfen neigt das Kind zu Nasenbluten, oder es kommt blutiger Schleim aus der Nase (auch bei Heuschnupfen).

Treffen diese Eigenschaften zu, dann kann man mit Recht von dem homöopathischen Mittel Phosphor erwarten, dass es den hartnäckigen, teils langwierigen trockenen Husten, den dieses Kind im Laufe einer Erkältung mit Vorliebe entwickelt, heilen kann. Ein harter Husten, eine Bronchitis oder auch eine Lungenentzündung sind die bevorzugten Reaktionsweisen dieses Kindes auf einen Infekt. Hat es bessere Abwehrkräfte, kann dieses Kind auch nur einen Schnupfen entwickeln, wobei die Absonderung aus der Nase schnell blutige Beimischungen enthält.

Das Kind im Kindergartenalter neigt auch zu Wachstumsschmerzen. Darunter ist ein Schmerz zu verstehen, der meist in den Beinen – bevorzugt in den Knochen der Unterschenkel – auftritt. Vor allem abends im Bett oder nachts klagt das Kind über diese Schmerzen, die es nicht einschlafen lassen. Das geht so einige Nächte hintereinander, danach ist wieder für einige Wochen Ruhe. Das Phosphor-Kind möchte gern abends im Bett gekrault werden, und bei den Schmerzen möchte es die Beine gerieben haben (obwohl das nicht dagegen hilft, es möchte aber gern die Zuwendung seiner Mutter).

Das Schulkind kann manchmal morgens mit einem schmerzhaften Schiefhals aufwachen.

Die Menstruation ist meist stark, macht aber sonst nicht viele Beschwerden.

Besondere Erkennungszeichen

* Lebhafter Augenkontakt, „Augenspiel" kleiner Kinder und Babys
* Durstig auf kalte Getränke
* Erschöpfung, gebessert durch kurzen Schlaf
* Mag nicht allein sein, Angst wenn es allein ist

- Leicht zu beeindrucken
- Wirkt jünger, als es seinem Alter entspricht.
- Lange, gebogene Wimpern
- Mag gern gekrault werden, ist aber sehr kitzelig.

Stärken

- Aufgeweckt, kontaktfreudig
- Mitfühlend
- Begeisterungsfähig
- Liebenswert, charmant

Schwächen

- Bleibt nicht bei sich, lebt zu sehr in den anderen.
- Verausgabt sich leicht, gibt zu viel von sich.
- Empfänglich für äußere Eindrücke. Das kann zu diversen Ängsten führen.
- Körperliche Schwachpunkte: Husten, Bronchitis-Neigung, Durchfälle

PLATIN (Platina)

Verhalten

Das Platin-Kind weiß – oder es meint jedenfalls zu wissen – dass es etwas Besonderes ist. Es spricht aber mit niemandem darüber, weil es zu Recht annimmt, dass die anderen es nicht verstehen würden. *„Niemand kann es mir ansehen, also würde es mir sowieso niemand glauben"* denkt sich das Kind. Und wozu auch anderen erzählen, dass es etwas Besonderes ist? Das Platin-Kind braucht keine Bestätigung von außen. Es weiß, dass es so ist, und das genügt ihm.

Das Leben des Platin-Menschen bewegt sich zwischen Idealismus, Sexualität und dem Ehrgeiz, als das anerkannt zu werden, was er ist. In der Kindheit befindet sich die Platin-Typologie wie in einer Schmetterlingspuppe, man kann sie nur schwer erkennen. Erst mit der Pubertät entfaltet sich die Sexualität und mit ihr auch der bisher verborgene Narzissmus. Das Kind verhält sich oberflächlich angepasst und gehorcht seinen Eltern, erkennt sie als Autoritäten innerlich aber nicht an. Es beobachtet ihren normalen Alltag, ihre Fehler und schaut still auf sie hinab. Es fühlt sich ihnen überlegen. Das kann soweit gehen, dass es glaubt, es sei eigentlich nicht das Kind seiner Eltern, es sei vielleicht adoptiert worden. Für andere Kinder würde eine Welt zusammenbrechen, wenn man ihnen sagen würde, sie seien nicht das richtige Kind ihrer Eltern – das Platin-Kind wäre vielleicht sogar erleichtert darüber. Es fühlt sich entfremdet von seiner Familie und von der Realität.

Das Empfinden von Fremdheit zeigt sich auf der körperlichen Ebene als Taubheitsgefühl in den Händen, Armen, Füßen oder Beinen oder auch im Gesicht. Das Kind schreckt nachts aus dem Schlaf mit dem Gefühl auf, seine Hand oder sein Arm seien „nicht mehr dran". Oder es kann im Wachzustand ein merkwürdiges Fremdheitsgefühl im Arm empfinden, als ob der Arm nicht zu ihm gehöre. Über diese Sinnes- oder Sensibilitätstäuschungen wird es nicht von selbst berichten, denn es weiß, dass es Täuschungen sind. Weil es diese Empfindungen schon immer hat, kommen sie ihm nicht merkwürdig vor.

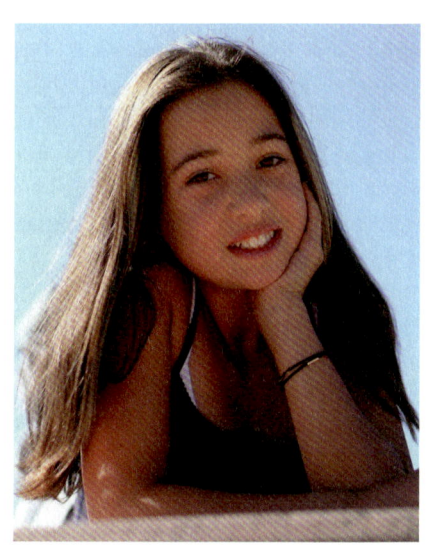

„Ich bin was ganz Besonderes.
Aber das weiß nur ich"

Als Teenager wird das Denken von der sich entwickelnden Sexualität stark beeinflusst. Das Mädchen verguckt sich in alle möglichen Männer und Jungen – älter, gleichaltrig oder jünger, von unterschiedlichstem Aussehen und sozialen Status. Es ist selbst erstaunt darüber, wen es alles attraktiv und begehrenswert findet. Spätestens seit dem 12. Lebensjahr ist es ständig in einem Status verliebter Schwärmerei. Und in seinen Phantasien durchlebt es vielleicht auch eine homosexuelle Phase. Es merkt, dass es eine hohe Anziehungskraft auf das andere Geschlecht ausübt. Dieser Umstand, der nicht nur mit seinem Äußeren, sondern vielmehr mit seiner Ausstrahlung zu tun hat, nährt und bestätigt seinen Narzissmus so sehr, dass sich von nun an die Platin-Eigenschaften deutlicher abzeichnen.

Gefühle

Sein inneres Überlegenheitsgefühl lässt den Platin-Teenager auf andere hinabsehen, ohne dass er sich dessen in vollem Maße bewusst ist. Bestimmte Personen, wie z. B. einige wenige Freunde, bilden eine Ausnahme, sie werden geradezu vergöttert. Das junge Mädchen idealisiert seinen Freund und möchte ständig mit ihm zusammen sein, alles andere ist ihm egal. Die Schule wird uninteressant, die beste Freundin fallengelassen. Sein Ideal ist die Zweisamkeit, nicht die Gruppe – und erst recht nicht die Familie. Wird dem jungen Mann so viel Liebe zuviel und er wendet sich von ihm ab, dann stürzt sich das Platin-Mädchen sofort in eine neue Liebesbeziehung. Die Platin-Jugendliche ist sehr leidenschaftlich und sinnlich und hat, wenn nicht andere Faktoren dagegen sprechen (Erziehungsfaktoren oder Abschirmung vom anderen Geschlecht, Mädcheninternat), frühe sexuelle Beziehungen. Oberflächlich gesehen mag das Mädchen flatterhaft erscheinen. Dieser Eindruck täuscht aber und spiegelt nur die Vorurteile des Betrachters. Es sind die romantischen Beziehungen, die das Platin-Mädchen sucht, es geht ihm um Sexualität mit Liebe und echter Zuneigung – es will beides.

Ein Platin-Mädchen kann sich nicht vorstellen, selbst einmal Kinder zu bekommen, denn es hasst Kinder. Sie erscheinen ihm als lästige Störenfriede, denen es nichts abgewinnen kann.

Der Hochmut hat ungünstige Auswirkungen auf die soziale Entwicklung des Platin-Teenagers. Er bleibt ein Einzelgänger, obwohl er sich einsam fühlt. Freundschaften gehen auseinander, und seine ehemaligen Freunde – übrigens auch seine Eltern – bezeichnen ihn als undankbar. Aber er versteht nicht, warum. Das Gefühl von Überlegenheit ist so eng mit seinem Ich-Gefühl verbunden, dass es ihm selbst gar nicht auffällt. Im Gegenteil, er meint, dieses Gefühl hätten andere doch sicher genauso. Er registriert nur, dass andere sich aus für ihn unverständlichen Gründen von ihm abwenden. *„Die sind nur neidisch auf mich"* ist alles, was ihm dazu einfällt.

Essen und Trinken

Das Platin-Kind ist ein Schnell-Esser. Es leert seinen Teller in der Hälfte der Zeit, den andere dazu brauchen. Wenn es langsam isst, schmeckt es ihm einfach nicht. Und so kann man es auch nicht eines Besseren belehren.

Schlaf

Platin gehört zu den Mitteln, die chronische Schlafstörungen beheben können. Allerdings muss das Mittel auf die Gesamtsymptome passen, sonst wirkt es nicht. Schlafstörungen sind beim Teenager bedingt durch Liebeskummer oder sich aufdrängende sexuelle Gedanken und Phantasien.

Umwelteinflüsse

Das Platin-Kind kann weder Schmerzen noch Hunger ertragen. Sein Drang zur Großartigkeit lässt es seine Schmerzen, seinen Hunger und überhaupt alle Erlebnisse und Empfindungen gern übertreiben.

Auslösende Ereignisse

• Enttäuschte Liebe
• Pubertät
• Kummer
• Tod eines nahestehenden Menschen oder Verlust durch Trennung

Typische Erkrankungen

• Affektive Störung des Jugendalters
• Schlafstörung
• Menstruationsstörungen
• Überempfindliche Vagina (schon das Tampon stört), Vaginismus
• Unklare Beschwerden und Missempfindungen im Unterleib

Besondere Erkennungszeichen

• Viele Liebesbeziehungen – viele Enttäuschungen
• Verstößt andere Menschen gegen ihren Willen.
• Mädchen: sinnliche, erotische Ausstrahlung
• Wechsel von sexuellem Interesse und hochfliegenden, ehrgeizigen Plänen
• Stolz und rechtschaffend
• Selbstverliebt (Narzissmus)
• Wenige, symbiotische Freundschaften
• Taubheitsgefühle ohne neurologisch fassbare Ursache

Stärken

- Leidenschaftlich und romantisch veranlagt
- Hohe Ideale: In politischer, sozialer und romantischer Hinsicht
- Sucht Partner, der emotionale Sicherheit gibt.
- Hohe schulische Leistungsfähigkeit (die nicht immer genutzt werden kann)
- Sehr hoher Ehrgeiz, sich zu verwirklichen

Schwächen

- Obsessionen, meist: Sex, Beziehungen
- Verschwendet Geld für Schmuck und Kleidung.
- Verachtet viele Menschen seiner unmittelbaren Umgebung.
- Fremdheitsgefühle, mangelnde soziale Integration

PULSATILLA

Verhalten

Pulsatilla gehört zusammen mit Calcium carbonicum, Phosphor, Silicea und Tuberculinum zu den sehr häufig verordneten homöopathischen Kinderarzneien. Ein bestimmter Kindertyp reagiert sehr gut auf Pulsatilla. Aber man

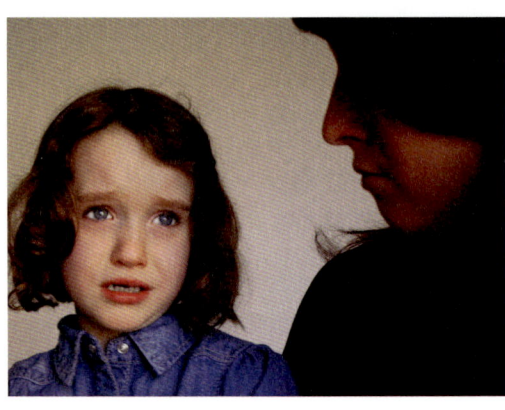

„Nah am Wasser gebaut" –

und nur Augen für Mami

sollte nicht nur nach dem Typ schauen, sondern vor allem nach den wichtigen, für das Mittel typischen Symptomen, den Leitsymptomen. Eines dieser Symptome bei Pulsatilla ist, dass das Kind sehr leicht weint. Es weint bei jeder Gelegenheit, sowohl bei Kleinigkeiten als auch scheinbar ohne Grund. Es weint, wenn es eine Frage beantworten soll oder wenn es etwas erzählt, bei Schmerz, Angst und Aufregung. Manchmal hat man den Eindruck, es weint, um getröstet zu werden, denn es liebt den Trost und die Zuwendung seiner Mutter.

Es hält sich auch am liebsten in ihrer Nähe auf, es hängt an ihrem Rockzipfel. Am liebsten sitzt es auf ihrem Schoß oder rückt seinen Stuhl ganz nah an seine Mami heran. Egal, wer noch im Raum ist – das Pulsatilla-Kind scheint sich nur für seine Mutter zu interessieren, es schaut sie unentwegt an.

Manchmal hat das Kind vor Männern, ihren tiefen Stimmen, ihren Gesichtern (evtl. mit Bart) Angst und flüchtet – natürlich – zur Mutter. So normal all das bei kleinen Kindern auch sein mag – beim Kind im Pulsatilla-Zustand ist es sehr ausgeprägt und hält vor allem weit über das Kleinkind- und Kindergartenalter hinaus an.

Schwierig wird es für dieses Kind, wenn seine enge Beziehung zur Mutter durch einen neuen Eindringling – ein Geschwisterchen z.B. – gestört wird. Es wird typischerweise noch weinerlicher und anhänglicher als zuvor. Und anstatt jetzt erste Schritte in die Selbständigkeit zu machen, wird es abhängiger von seiner Mutter. Es kann nichts mehr allein, verlernt seine schon erworbenen Fähigkeiten, fängt z.B. wieder an, nachts ins Bett zu machen, obwohl es schon trocken war. Wie konnte seine kleine, heile Welt nur so aus den Fugen geraten!

Dabei bemüht sich das Pulsatilla-Kind, ein „gutes" Kind zu sein: Anstatt frech, provozierend oder störrisch zu werden, wird es ängstlich, schüchtern, jammernd und weinerlich. Es entwickelt hysterische Züge: So jammert es und behauptet, sich wehgetan zu haben, um etwas Trost zu erhaschen, es fehlt ihm aber nichts. Das Pulsatilla-Mädchen liebt Kleider, Röcke, Kettchen, Armbänder, Haarschmuck und alles Mädchenhafte. Es ist eitel, Besitz ergreifend und teilt nur ungern.

Ständiger Wechsel der Stimmung, Lachen abwechselnd mit Weinen, wechselhafte und unbestimmte Schmerzen, selbst wechselhafter Appetit und wechselhafte Stühle sind typisch für das Pulsatilla-Kind.

Gefühle

Generell ist das Pulsatilla-Kind eher ängstlich-weinerlich und angepasst. Es will geliebt werden von seinen beiden wichtigsten Bezugspersonen – in der Regel Mutter und Vater – und opfert dieser Liebe sein Recht auf Ärger und seinen Widerspruchsgeist. Im Stillen entwickelt es aber Gefühle wie Neid und Eifersucht. Die sind in der Regel unbegründet, denn das Kind wird geliebt, genau wie seine Geschwister auch. Es hat aber das Gefühl, nicht genug zu bekommen, und möchte die Liebe nicht gern mit anderen teilen.

Das Kind leidet geradezu körperlich unter seinen Gefühlen wie Angst und Aufregung. Es hat daher häufig Bauchschmerzen, auch wenn der Arzt bei den Untersuchungen der Bauchorgane keine Ursache dafür findet. Es sind unbestimmte Bauchschmerzen, die auch das ältere Kind nicht näher beschreiben kann und die bevorzugt morgens oder abends auftreten. Tagsüber scheint das Kind davon abgelenkt zu werden, und nachts wird es in der Regel nicht davon wach. Nach dem Ort seiner Schmerzen befragt, deutet es in unbestimmter Weise auf eine Region um den Nabel herum. Dabei hat es keinen Durchfall, keine Übelkeit, muss sich nicht krümmen, kann aufrecht laufen und muss in der Regel seine Tätigkeiten nicht unterbrechen. Es ist anzunehmen, dass das Kind wirklich Bauchschmerzen hat oder zumindest ein körperliches Unwohlsein ausdrücken möchte. Dennoch sind diese Bauchschmerzen häufig, nach gehöriger Abklärung durch den Arzt, als seelisches Unwohlsein zu deuten.

Die Gefühle spielen dem Kind und auch dem Jugendlichen so manchen Streich. So ist es zum Beispiel so aufgeregt über seinen Geburtstag, dass es Fieber bekommt. In der Pubertät machen nicht nur die körperlichen Umstellungen dem Mädchen zu schaffen. Es stellen sich Ängste, Wutgefühle und die erste Verliebtheit ein, was sich in vielen körperlichen Missempfindungen oder unklaren Zuständen äußert. Doch die Beschwerden sind sehr wechselhaft: mal so, dann anders, oder auch wieder weg. Viele Gefühle drücken sich in diesem Pulsatilla-Zustand eher körperlich aus, da es den Jugendlichen leichter fällt, als darüber zu sprechen, oder weil sie den körperlichen Empfindungen mehr Aufmerksamkeit schenken. Und warum auch nicht? Meistens bekommen sie dadurch mehr Zuwendung von anderen.

Essen und Trinken

Für Pulsatilla-Kinder und -Jugendliche ist das Essen und Trinken eher kompliziert, sei es weil sie Abneigungen gegen alltägliche Nahrungsmittel haben, sei es weil sie vieles nicht gut vertragen – das ist oft nicht sicher auseinander zu halten. Jedenfalls gibt es mehr Dinge, die sie nicht mögen als Dinge, die sie mögen. Oft haben sie eine Abneigung gegen warmes Essen und warme Getränke. Sie mögen eher Kaltes; aber ihr Durst ist sowieso schon gering. Dann verweigern sie alle fetten und gehaltvollen Speisen und Zutaten wie Butter, fette Saucen, Fleisch, Gebratenes aus der Pfanne, selbst das Öl am Salat. Obst, Gebäck und Brot mögen sie auch nicht gern, und so bleibt nur noch eine kleine Auswahl übrig: Nudeln, Reis, Kartoffeln (aber bitte ohne Sauce!), einige Gemüsesorten, Joghurt und Süßigkeiten. Es gibt nur wenige Nahrungsmittel, die das Pulsatilla-Kind wirklich gern mag. Aber auch das kann sich ändern. Plötzlich mag es Butter oder Gebratenes, man fragt sich vergeblich, warum. So gibt es auch Pulsatilla-Kinder, die gern Fettiges essen, vor allem als Kleinkinder, später aber verweigern sie es.

Schlaf

Pulsatilla-Kinder schlafen gern bei Mama und Papa im Bett. Entweder wollen sie schon gar nicht in ihr Bett gehen, oder sie kommen mitten in der Nacht rüber ins Bett der Eltern. Sie möchten natürlich in den Schlaf gesungen werden oder vorgelesen bekommen, bis sie einschlafen. Und sie suchen die Nähe, aber meist nur die Hand der Mutter, denn zu nahe können sie nicht rücken im Bett, dann wird es ihnen zu warm. Auch wenn das Pulsatilla-Kind schon immer in seinem Bett geschlafen hat, wird es spätestens dann ins Bett der Eltern kommen, wenn ein Geschwisterkind geboren wurde. Dieser Wechsel im Verhalten ist sehr typisch für Pulsatilla, während andere Kinder von Anfang an nicht in ihr Zimmer wollen, ob sie nun Geschwister haben oder nicht.

Schnell ist es dem Kind zu warm im Bett, und es sucht nach kühlen Stellen oder streckt die Füße raus. Etwa ein bis zwei Stunden nach dem Einschlafen kann das Kleinkind einen Schreianfall bekommen, bei dem es sich merkwürdig verhält und sich im Gegensatz zum Tage nicht gut trösten lässt. Es handelt sich um unzureichend verarbeitete Ängste, Schreckfolgen oder andere Gefühle, die dieses leicht beeindruckbare Kind im Unbewussten gespeichert hat und die zu den Schreiattacken aus den Tiefschlaf heraus führen, wobei es schwer zu wecken ist während so einer Attacke (→Pavor nocturnus, Nachtschreck).

Umwelteinflüsse

Dem Pulsatilla-Kind ist es oft zu warm und es mag vor allem keine geschlossenen warmen Räume und keine stickige Luft, es braucht frische Luft. Seine körperlichen Beschwerden – z. B. Kopfschmerzen, Schnupfen, Husten – bessern sich draußen. Es mag widersprüchlich erscheinen, dass das Kind dennoch empfindlich auf Kälte reagiert. Wenn es z. B. kalte Füße oder einen kalten Kopf hat, kann es sich erkälten. Am liebsten bewegt es sich und spielt draußen, mit festen Schuhen und bei kühlem Wetter mit einer Mütze auf dem Kopf, da geht es ihm gut.

Heiße Sommertage und direkte Sonneneinstrahlung im Sommer kann das Kind nicht vertragen, es sucht den Schatten, spielt gern mit Wasser oder im Wald unter Bäumen. Das oft hellhäutige Pulsatilla-Kind bekommt auch schnell einen Sonnenbrand oder eine Sonnenallergie. Die Regel, kleinen Kindern an sonnigen Tagen besonders beim Spielen im Schwimmbad, am See oder am Meer einen Hut aufzusetzen, ist für das Pulsatilla-Kind sehr wichtig. Denn die Luft im Freien, das kühle Wasser und das Spiel lassen es schnell vergessen, dass die Sonne auf seinen Kopf brennt, und die ersten Anzeichen von Kopfschmerzen werden übergangen.

Auslösende Ereignisse

Einige Ereignisse, die beim Pulsatilla-Kind eine Erkrankung oder eine vorübergehende Verhaltensstörung auslösen können, wurden bereits genannt: Auf der Gefühlsebene ist es jede Aufregung, ob Kummer oder Vorfreude, aber auch Schreck oder Eifersucht auf ein Geschwisterkind, die jede denkbare Erkrankung auslösen können, vom einfachen Fieber bis zu Bauch- oder Kopfschmerzen, Asthma oder Bettnässen. Auf der eher physikalischen Ebene ist es vor allem die direkte Sonneneinstrahlung, die warmen stickigen Räume oder das Erkälten durch zu starke Abkühlung der Füße oder des Kopfes, die Schnupfen, Husten, Kopfschmerzen oder z. B. eine Blasenentzündung verursachen können.

Nachhaltiger wirken sich eine dauerhafte Anspannung oder Streit im Elternhaus und auch eine Trennung der Eltern auf die Gesundheit des Pulsatilla-Kindes aus. Dem Kind, das einige der beschriebenen Symptome oder typischen Verhaltensweisen zeigt und dabei noch unter einer Trennung und einem Verlust eines Elternteils leidet, kann oft mit dem Heilmittel Pulsatilla entscheidend geholfen werden.

Typische Erkrankungen

(Die beschriebenen allgemeinen Symptome sollten wenigstens teilweise passen.)
- Heuschnupfen
- Asthma
- Blasenentzündungen
- Bettnässen
- Unklare Bauchschmerzen
- Kindliche Migräne, Kopfschmerzen
- Nachtschreck
- Pubertät: Starke Regelschmerzen

Stärken

- Liebesbedürftiges, liebevolles, anhängliches Kind
- Mag gern getröstet werden, reagiert auf gutes Zusprechen.
- Gibt sich Mühe, möchte den geliebten Erwachsenen gefallen.
- Verliebt in Vater und Mutter
- Achtet auf sein Äußeres.
- Bewegungsfreudig an frischer Luft

Schwächen

- Kann Liebe nicht mit Geschwistern teilen oder muss das erst mühsam lernen.
- Eifersucht, auf Geschwister oder auf einen Elternteil
- Weint und jammert zu schnell, wird dann nicht mehr ernst genommen.
- Ängstlich bei Trennung, auch schon abends beim Bettritual
- Jegliche Aufregung wird nicht vertragen.
- Seelische Beschwerden werden körperlich ausgedrückt.
- Empfindlich auf Sonne, Wärme, warmes Bett, Zimmerluft
- Empfindlich auf Kälte: Füße, Kopf

SEPIA

Verhalten

Das Sepia-Mädchen – meist sind es Mädchen, obwohl dieser Azneimittel-Typ auch bei Jungen vorkommt – strebt nach Unabhängigkeit. Dieses Bestreben ist in der Säuglings- und Kleinkindphase nicht gut zu erkennen, weil die natürliche Abhängigkeit von den Erwachsenen zu groß ist und das Kind einen solchen Wunsch in sich noch nicht spüren kann. Deutlich wird das Streben nach Unabhängigkeit erst mit der Pubertät. Spätestens nach dem 12. oder 13. Geburtstag baut das Sepia-Mädchen eine gewisse Aura um sich auf, die etwas Unnahbares an sich hat. *„Rühr mich nicht an"* scheint das Leitmotiv zu sein, das es der Außenwelt signalisiert, dabei ist es meist durchaus attraktiv. Es ist freundlich, aber etwas kühl und reserviert und versteht es, andere auf Abstand zu halten.

Häusliche Routineaufgaben – Fegen, Putzen oder Abwaschen – sind dem Sepia-Mädchen ein Gräuel. Auch Babysitting, selbst für Geld, ist keine Beschäftigung, mit der man es locken kann. Wird es von seinen Eltern zu solchen Aufgaben gegen seinen Willen herangezogen, entwickelt es eine Abneigung gegen die

Familie. *„Warum lässt man mich nicht in Ruhe damit? Sogar meine Hausaufgaben mache ich lieber!"* denkt sich das Sepia-Mädchen und schmollt. Schon früh beschließt es, dass es einen Beruf ergreifen wird, der ihm Unabhängigkeit erlaubt. Kinder, Küche und Familie sind vielleicht ein notwendiges Übel, mehr aber auch nicht.

Ein junges Mädchen, das sich nicht für Familie und Kinder, ja noch nicht einmal für einen Partner interessiert, mag in früherer Zeit kaum gesellschaftliche Chancen gehabt haben und lief Gefahr, zu einer alten, „vertrockneten Jungfer" zu werden. Heute sind die Aussichten für das Sepia-Mädchen weitaus besser, denn auch Mädchen dürfen sich für Schule und Sport interessieren, sie sollen es sogar. Man darf zu Recht behaupten, dass das Sepia-Mädchen eine der ganz großen Gewinnerinnen der weiblichen Emanzipation ist. Selbst äußerlich stellt das nicht selten große und sehr schlanke Mädchen mit den ebenmäßigen Gesichtszügen, dem trainierten Körper (mit kleinen Brüsten) ein modernes Mädchen-Ideal dar, das uns mit seinem ernsten, etwas zu gleichgültigen Gesichtsausdruck aus vielen Modemagazinen als „Model" bekannt ist. Mit etwas Phantasie sieht man den Pfeilköcher der griechischen Jagdgöttin Artemis an ihrer Seite baumeln.

Gefühle

Die Gefühle sind wenig intensiv, man kann es fast als Gleichgültigkeit bezeichnen. Nur wenige Teenager interessieren sich so wenig für das andere Geschlecht wie das Sepia-Mädchen. Es hat keine Lust, sich dem „Saturday-night-fever" seiner Freundinnen anzuschließen, es geht nicht gern aus zu den Treffpunkten der Jugendlichen. Zwar tanzt es gern, aber nur für sich, nicht mit anderen. Viel lieber geht es seinen sportlichen Aktivitäten nach, denn durch die körperliche Anstrengung beim Sport fühlt es sich besser. Es ist, als ob es durch den Sport richtig lebendig würde und alle trüben Gedanken verschwinden.

Das Sepia-Mädchen kann sehr reizbar sein und mit einem gewissen spöttischen Unterton andere abkanzeln. Die hormonelle Umstellung während der Pubertät macht ihm viel aus, es kann wochenlang eine traurige, gedrückte Stimmung haben und sich zurückziehen, weil es lieber allein ist. Stört man es oder möchte man es vielleicht trösten, wird man weggeschickt. Es braucht Ruhe für sich, um sich innerlich wieder zu ordnen.

Essen und Trinken

Beim Anblick der Speisen kann dem Sepia-Mädchen der Appetit vergehen. Kaum sieht oder riecht es das Essen, schon verzieht es das Gesicht und behauptet, es habe keinen Hunger: *„Das riecht komisch"*. Es isst Spatzenportionen, nicht weil es schlank bleiben will, sondern weil es sich aus Essen nicht viel macht. Das Schlanksein ist eher ein natürlicher Nebeneffekt.

Schlaf

Das Bevorzugen der Bauchlage beim Einschlafen kann ein Hinweis auf das Mittel sein. Sepia-Kinder neigen nicht zu Schlafstörungen. Aber selbst wenn sie nachts aufwachen, dann bleiben sie in ihrem Bett. In der Regel kommen sie nicht ins Elternbett, weil sie sich in ihrem eigenen Bett am wohlsten fühlen.

Auslösende Ereignisse

- Vor, während oder nach der Menstruation
- Die Zeitspanne der Pubertät und Vor-Pubertät, vom 10. – 17. Lebensjahr
- Urlaub am Meer

Typische Erkrankungen

- Kreislaufbeschwerden während der Pubertät: Schwäche, Hitze, Ohnmacht
- Menstruationsstörungen oder -beschwerden
- Kopfschmerzen während der Menstruation
- Unklare Bauchschmerzen im Unterleib vor dem Eintritt der Menarche

Besondere Erkennungszeichen

- Körperliche Anstrengung bessert die Beschwerden.
- Neigung zu Ohnmacht während der Menstruation
- Fluor bei jungen Mädchen, vor oder nach der Menstruation
- Fluor bei Kindern oder vor der Menarche
- Ekelt sich vor dem Essen.
- Empfindlicher Geruchssinn, vor allem bei Geruch von Speisen
- Haarflaum über der Oberlippe bei Mädchen
- Stärker behaarte Beine oder Arme bei Mädchen

Stärken

- Schule: meist gute Leistungen
- Sportlich, mag körperliche Aktivität.
- „Cooler" Teenager, verwickelt sich kaum in Gefühle.
- Durchschaut andere, klarer Kopf

Schwächen

- Kreislaufschwäche
- Hormonelle Fehlregulationen
- Pubertäre Entwicklung macht Beschwerden.
- Insgesamt wenig Gefühle für andere

SILICEA

Verhalten

Der erste Eindruck lässt das Silicea-Kind schüchtern erscheinen. Aber es wirkt keineswegs ängstlich, sondern eher „bedacht". Kaum ist es aufgetaut, sieht man ein freundliches Kind mit guter Konzentration auf sein Spiel, ohne dabei viel zu sprechen. Ruhig und besonnen baut es sich seine Spielwelt auf, die sowohl prächtig – da jedes vorhandene Spielzeug mit einbezogen wird – als auch sehr geordnet wirkt. Sein Spiel reflektiert sein inneres Bild der Welt: ein idealtypisches, heiles, etwas starres Bild der Dinge, in dem für Chaos und Zerstörung kein Platz ist.

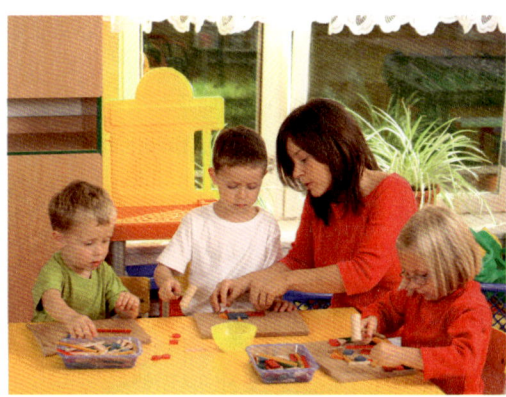

Geordnetes Spiel, geordnetes Weltbild:
Kein Platz für Chaos und Zerstörung

Jeder neue Entwicklungsschritt, z. B. der Übergang in den Kindergarten, bringt für das Silicea-Kind ein wenig Unordnung in sein Leben, und es zieht sich schüchtern in sein Schneckenhaus zurück, aber nicht lange. Bald schon streckt es zaghaft seine Fühler wieder aus, um die neuen, positiven Anregungen in sich aufzunehmen.

Das Kind ist leicht zu führen und zu überzeugen, dass dieses und jenes vernünftig ist. Es verinnerlicht die Leitsätze seiner Eltern und verankert sie fest in seinem Herzen. Kommt jemand daher und ist anderer Meinung, dann wird es nicht laut herausdröhnen und widersprechen. Es kann sich anpassen, hält aber insgeheim an seinen Überzeugungen fest. Insgesamt eher unauffällig, kann es doch durch eine der folgenden Eigenschaften auffallen:

• Ordentlich, räumt gut auf, schneidet sorgfältig aus, malt sorgfältig.

• Schreckhaft bei lauten Geräuschen

• Wenn es weint, sollte man es in Ruhe lassen, Trost lehnt es ab.

Das körperlich gesunde Silicea-Kind hat keine Probleme in der Schule und kommt bei den Lehrern gut an. Denn es ist ordentlich, strebsam und meistens intelligent. Allerdings kann es auch noch im Schulalter unter seiner Infektanfälligkeit leiden, wodurch seine Leistungsfähigkeit beeinträchtigt wird.

Entwicklung

Das Kind im Silicea-Zustand ist häufig ein Spätstarter, ebenso wie das Calcium-Kind. Es kommt vor, dass ein Silicea-Kind spät laufen lernt – jenseits des 18. Lebensmonats. Öfter findet sich aber eine verspätete und schwierige Zahnung. Das erste Zähnchen zeigt sich erst nach dem 10. oder sogar 12. Monat, und der gesamte Vorgang der Zahnung ist langsam, mühsam und von vielen Beschwerden begleitet. Oft ist das Kind während der ganzen Zahnungsperiode, also etwa vom 8. Monat bis zum 2. Lebensjahr, krank und unleidlich.

In einer so wichtigen Entwicklungsperiode wie am Ende des ersten und im gesamten zweiten Lebensjahr hat das Silicea-Kind ständig mit Infekten zu kämpfen. Ihm steht nicht die volle Kraft für seine normale Entwicklung zur Verfügung. Es schläft nachts schlecht und ist tagsüber aus dem Rhythmus, es hat wenig Appetit und ist mäkelig mit dem Essen. Es ist vielleicht schon von Anfang an ein zarter Säugling gewesen – aber selbst bei anfangs kräftigen Kindern ist im 2. Lebensjahr die Gewichtszunahme eher schleppend. Die Kinder wirken sehr zart und haben wenig Durchhaltevermögen.

Dazu kommt noch der unglückliche Umstand, dass das Silicea-Kind Impfungen, denen es in diesem Zeitraum ja häufig ausgesetzt ist, nicht gut verträgt. Es kann danach schlechter schlafen, ist dauerhaft verstimmt und infektanfällig.

Natürlich kann auch nur eines dieser aufgezählten Symptome zutreffen. Durch die Kombination der schwierigen, langsamen Zahnung mit den Impfreaktionen und Infekten nach Impfungen kann es zu einer so starken Infektanfälligkeit kommen, dass die gesamte Entwicklung ins Stocken gerät.

An dieser Stelle kann eine Gabe Silicea C 200 das Gleichgewicht wieder herstellen: Die Infekte hören auf, das Kind schläft wieder besser, der Appetit kehrt zurück, und es kann sich wieder seinen Entwicklungsaufgaben zuwenden. Es holt nicht nur rasch auf, sondern ist bald seinen Altersgenossen sogar etwas voraus, weil dieses Kind unter günstigeren Umständen rasch lernt und die ihm angebotene geistige und substantielle Nahrung gut aufnehmen kann. Es ist eigentlich kein echter Spätentwickler, sondern wird oft nur durch seine Empfindlichkeit und Anfälligkeit zeitweise zurückgeworfen.

Als Kleinkind kann das Silicea-Kind ein recht typisches Aussehen entwickeln: Der Kopf ist groß, der Körper eher mager, und der Bauch steht vor, weil er gebläht ist. Es kommt oft vor, dass das Kind stark am Kopf schwitzt, vor allem nachdem es eingeschlafen ist. Die Haare und sogar das Kopfkissen können nass sein vom Schweiß. Besonders typisch ist, dass der Kopfschweiß säuerlich riecht. Der Kragen des Schlafanzugs riecht nach Essig.

Eine Entwicklungsverzögerung des Knochenwachstums lässt sich beim Silicea-Kind an den nur sehr langsam schließenden Fontanellen erkennen. Die Fontanelle ist jenseits des ersten Geburtstags noch sehr groß und hat sich mit 18 Monaten noch nicht geschlossen.

Essen und Trinken

Der Silicea-Säugling kann von Anfang an Probleme mit der Ernährung haben. Das beginnt schon damit, dass er die Milch der Mutter ablehnt, weil sie ihm nicht schmeckt oder weil er sie nicht verträgt. Aber auch mit der Flaschennahrung bleibt das Wachstum gelegentlich hinter den Erwartungen zurück. Es scheint, als könne das Kind die Nahrung nicht richtig aufnehmen. Das führt oft zu einem zarten Körperbau mit dünnen Armen und Beinen, aber einem dicken, geblähten Bauch. Manche Kinder entwickeln durch die Aufnahmestörung der Nahrung im Darm seltsame Gelüste: Sie essen Blumenerde, Sand oder Papier. Bei diesem Verhalten muss geklärt werden, inwieweit ein versteckter Mangelzustand vorliegt – z.B. ein Eisenmangel. Dieser tritt besonders leicht auf, wenn das Kind eine Abneigung gegen Fleisch hegt – was bei einem Silicea-Kind durchaus der Fall sein kann.

Während andere Kinder – z. B. das Lycopodium-Kind oder das Phosphor-Kind – nachts Hunger haben und deshalb als Baby oft aufwachen und schreien, erwacht das Silicea-Kind, weil es nachts Durst hat. Wasser oder ungesüßter Tee sind ihm hilfreicher als eine Milchmahlzeit, die es sowieso nicht so gut verträgt.

Schlaf

Während viele Kinder nach einer sättigenden Mahlzeit gut und lange schlafen, gilt das nicht für das Silicea-Kind. Es hat zuviel mit der Verdauung zu tun, als dass es ruhig schlafen könnte – entweder es schläft gar nicht oder sehr unruhig mit einem vollen Magen. Gerade bei Silicea-Babys, die die Muttermilch nicht gut vertragen, kann es durch das gut gemeinte Stillen abends oder nachts zu Unruhe und Schlafstörungen kommen.

Umwelteinflüsse

Das Kind fröstelt leicht und ist empfindlich gegen Kälte. Die Füße sind meist kalt – manche Kinder dieses Typs können abends im Bett ohne Wärmflasche oder Socken nicht einschlafen. Ist bei Mädchen, die Silicea brauchen, die Menstruation eingetreten, frieren sie oft schon vor oder auch während der Menstruation mehr als sonst. Durch kalte Füße oder den Aufenthalt im Freien im Winter oder Herbst ohne Mütze kann das Kind krank werden.

Auslösende Ereignisse

- Impfungen
- Kalte oder nasse Füße, Kälte am Kopf
- Überanstrengung
- Muttermilch unverträglich
- Nach dem Schwitzen zu schnell abgekühlt
- Teenager hat schweißstoppende Mittel benutzt (Unterdrückung von Schweiß).
- Zahnung

Typische Erkrankungen

Manchmal erkennt man einen Säugling, der Silicea braucht, auch daran, dass er ständig ein tränendes Auge hat. Das liegt nicht an einer Bindehaut-Entzündung, sondern an einem noch nicht ganz durchgängigen Tränenkanal. Das Auge ist nicht gerötet, tränt aber ständig, ohne eigentlich Beschwerden zu machen. Der Arzt diagnostiziert eine Verengung des Tränenkanals. Dieses Symptom spricht häufig gut auf Silicea an. Ein anderes Mittel, das in Frage kommt, ist Calcium carbonicum.

Vor allem im Kindergarten ist das Kind der Übertragung von Infekten ausgesetzt, jedoch ist die Anfälligkeit nicht bei jedem Kind gleich. Das Silicea-Kind gehört zu den sehr infektanfälligen Kindern, es neigt zu wiederkehrenden Ohren- oder Halsentzündungen und zu Dauerschnupfen. Seine Infekte neigen zu einem Verlauf, der selbst den zurückhaltend verschreibenden Arzt immer wieder zu einem Antibiotikum greifen lässt, weil es dem Kind sehr schnell schlecht geht. Es bekommt zwar nur wenig Fieber, aber sein Kräfte schwinden rasch, die Ohrentzündungen oder Mandelentzündungen werden eitrig. Es ist also nicht verwunderlich, wenn dieses Kind mehrmals hintereinander im Winter ein Antibiotikum nehmen muss – was seine Anfälligkeit allerdings nicht bessert, eher im Gegenteil.

Wenn Silicea auch gut auf die örtlichen Symptome passt, kann es einem solchen Kind sehr gut tun. Es kann herausführen aus dem Teufelskreis der Infekte, gibt dem Kind aber nicht nur mehr Widerstandskraft, sondern auch eine bessere seelische Stabilität, mehr Selbstvertrauen und Zufriedenheit im Spiel. Das Immunsystem funktioniert wieder, das Kind ist wieder mit sich im Reinen.

Das Kind im Silicea-Zustand kann als Säugling und Kleinkind auch sehr verstopft sein. Es handelt sich um eine Schwäche, den Stuhl herauszupressen. Der Stuhl guckt schon heraus, aber schlüpft wieder zurück. Er kann auch zu fest sein. Im typischen Fall ist der Stuhl aber normal und kommt trotzdem nicht heraus, weil das Kind nicht stark genug pressen kann. Manchmal hat es aufgrund der ungenügenden Entleerung das Gefühl, es sei nicht fertig und macht immer wieder einen neuen Anlauf. Das kann sogar dazu führen, dass sich ein Teil des inneren Darmes nach außen kehrt.

Bei Kindern im Trotzalter, also zwischen dem 18. Monat und dem 4. Geburtstag, kann es schwierig sein, eine echte, durch primär körperliche Faktoren bedingte Verstopfung von einer „Trotz-Verstopfung" zu unterscheiden. Denn die Mehrzahl der Kleinkinder im Trotzalter hat keinen primär körperlichen Grund für ihre Verstopfung, sondern eine psychisch bedingte (funktionelle) Entleerungsstörung. Das kann beim Silicea-Kind zusätzlich auch eine Rolle spielen. Bei dieser Verstopfung des Kindes im Trotzalter kommt es aufgrund verschiedener Faktoren zu einer Störung im Zusammenspiel der Muskulatur bei der

Stuhlentleerung. Der Darm gibt das Signal, dass er voll ist und der Stuhl jetzt heraus möchte. Das Kind spürt den Stuhldrang, aber anstatt den Stuhl herauszulassen – dafür muss es ja seinen Schließmuskel am After loslassen, entspannen – macht es den Schließmuskel zu, kneift mit aller Kraft die Pobacken zusammen und verhindert, dass der Stuhl austreten kann.

Viele Faktoren können zu einer solchen Funktionsstörung führen: Psychische Faktoren können genauso eine Rolle spielen wie körperliche, aber meist ist der Stuhl durch das zu lange Warten im Enddarm hart. Es bildet sich im schlimmsten Fall sogar eine Stuhlsäule im Darm, die man durch die Bauchdecke tasten kann. In einem solchen verfahrenen Zustand hilft als Erste Hilfe-Maßnahme die Gabe eines laktulosehaltigen Saftes, der leicht abführend wirkt (→Verstopfung). Doch wirkt der Saft nicht auf Dauer, weil diese Art der Kleinkind-Verstopfung nicht in erster Linie körperlich bedingt ist.

Ruhe, Geduld, möglichst wenig Beachtung des Phänomens sind die besten Ratschläge, die man den Eltern geben kann. Das ist erstmal nicht leicht zu befolgen, weil man mit ansehen muss, wie sich das Kind mit seinem Häufchen quält. Dazu kommen die Befürchtungen der Eltern, es könne sich vielleicht um eine ernsthafte gesundheitliche Störung handeln. Eine Ultraschalluntersuchubg des Bauches beim Kinder- oder Hausarzt kann klären, dass es sich nicht um eine gefährliche Störung der Darmfunktion handelt.

Ab und zu helfen ein warmes Bad und eine Gabe des laktulosehaltigen Saftes. Keinesfalls sollten körperliche Manipulationen – wie z. B. Ausräumen des Enddarmes – erfolgen, weil das zu einer dauerhaften Traumatisierung des Kindes führt, die sich bis ins Erwachsenenalter als bleibende Verstopfung auswirken kann.

Die beste, eleganteste Lösung dieser Darmfunktionsstörung ist die homöopathische Behandlung. Es gibt dafür verschiedene homöopathische Mittel, Silicea ist nur eins davon.

Besondere Erkennungszeichen

- Blutschwämmchen bei Babys
- Wiederkehrende Furunkel, die harte Knoten hinterlassen
- Narbenkeloid (dickes, weißliches, verhärtetes Narbengewebe)
- Schweißneigung: Kopf, Hände, Füße
- Babys: Verengung des Tränenkanals, laufendes Auge
- Kleinkind: mehrmals wiederkehrendes Gerstenkorn am Lid
- Knochen zu weich, Morbus Scheuermann

- Ganglion an der Hand
- Fremdkörper unter der Haut wird eingeschlossen, nicht ausgetrieben.
- Kleinkind: dicker Bauch, großer Kopf, dünner Leib

Stärken (eher im geistigen Bereich)
- Ordentlich, gewissenhaft
- Gut organisiert
- Strebsam
- Meist freundlich, gut gelaunt
- Spielt sehr schön, kann gut allein spielen.

Schwächen (eher im körperlichen Bereich)
- Zu wenig Lebenswärme, fröstelig
- Zu wenig Durchhaltekraft, schnell erschöpft
- Sehr anfällig für Infekte, verkühlt sich leicht.
- Neigt zu Komplikationen bei Infekten: Eiterbildung, Abszessbildung.
- Oft zu schüchtern
- Verträgt Impfungen nicht gut.
- Knochen- und Zahnungsprobleme

STAPHISAGRIA

Verhalten

Das Staphisagria-Bild ähnelt einem Zustand, in den ein Kind nach der Trennung seiner Eltern oder durch eine dauerhaft belastende soziale Situation geraten kann. Das Mittel kann also wie Ignatia (→Ignatia) nützlich sein, um seelische Wunden zu heilen, wie sie durch Kummer oder herunter geschluckten Ärger entstehen können. So wie das Ignatia-Kind unter stillem Kummer leidet, leidet das Staphisagria-Kind unter stillem Zorn und heimlicher Entrüstung, z. B. weil seine Interessen bei der Trennung der Eltern nicht ausreichend berücksichtigt wurden, oder weil es sich ständig über Mitschüler oder ältere Geschwister ärgern muss. Es kann sich nicht wehren, weil es sich in einer unterlegenen sozialen Position befindet oder andere, die stärker sind, sich über seine Interessen hinwegsetzen.

Bei Teenagern kann Staphisagria auch ein wichtiges Mittel bei Beschwerden durch Liebeskummer sein, vor allem dann, wenn der Kummer mit einer sozial kränkenden Situation verbunden ist (z. B. wenn ihm ausgerechnet vom besten Freund oder vom eigenen Bruder die Freundin ausgespannt wurde). Andere würden vielleicht eine Riesenszene machen, nicht aber der Staphisagria-Teenager: Er dreht sich einfach um, geht und schluckt seinen Zorn über die erlittene Demütigung herunter. In der Folge kommt es dann zu körperlichen Beschwerden. Der Jugendliche im Staphisagria-Zustand neigt dazu, sich in eine Phantasiewelt zu flüchten und ist eventuell gefährdet durch zu häufiges und zu langes Spielen am Computer. Da er diese Tätigkeit bis in die späte Nacht ausdehnt, ist er tagsüber schläfrig und geistesabwesend. Bei einem suchtartigen Gebrauch des Computers helfen nicht nur Staphisagria, sondern auch andere Mittel (→ Calcium carbonicum). Es handelt sich meistens um schüchterne oder schweigsame Jugendliche, die einen Teil der sozialen Interaktion mit Gleichaltrigen durch den Computer ersetzen. Erziehungsmaßnahmen wie strikte Zeitbegrenzung von Computerspielen sind sehr wichtig.

Gefühle

Das Staphisagria-Kind hat eine große oder aber viele, sich kumulierende kleinere Kränkungen erlitten. Vielleicht ist es noch zu klein, um sich mit Worten zur Wehr zu setzen, aber auch dem Schüler oder Teenager fehlen die Worte, sobald seine Gefühle erregt sind. Er geht in sein Zimmer und wirft dort die Kissen an die Wand. Oder er sieht einen Gegenstand, der der Person gehört, die ihn geärgert hat, und wirft ihn auf den Boden. Meistens sind es aber irgendwelche unzerbrechlichen Dinge, die er wirft, denn er möchte nichts kaputt machen. Das Werfen scheint eine besondere Art zu sein, seine Wut abzureagieren. Allerdings reicht diese „Kissenschlacht" dafür nicht aus, und so bleibt ein Teil der Wut übrig und macht das Kind krank.

Bei Staphisagria ist es oft die Harnblase, die reagiert: Das Kind oder das junge Mädchen „weint über die Blase". Das heißt, es wird einen sehr häufigen Harndrang verspüren, der mitunter auch schmerzhaft werden kann und in einer Blasenentzündung endet. Bei jungen Frauen kann der erste Geschlechtsverkehr eine Blasenentzündung zur Folge haben.

Es gibt auch die Möglichkeit, dass sich der Zorn über erlittenes Unrecht so anstaut, dass er sich in einem heftigen Wutanfall entlädt. Dieser Wutanfall kann durch irgendeine Kleinigkeit ausgelöst werden, sie ist nur der Tropfen, der das Fass zum Überlaufen bringt.

Gibt es aber gar kein Ventil für teils über Jahre angestaute Wut, dann kann ein einziger neu hinzu kommender Kummer oder eine Kränkung eine Katastrophe auslösen: Der Jugendliche (meist sind es junge Männer) begeht Selbstmord – ein leider bei Jugendlichen gar nicht so sehr seltenes Ereignis.

Essen und Trinken

Das Kind kann eine ausgeprägte Abneigung gegen Milch entwickeln.

Schlaf, Träume und Sexualität

Der Staphisagria-Zustand ist bei einem Kind oder Jugendlichen nicht immer leicht zu erkennen, weil sich seine Gefühle innerlich abspielen und eine gedrückte depressive Stimmung schleichend, fast unmerklich von ihm Besitz ergreift. Ein Zeichen, an dem man das erkennen kann, ist der schlechte Schlaf von Schulkindern und Teenagern. Wieder ist es der geschluckte, unterdrückte Ärger oder bei Jugendlichen eine stille Verliebtheit, die ihn nicht einschlafen lässt. Um überhaupt einschlafen zu können, muss er masturbieren. Danach kann er ein wenig schlafen, bis er aufwacht und wieder masturbiert. Die sexuelle Erregung lenkt ihn von seinen Sorgen und Nöten ab, deshalb wird sie als Einschlafhilfe genutzt. Er hat nicht genug Energie, um mit zu wenig Schlaf über den Tag zu kommen und ist deshalb tagsüber schläfrig und unkonzentriert. Durch allgemeinen Schlafmangel fällt er unmittelbar nach dem Einschlafen in einen Traum. Träume von verliebten Staphisagria-Jugendlichen sind oft erotisch und angenehm. Der Jugendliche kann sich derart in seine eigene, verliebte Welt hineinsteigern, dass seine Phantasien ein Eigenleben bekommen und er in der Realität tatsächlich davon behindert wird. Seine Erregung ist so groß, dass er sich gar nicht traut, das begehrte Mädchen anzusprechen, geschweige denn, sich ihm zu offenbaren.

Auslösende Ereignisse

• Kränkung

• Liebeskummer

• Entrüstung, geschluckter Ärger

• Tod eines nahen Angehörigen

• Trennung der Eltern

• Nach einer Operation am Unterleib (Blinddarm) oder an den Genitalien (Entfernung der Vorhaut: Beschneidung)

• Bei weiblichen Teenagern: Der erste Geschlechtsverkehr

Typische Erkrankungen
- Blasenentzündung
- Reizblase (muss ständig auf die Toilette)
- Schlafstörung mit Masturbation

Besondere Erkennungszeichen
- Weint, wenn angesprochen
- Tagsüber schläfrig
- Neigung zu Unfällen
- Opfer von Mobbing
- Computersüchtig (chatroom, Spiele)

STRAMONIUM

Verhalten

Ein Kleinkind, das Stramonium als Heilmittel braucht, hat meist mehrere Symptome im geistigen Bereich, die es für einen kurzen Augenblick wie „durchgedreht" erscheinen lassen. Sei es, dass das Kind nachts aus dem Schlaf heraus schreit und nicht ansprechbar ist, sei es, dass es beim Toben mit anderen die Kontrolle verliert und zubeißt, sei es, dass es in einem vollen Kaufhaus oder Kino ohne Vorwarnung wegläuft – das Kind hat selbst später keine Erklärung für sein Verhalten und kann sich mitunter nicht mehr daran erinnern. Alles deutet darauf hin, dass es einen „Aussetzer" hatte. Typisch ist, dass diese kurzen Aussetzer plötzlich eintreten und wie in einem Affekt einem vehementen Impuls folgen, der außerhalb des normalen Bewusstseins zu liegen scheint. Dazwischen ist das Kind aber ganz normal und hat keine Verhaltensauffälligkeiten. Wut oder Angst bemächtigen sich des Kindes in archaischer Art und Weise. Die Eltern beobachten, dass das Kind immer wieder bei Spaßkämpfen plötzlich und heftig beißt, tritt oder schlägt und andere verletzt. Dafür bekommt es natürlich die Quittung: In der Schule oder im Kingergarten hagelt es Beschwerden und seine Freunde wollen nicht mehr mit ihm spielen. Befragt man es später zu seinem Verhalten, weiß es nichts dazu zu sagen und zuckt mit den Schultern. Oder es erinnert sich nur an das, was die anderen gemacht haben, aber nicht an seinen „Ausraster", der dazu in keinem vernünftigen Verhältnis stand. Es kann keine Reue zeigen.

Wenn es älter wird, kann es passieren, dass es sich mit seinen Impulsen identifiziert und sie gar nicht mehr bekämpfen will, sondern immer offener auslebt. Es macht aus seinen Schwächen eine Art Sport, will anders sein, sich nicht mehr in die geltenden sozialen Regeln integrieren. Dabei wirkt es äußerlich angepasst, nur innerlich kultiviert es eine ganz andere Seite seiner Person. Es sucht Gefahr, stiftet andere an, verbotene Dinge zu tun. Wird es bestraft, scheint ihm das nichts auszumachen, es ist gleichgültig dagegen. Es kann mutwillig Dinge zerstören. Wenn es sie bezahlen muss, beklagt es sich nicht, aber es nützt auch nichts. Es scheint, als gehe es unbeeindruckt von allen Verboten und Regeln seinen Weg: ein trauriger, einsamer Wolf, der immer wieder andere unvermittelt angreift oder auf Beutezüge geht. Leider zeigt es im späteren Alter kaum noch Gefühle.

Mit oder ohne besondere Veranlassung fängt das Kleinkind plötzlich an zu stottern. Die Sprache kann hastig, undeutlich und sogar unverständlich sein, was dem Kind aber nicht viel auszumachen scheint. Besonders in den Frühstadien des Stotterns und bei Stottern nach einem großen Schreck kann Stramonium einen solchen Sprachfehler früh und rechtzeitig korrigieren.

Gefühle

Das Stramonium-Kind wird von sehr intensiven Gefühle erfasst, die wie ein Wirbelsturm über das Kind hereinbrechen und seinen Kopf ausschalten. Berüchtigt sind die intensiven Wut- und Tobsuchtsanfälle, bei denen es schreien, sich auf den Boden werfen, beißen, treten, andere beschimpfen oder Dinge zerstören kann. Aber auch ein gezielter Angriff auf andere ist möglich, bei dem es Geschwistern, Freunden oder Eltern ins Gesicht kratzt. Das Kind kann dabei wirken, als sei es in einem Delirium – es ist auch nur bedingt ansprechbar in einem solchen Zustand.

Ähnlich intensiv wie die Wut kann auch die Angst ausgeprägt sein, vor allem die Angst vor der Dunkelheit. Das Kind sieht im Dunkeln unheimliche schwarze Gestalten und andere eingebildete bedrohliche Dinge. Sogar ältere Kinder oder Jugendliche können große Angst bekommen, wenn sie nachts allein sind, kleine Kinder halten es allein im Zimmer im Dunkeln nicht aus. Sie springen aus dem Bett, flüchten zu den Eltern oder bleiben wie angewurzelt in einer Ecke stehen, starren in die Dunkelheit und schreien. Typisch ist das angsterfüllte Starren in die Luft, als ob das Kind dort etwas sieht (das nicht da ist), im Fieber, nach dem Erwachen oder einfach während eines Anfalls von Angst, in den sich das Kind hineingesteigert hat.

Außerdem kann das Kind Angst vor Hunden haben, ohne dass es jemals von einem Hund belästigt oder gar gebissen wurde.

Schlaf

Im Dunkeln kann das Kind nicht einschlafen, es braucht ein möglichst helles Licht. Ein bis zwei Stunden nach dem Einschlafen kann das Kleinkind schreiend erwachen, verwirrt in die Luft starren, wobei es seine tröstende Mutter nicht erkennt. Es kann dabei Berührungen abwehren oder sich auch ängstlich anklammern, beides ist möglich (→ Nachtschreck). Oder das Kind hat vielleicht Alpträume, die aber etwas später, meist mitten in der Nacht auftreten und die es aufschrecken oder zumindest aufwachen lassen. Nach den Träumen ist das Kind aber ansprechbar und sucht den Trost seiner Eltern (im Gegensatz zum Nachtschreck).

Umwelteinflüsse

Am Tag, bei Licht und in Gesellschaft fühlt sich das ängstliche Stramonium-Kind am ehesten wohl. Wenn es zu eng wird, in kleinen, engen, vollen Räumen, oder wenn das kleine Kind umringt ist von Erwachsenen, tritt es die Flucht an. Manche Kinder haben Angst vor Wasser, nicht beim Baden oder Duschen, sondern beim Planschen oder Schwimmen im Schwimmbad oder im Meer.

Auslösende Ereignisse

Es kann manchmal vorkommen, dass ein Kind nach einer Operation an den Mandeln, den Polypen oder am Ohr für kurze Zeit in einen Stramonium-Zustand gerät. Meist hält das nicht länger an als einige Wochen oder Monate. Das Kind bekommt plötzlich Wutanfälle, die es vorher nicht hatte: Es beißt oder schlägt seine Geschwister ganz unvermittelt nach einer kleinen Frustration, oder es kann große Angst in der Dunkelheit oder beim Alleinsein entwickeln. Heftiger Schreck oder Angst kann im Kind ebenfalls Stramonium-Symptome auslösen. Kinder, die bereits in einem Zustand sind, der nach Stramonium verlangt, können als hyperaktiv eingeschätzt werden und Methylphenidat erhalten. Auch wenn das erst einmal gerechtfertigt erscheinen mag, können höhere Dosen des Medikaments bei diesen Kindern delirante Zustände auslösen, gekennzeichnet durch übertriebene ängstliche und wirre Phantasien bis zu wirklichen Halluzinationen, in denen z. B. schwarze Krabbeltiere gesehen werden.

In so einem Fall muss das Medikament natürlich verringert oder besser ganz abgesetzt werden.

Erkennungszeichen

* Nachtschreck, schreit wie im Delirium.
* Sieht im Fieber eingebildete Tiere, Insekten oder schreit im Fieber.
* Heftigste Wutanfälle mit Schlagen, Beißen, Reißen, Kratzen, Zerstören
* Große Angst im Dunkeln
* Furcht, nachts allein zu sein
* Furcht, wenn es zu eng wird
* Kann sich in seiner Angst Dinge einbilden, die es dann „sieht" und „hört".
* Muss laufen, sogar rennen.
* Redet ununterbrochen, hastig, stotternd.

Typische Erkrankungen

* Delirium im Fieber
* Verhaltensstörungen bei Kindern mit starker Wut oder Angst
* Pavor nocturnus (Nachtschreck)
* Stottern
* ADHS

SULFUR

Verhalten

Die meisten Kinder, die Sulfur für eine Erkrankung oder eine Infektanfälligkeit als Heilmittel brauchen, machen einen fröhlichen, unkomplizierten Eindruck. Sie sind selbstsicher und extrovertiert, sprechen wie selbstverständlich mit Fremden und behandeln den Erwachsenen eher wie einen Kumpel und nicht wie eine Autoritätsperson. Außerdem sind sie neugierig auf alles, was mit Technik zu tun hat, und verstehen schnell, wo der Knopf zum Anschalten ist. Das Kleinkind hat noch keine Beziehung zu Besitz und verschenkt gern ein Spielzeug, um mit dem Beschenkten Kontakt aufzunehmen. Das Schulkind hat dagegen schon ein gutes Gefühl für materielle Werte und rechnet am liebsten, wenn es um Geld geht. Es kann schon Preisvergleiche anstellen und günstige kleinere Käufe tätigen.

Die Eltern dieser Kinder mögen es als anstrengend empfinden, dass sich das Sulfur-Kind ungern waschen lässt und auch noch als Jugendlicher um Dusche oder Badewanne am liebsten einen großen Bogen macht. Es findet das Waschen und Saubersein unangenehm, viel wohler fühlt es sich in seiner ungewaschenen Haut. Weil der Sulfur-Jugendliche aber gern eine intelligente Begründung für sein Verhalten abgibt, wird er schnell eine gute Theorie aus dem Hut zaubern, warum das Waschen ungesund sei oder warum mit Wasser sparsam umgegangen werden müsse. Das Äußere ist dem Sulfur-Kind egal, die Sachen müssen nur robust und praktisch sein, denn es macht sich recht gern dreckig und nimmt dabei keinerlei Rücksicht auf die Kleidung. Allein schon deshalb sind ihm saubere oder feine Sachen zum Anziehen nicht angenehm, weil man sie ja sauber halten müsste. Der Jugendliche macht gern eine Philosophie daraus, warum man eher zu weite als zu enge Kleidung tragen sollte, und warum es egal ist, ein ungleiches Paar Socken

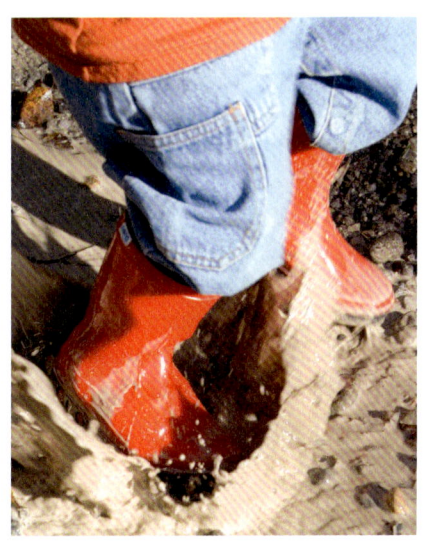

Dreckspatz-Philosophie:
„Waschen ist ungesund"

zu tragen. Um eine gute Ausrede ist dieser Typ nie verlegen – zum Beispiel, warum das Zimmer-Aufräumen wieder mal verschoben werden muss. Ordnung sieht der Sulfur-Jugendliche nicht im Äußeren. Er hat eine eigene Vorstellung von Ordnung, die viel damit zu tun hat, dass er selbst wiederfinden kann, was er sucht, und dass er weiß, wo alles liegt. Deshalb darf auch keiner sein Zimmer aufräumen – was auch mit der Abneigung gegen Einmischung von außen zu tun hat. Das Sulfur-Kleinkind will alles selbst machen und wehrt jede Hilfe vehement ab: *„Ich, ich will das machen!"*

Schon das Kind geht gern auf Flohmärkte, wo es seine Sachen verkaufen und damit ein zusätzliches Taschengeld verdienen oder auch günstig ein Schnäppchen erstehen kann. Das Sulfur-Kind ist fasziniert von Sonderangeboten und altem Gerümpel, auch von Schrott. Andererseits kann es mit sicherem Gespür auch die wertvollen von den wertlosen Dingen unterscheiden. Aber Sachen einfach wegwerfen, dafür ist es nicht zu haben. Entweder man behält es, verschenkt es (großzügig!), oder man bekommt noch ein wenig Geld dafür. Das Kind und auch der Jugendliche ist sich seiner Stärken wohl bewusst, und sein Sinn für Technik, sein Gespür für materielle Werte und seine praktische Begabung, gepaart mit einer guten Portion Intelligenz, lassen es schnell in eine überlegene Rolle schlüpfen. Diese Kinder nehmen häufig die Planung und Ausführung eines Spiels in die Hand, den anderen Beteiligten weisen sie ihre Mitspielerrolle zu und zeigen frühe Führungsqualitäten. Da sie sich ihrer Begabung bewusst sind, schauen sie auf andere hinab, die weniger Durchblick haben. Es handelt sich aber um eine selbstbewusste, realitätstreue Eigenliebe und nicht einfach um eine Einbildung oder eine Hochstapelei.

Gefühle

Das Sulfur-Kind hat wenig Ängste und Befürchtungen. Es ist im Gegenteil sogar meist fröhlich und neigt manchmal zu Albernheiten und Streichen, kleinen Mogeleien, Tricks und Rätseln, mit denen es die Intelligenz der anderen herausfordert. Es spielt gern Karten, Mühle, Schach, es spielt um kleine Geldsummen und freut sich unverhohlen über seinen Gewinn. Seine Art, Freude und Stolz zu zeigen, hat manchmal etwas Naives an sich. Da der Jugendliche schon früh zum Philosophieren und Schmieden von Plänen und Theorien neigt, hat sein Intellekt eine Vormacht-Stellung über die Gefühle, die aber nicht unangenehm, nur manchmal etwas kopflastig zu sein scheint.

Essen und Trinken

Das Sulfur-Kind isst in der Regel das, was auf den Tisch kommt, und es isst seinen Teller auch leer. Es hat stets einen guten Appetit und isst, was ihm schmeckt – und ihm schmeckt fast alles. Dieses Kind erkennt man nicht daran, was es nicht gern mag, sondern höchstens daran, was es besonders gern mag: Es ist verrückt auf Süßigkeiten in jeder Form. Ob Gummibärchen, Schokolade, Kekse, Lutscher, Kaubonbons oder Lakritze – alles wird gern genommen, auch außergewöhnliche Geschmacksrichtungen oder Kombinationen. Manche Kinder können die Süßigkeiten, die sie so gern essen, gar nicht vertragen. Das Kind isst gern scharfe oder würzige Dinge, lediglich mit sauren Speisen oder saurem Obst kann man es nicht locken.

Der Durst ist recht gut, es trinkt gern süße Getränke. Und wenn es einmal das Glas ansetzt, dann ist es in ein oder zwei Zügen leer. Sulfur-Jugendliche haben mehr Lust auf Bier, Wein und Schnaps, als den Eltern lieb ist. Ob das allerdings zu einem Problem wird, hängt hauptsächlich von anderen Faktoren ab, die im Leben eine Rolle spielen, nicht nur – oder sogar weniger – vom Alkohol selbst.

Schlaf und Träume

Einige Sulfur-Kinder haben einen leichten Schlaf, sie wachen vor allem nach Mitternacht häufig auf und sind leicht gestört durch Geräusche. Als Kleinkind hat dieser Typ eher die Gewohnheit, sehr früh morgens, schon zwischen 5 und 6 Uhr aufzuwachen, während der Jugendliche einen stark verschobenen Schlafrhythmus hat – nachts ist er wach und tagsüber schläfrig. Das Kleinkind kann auch etwa ein bis zwei Stunden nach dem Einschlafen aus dem Schlaf heraus schreien, wobei es einen verwirrten Eindruck macht und seine Mutter zunächst nicht erkennt. Es dauert eine ganze Weile, bis es sich wieder beruhigt hat und weiter schlafen kann (→Nachtschreck).

Umwelteinflüsse

Oft hört man das Sulfur-Kind sagen: *„Mama, es ist zu warm, ich zieh mir den Pulli aus."* Es braucht nicht so viele Hüllen und Schichten um sich herum wie andere Kinder, am liebsten geht es in kurzen Ärmeln und barfuss. Dennoch hat es dabei warme Hände und Füße. Und wenn sie doch einmal kalt sind, dann stört sich das Kind nicht daran. Es hat soviel innere Wärme, dass es anderen gut etwas davon abgeben könnte: *„Mein Öfchen"* sagt die Mutter zu ihrem Sulfur-Kind. Es möchte gern Schuhe und Strümpfe ausziehen und verträgt auch keine Bettwärme, wirft die Decke fort und schläft selbst im Winter noch mit entblößten Füßen. Ist der Säugling zu warm angezogen, wird er unruhig und schreit, sein roter Kopf verrät schon das Problem: Zuviel Hitze. Als Baby mag es nicht zu warmes Badewasser. Zuerst meint die Mutter, ihr Kind habe Angst vor Wasser, bis sie herausfindet, dass das Badewasser nur zu warm ist. Später schreit das Kind beim Baden eigentlich nur noch, wenn es um das Waschen des Kopfes geht. Leider muss das öfter sein als ihm lieb ist. Denn das Kind entwickelt schnell einen muffeligen Geruch am Kopf – ganz abgesehen davon, dass nach dem Spielen nicht nur die Kleidung sondern auch noch der Kopf voller Sandkörner ist. Wie der Sand auch noch auf den Kopf gelangt, ist nicht ganz zu klären, jedenfalls hat das Sulfur-Kind nichts gegen Dreck, Sand und Erde und bringt oft von draußen noch eine ganze Sammlung Steinchen oder Stöckchen mit nach Hause, die man überall in seinen Taschen findet.

Auslösende Ereignisse

Für den Sulfur-Jugendlichen ist das Stehen eine sehr unbequeme Körperhaltung, und es kommt vor allem zu Beginn der Pubertät zu einer Neigung zur Ohnmacht im Stehen. Emotional ist das Kind und auch der Jugendliche dagegen erstaunlich stabil und lässt sich durch nichts so leicht umwerfen.

Impfungen können bei Sulfur-Kleinkindern und Babys viele Beschwerden auslösen, zu den akuten Reaktionen gehören Fieber und Hautausschläge, zu den chronischen Folgen eine Infektanfälligkeit mit Dauerschnupfen. Dieser Schnupfen kann wieder durch die begleitende Schwellung der Gaumenmandeln (Adenoide) zu einem Katarrh der Ohrtrompete führen mit Mittelohrschwerhörigkeit durch Schleimansammlung hinter dem Trommelfell. Werden die Adenoide und vor allem die Mandeln entfernt, kann es in den Folgejahren zu Heuschnupfen kommen, als Ausdruck einer Störung des Immunsystems. Diese Kaskade einer Krankheitsentwicklung ist typisch für ein Kind in einem Sulfur-Zustand. Es kommt vom Regen in die Traufe – am besten ist, man lässt es in Ruhe, anstatt das Risiko einzugehen, einen schnellen Erfolg mit einer dauerhaften Störung des Immunsystems zu erkaufen.

Typische Erkrankungen

Oft haben Sulfur-Kinder eine trockene Haut und neigen zu Juckreiz und zu Ekzemen. Die typische Ekzemneigung kleiner Sulfur-Kinder verschwindet meistens im Kindergartenalter von selbst wieder, da sie einen recht gutartigen Verlauf hat. Viele Sulfur-Kinder neigen zu Hautausschlägen nach Impfungen und später, wenn der Ausschlag wieder zurückgegangen ist, ab dem 4. Lebensjahr, zu starken Schwellungen der Mandeln und der Rachenmandeln (Polypen). Es gibt wohl kaum eine Erkrankung, die bei entsprechender Ähnlichkeit der Symptome nicht mit Sulfur geheilt werden könnte, so breit ist das Spektrum der Behandlungsmöglichkeiten mit diesem Mittel. Wenn das Kind zu Schnupfen neigt, sieht es mit seinen roten Nasenlöchern, rötlichen Wangen mit den Resten von umher gewischtem Schleim, roten Lippen und geröteten Lidrändern doch recht typisch wie ein Kind im Sulfur-Zustand aus. Der Windelbereich bei Babys ist oft übersät von roten Flecken oder Pickelchen. Später beklagt sich der kleine Sulfur-Junge über Brennen beim Wasserlassen, wobei der Ausgang der Harnröhre gerötet ist.

Erkennungszeichen

* Rote Lippen
* Rote Wangen morgens beim Erwachen
* Entblößt die Füße.
* Hat es oft zu warm.
* Kann alles gebrauchen, „Sachensucher".
* Hortet vieles, trennt sich ungern von Dingen.
* Abneigung gegen Baden, vor allem gegen das Waschen der Haare

Stärken

* Aufgeschlossen und neugierig
* Bastelt gern.
* Begabung und Interesse für Technik
* Setzt sich durch.
* Weiß, was es kann und will.
* Nie verlegen um eine gute Ausrede
* Will alles selbst machen, will mitreden.

Schwächen

* Folgekrankheiten nach Impfungen
* Leichter oder unruhiger Schlaf, verschobener Rhythmus
* Kann nicht lange stehen.
* Macht sich nichts aus seinem Äußeren (Schwäche oder Stärke?).

Syphilinum

Verhalten

Viele Kinder und Jugendliche, die Syphilinum als Arzneimittel brauchen, haben Probleme im sozialen Verhalten. Diese Problematik kann als ADHS diagnostiziert worden sein, es handelt sich aber nicht wirklich um ein ADHS. Denn die betroffenen Kinder und Jugendlichen sind weder auffallend ruhelos noch impulsiv. Vielmehr handelt es sich um eine Kombination aus Gedächtnisschwäche und Gleichgültigkeit gegenüber sozialen Regeln und einer gewissen Destruktivität. Sie sind schwierig zu erziehen. Denn sie leben wie in einer anderen Welt, in der die Regeln des sozialen Zusammenlebens außer Kraft gesetzt zu sein scheinen. Aber sie sagen nicht offen: *„Das will ich nicht".* Sie mucken nicht auf. Stattdessen nicken sie nur. Doch kaum hat man sich umgedreht, machen sie, was sie wollen – gerade so, als ob für sie keine Regeln existierten.

Weder Lob noch Tadel machen Eindruck auf sie. Selbst Freude, ja sogar Schmerzen scheinen sie nur abgeschwächt zu empfinden. Geschwister und Eltern scheinen ihnen unwichtig zu sein. Dafür sind kleine Vergnügungen – wie das Ärgern anderer oder das Interesse an Verbotenem – hoch im Kurs. Da sie sich manchmal im Zorn selbst wehtun (Kopf oder Hand an die Wand schlagen), wird ihr Verhalten oft als „Wahrnehmungsstörung" gedeutet. Vielleicht kommt das auch der Sache am nächsten. Es handelt sich jedoch nicht um eine Abstumpfung oder Störung der Sinne, sondern eher um eine nicht näher festzulegende Verarbeitungsschwäche sozialer Reize.

Wichtig scheint ihnen eigentlich gar nichts zu sein. Sie dümpeln durchs Leben, mal hierhin, mal dorthin, ohne Ziel und Plan. Eine schulterzuckende Gleichgültigkeit – gepaart mit einem Misstrauen gegenüber anderen und deren Absichten – sind häufig vorhanden. Diese Kinder sind keine Autisten, sie sind fähig zu sozialer Interaktion und genießen die Aufmerksamkeit eines Gesprächs. Bei direkter Ansprache liegt ein leicht ironisches Lächeln auf ihren Lippen – aber die Augen lächeln nicht mit.

Gegenüber Erwachsenen sind sie ungehorsam und gegenüber Gleichaltrigen distanziert, weshalb sie nur oberflächliche oder gar keine Freundschaften haben. Aber das scheint sie nicht zu stören. Jedenfalls geben sie nichts von ihren Gefühlen preis. Sie erscheinen verschlossen und klagen nicht über ihre Situation. Stattdessen klagen sie über das Verhalten anderer – aber in einer Art, die wenig Ernsthaftigkeit verrät, sondern eher etwas Gewohnheitsmäßiges, Vorbeugendes an sich hat. Denn sie wissen, dass andere sich über sie beklagen. Also tun sie das gleiche eben auch – und daraus besteht ein großer Teil ihrer sozialen Interaktion.

Je älter das Kind wird – und vor allem bei Jugendlichen – läuft bald alles schief, was nur schief laufen kann. In der Schule fällt zuweilen schon in der ersten Klasse eine ausgeprägte Rechenschwäche oder Lese-Rechtschreibschwäche (bei normaler Intelligenz) auf, Fremdsprachen werden später kaum erlernt. Es besteht eine Gedächtnisschwäche für Namen, Orte, Termine, Personen und für das gerade Gelesene oder Erlernte. Neben der Gedächtnisschwäche hat der Jugendliche – auch wenn er es sich nicht eingesteht – Angst vor Referaten und Klassenarbeiten, weil er weiß, dass er das Erlernte nicht reproduzieren kann. Dazu kommt die rasche geistige Erschöpfung, weshalb viele Arbeiten regelrecht „verhauen" werden. Das schlechte Ergebnis wird versteckt – und zur Beschwichtigung der Eltern wird gelogen. Zu Hause kommen immer wieder Dinge weg, dann sind sie plötzlich wieder da, oder sie verschwinden ganz. Selbst wenn man das gestohlene Geld oder den vermissten Gegenstand später bei ihm findet, wird der Akt des Stehlens nicht zugegeben.

Der Jugendliche kann früh eine Vorliebe für Alkohol und Drogen entwickeln. Oder er beteiligt sich an kleinen kriminellen Delikten, die meist in Gruppen, selten allein ausgeführt werden, und bei denen der Syphilinum-Jugendliche keine aktive Rolle spielt, aber immer irgendwie involviert ist. Auch hier ist das Ausmaß seiner Beteiligung nicht klar, oft kommt nur die Spitze des Eisbergs hervor, der Rest bleibt ungeklärt, wie im Nebel. Neigung zu Alkoholkonsum in der frühen Pubertät – schon ab zehn oder elf Jahren – und regelmäßiger, bedrohlicher Alkoholmissbrauch ab 14 Jahren sind ebenfalls Zeichen für den Jugendlichen im Syphilinum-Zustand.

Wenn man es in aller Kürze beschreiben sollte, passen auf diese Kinder und Jugendlichen zwei Worte: Unzugänglich und verschlossen. Sie halten buchstäblich mit allem hinterm Berg – selbst mit Informationen, die für sie selbst entlastend wirken könnten. Es ist, als ob sie einfach nicht verstehen, wie andere denken und fühlen, und es erst mühsam lernen müssen.

Gefühle

Es gibt eine sehr typische Angst beim Kind im Syphilinum-Zustand: die Angst vor ansteckenden Krankheiten. Auch hier bleibt das Kind sehr verschlossen und macht nicht von sich aus auf diese Angst aufmerksam. Es versucht vielmehr heimlich, den Situationen aus dem Weg zu gehen, die es für gefährlich oder ansteckend hält. Es ist nicht in einer hysterischen oder hypochondrischen Art um seine Gesundheit besorgt, sondern verfolgt eher still sein Ziel. Wenn man die Hände des Kindes betrachtet, fällt eine Rötung oder Rauigkeit der Haut auf, weil es sich sehr häufig die Hände wäscht – aus Angst, es habe sich beschmutzt. Aber es klagt nicht, dass es sich so oft die Hände waschen muss, es leidet nicht selbst darunter. Dass die Hände schmutzig seien, hat schon eher den Charakter einer wahnhaften Idee als den Charakter eines Zwangs, auch wenn es offiziell „Waschzwang" genannt wird. Das Kind findet tatsächlich seine sauberen Hände dreckig, aber es handelt sich um einen unsichtbarer Schmutz.

Jugendliche oder Kinder im Schulalter haben das Gefühl, sie hätten etwas vergessen, oder müssen wieder und wieder nachschauen, ob sie auch bestimmte Dinge eingepackt haben. Sie sind sich ihrer Gedächtnisleistung einfach nicht sicher.

Schlaf

Das Kind im Syphilinum-Zustand kann zu Schlaflosigkeit neigen, ebenso zu sehr unruhigem oder sehr unerquicklichem Schlaf. Sie wollen als Jugendliche nicht schlafen, weil sie sich nach dem Schlaf schlechter fühlen, geradezu erschöpft. Nachts wacht das Kind auf wegen starker Schmerzen in den Beinen, in den Knochen (Wachstumsschmerzen). Allgemein geht es nachts schlechter mit den Beschwerden, ob akut oder chronisch, tagsüber ist alles besser.

Umwelteinflüsse

Feuchtwarmes Wetter wird schlecht vertragen, Meeresklima ebenfalls. In den Bergen geht es am besten. Temperaturextreme können zu Beschwerden führen. Allgemein kann das Kind aber auch sehr robust gegenüber Umwelteinflüssen sein und keine Infektanfälligkeit aufweisen.

Typische Erkrankungen

- Bei jungen Frauen: Entzündungen der Leistendrüsen mit Absonderung
- Gelenkentzündungen oder Knochenmarksentzündungen bei Kindern
- Wiederkehrende Furunkel oder Abszesse
- Nächtliche Knochenschmerzen bei Kindern (Wachstumsschmerzen)
- Waschzwang bis zur Schädigung der Haut
- Übertriebene Ansteckungsängste oder Kontaminierungsängste (beschäftigt sich zu sehr mit der Idee, etwas sei schmutzig oder ansteckend, und meidet diese Dinge so sehr, dass freies Denken, Bewegung und Spiel behindert werden)
- Rechenschwäche: Keinerlei Zahlenverständnis (Dyskalkulie)
- Jugendliche: Neigung zur Suchtentwicklung

Besondere Erkennungszeichen

Die besonderen Zeichen zur Erkennung dieser Arznei als Heilmittel für ein Kind liegen nicht nur bei dem Kind selbst, sondern teils auch in seiner Familie.

Die Zeichen beim Kind:
- Auffällig mangelhafte Zahnanlage (Zähne fehlen, sind verdreht, viel zu klein oder stark verformt)
- Kreisrunder Haarausfall
- Weißfleckenkrankheit (Vitiligo)
- Geburtsfehler, Fehlbildungen

Die Zeichen in seiner Familie:
- Gehäufte Fehlgeburten
- Alkoholerkrankungen der Vorfahren
- Drogenmissbrauch, Abhängigkeitserkrankungen
- Fehlbildungen
- Geistige Behinderung
- Familiäre Rechenschwäche
- Epileptische Erkrankungen der Vorfahren
- Tod durch Aneurysmablutung der Vorfahren

TUBERCULINUM

Das homöopathische Mittel Tuberculinum hat schon vielen Kindern und Eltern geholfen. Das Tuberculinum-Kind macht seinen Eltern mit seinem Verhalten und seinen Krankheitsanfälligkeiten das Leben schwer – die meisten Eltern nehmen es mit Gelassenheit. Doch auch wenn die Eltern dieser Kinder sich noch so bemühen, durch Toleranz, Erziehungsregeln und jede erdenkliche Vorsichtsmassnahme in Bezug auf die Gesundheit ihrer Sprösslinge die Probleme zu meistern, bleibt die Kindheit und Jugend des Tuberculinum-Kindes eine anstrengende Sache. Wenn die Symptome des homöopathischen Mittels Tuberculinum mit den Symptomen des Kindes gut übereinstimmen – es müssen nicht alle Symptome des Mittels bei einem Kind zu finden sein, es genügen schon zwei oder drei Schlüsselsymptome – dann kann dieses Mittel sehr gute Hilfe leisten und das Leben in deutlich ruhigere Bahnen lenken.

Doch gerade bei Verhaltensauffälligkeiten ist es nicht mit der einmaligen Gabe einer lange wirkenden Dosis, z.B. einer C 200, getan. Sobald die Besserung eingesetzt hat, wird abgewartet. Kommt es aber zu einem Rückfall in die alten Probleme, muss das Mittel wiederholt werden. Das kann mitunter 1–2 Jahre lang so sein.

Verhalten

Oft ist das Tuberculinum-Kind schon als Säugling ein Schreikind. Es beruhigt sich nicht dadurch, dass man es herumträgt (wie das Chamomilla-Kind), es beruhigt sich nur, wenn es an die Brust gelegt wird. Das Kind macht einen sehr unzufriedenen Eindruck, aber man findet nicht heraus, was es hat. Eines der ersten Hinweiszeichen, dass dieses Kind in einem Zustand ist, der nach dem Mittel Tuberculinum verlangt, ist das Kopfanschlagen. Man beobachtet manchmal schon bei älteren Säuglingen, dass sie auf dem Arm der Mutter den Kopf gegen ihre Brust oder auf ihre Schulter stoßen. Wenn sie krabbeln können, entwickeln sie die merkwürdige Gewohnheit, den Kopf absichtlich auf den Boden zu schlagen. Vor allem das Kleinkind in der Trotzphase stößt in seiner Wut gern mit dem Kopf gegen den Boden oder ein Möbelstück. Die Kinder können durch dieses Verhalten blaue Flecken auf der Stirn bekommen. Sie tun das nicht nur aus Wut, sondern auch aus Langeweile. Es kann sogar ein Ritual beim Einschlafen sein: Der Kopf wird dann ins Kissen geschlagen oder sogar gegen die Bettkante.

Das Kind kann auch, wie das Medorrhinum-Kind, in der Knie-Ellbogenlage einschlafen. Oder es liegt abends im Bett auf dem Rücken und dreht den Kopf so lange hin und her, bis es eingeschlafen ist. Während sich das Kopfstoßen im allgemeinen im Kindergartenalter verliert, kann das Kopfrollen oder -schütteln vor dem Einschlafen sogar bis ins Erwachsenenalter anhalten.

Das Kleinkind legt ein störrisches Verhalten an den Tag. Auffällig ist, dass es sich anscheinend am Willen der Eltern ausrichtet, aber in einer paradoxen Art:

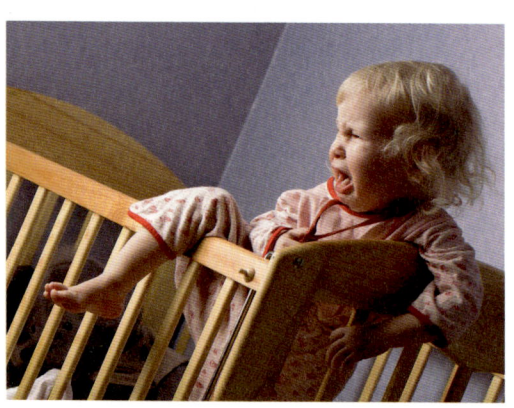

Es will genau das nicht, was die Eltern wollen. Viele Kinder wollen lieber tun, was sie selbst wollen, andere gehen den Weg der Anpassung und richten ihren Willen an dem aus, was die Eltern ihnen vorgeben. Anders das Tuberculinum-Kind: Es will eben genau das nicht, was die Eltern wollen und vergisst darüber scheinbar, was es selbst eigentlich will. Die

„Sag mir, was ich soll –
und ich tue, was ich will"

Eltern klagen, dass sie tun können, was sie wollen, selbst wenn sie es dem Kind Recht machen wollen – es ist immer falsch. Es ist, als ob das Kind sich denkt: *„Willst du das, aha, dann will ich genau das nicht (obwohl ich es vielleicht vorher auch wollte)."*

„Blau? Nein, rot! Rot? Nein, blau"

Marcel hat Durst, er schreit. Die Mutter gibt ihm Wasser in seinem blauen Becher. Aber nein! Er will Wasser aus dem roten Becher. Das nächste Mal ist es umgekehrt: Er bekommt den roten, will aber den blauen Becher. Die Eltern sagen: „Wenn wir wollen, dass unser Sohn dies oder jenes tut, müssen, wir ihm sagen, dass er eben genau das nicht tun soll. Dann tut er es bestimmt."

Das Tuberculinum-Kind liebt Rituale und besteht darauf, dass die Zu-Bett-Geh-Zeremonie nach einem bestimmten Muster abläuft. So muss seine Mutter ihm z.B. zuerst die Zähne putzen, dann mit einem bestimmten Becher den Mund spülen, dann das Stofftier in sein Bett bringen, dann ein Buch aus einer bestimmten Ecke holen und vorlesen, dann auf einen bestimmten Platz im Regal legen usw. Wehe, es läuft etwas nicht nach Plan! Aus lauter Vorsicht und Angst vor dem unbändigen Geschrei und dem Aufwand, den ein Verstoß gegen diese Rituale mit sich bringen würde, macht die Mutter alles so, wie das Kind es wünscht. Man gewinnt den Eindruck, das Tuberculinum-Kind erzieht seine Eltern – und nicht umgekehrt.

Das Kind im Tuberculinum-Zustand ist oft unruhig und läuft sehr viel umher. Es kann nicht sitzen bleiben. Wenn es eine Weile gesessen hat, muss es aufstehen und rennen. Oft rennt es aus einem inneren, plötzlichen Impuls heraus weg. Das sind die Kinder, die im Kaufhaus ausgerufen werden müssen, weil sie sich ohne jede Angst von ihrer Mutter wegbewegen und sich einfach einen Weg durch die Menge bahnen, ohne zu beachten, wo ihre Mutter steckt. Natürlich finden sie nicht wieder zurück.

Morgens direkt beim Wecken ist das Kind schon schlecht gelaunt, bei Kleinkindern gilt das auch für die ersten 15 Minuten nach dem Mittagsschlaf. Es schreit oder schlägt nach der Mutter, ältere Kinder fluchen oder machen ein auffallend mürrisches Gesicht. Sie signalisieren jedem: *„Geh mir aus dem Weg, lass mich in Ruhe, ich bin schlecht drauf."*

Das Tuberculinum-Baby ist sehr geräuschempfindlich und fängt bei lauten Geräuschen (Staubsauger) an zu weinen.

Gefühle

Kleinkinder, die Tuberculinum als Heilmittel brauchen, machen ihrer Wut auf besondere Art Luft. Manchmal machen sie etwas kaputt, das den Eltern lieb ist – sie ritzen vielleicht eine dicke Kerbe in den Wohnzimmertisch oder werfen zerbrechliche Gegenstände zu Boden. Tuberculinum-Jugendliche können sich bei Frustrationen zurückziehen und sich selbst ritzen. Das Kind kann sehr ängstlich sein, es wird sich aber lieber „bewaffnen", als seiner Angst nachzugeben. So fand eine Mutter bei ihrem Sohn gleich drei Äxte im Bett, die er „sicherheitshalber" unter seiner Decke versteckt hatte. Bekommt das Kind in der Schule sein Taschenmesser vom Lehrer abgenommen, holt es, ohne mit der Wimper zu zucken, sein zweites Messer heraus und macht genau das, wofür es gerade sein erstes Messer eingebüßt hat. Es macht ihm nichts aus, auch sein zweites Messer abgenommen zu kriegen – Hauptsache, es hat gezeigt, dass es sich nicht beeindrucken lässt durch die Verbote der Erwachsenen.

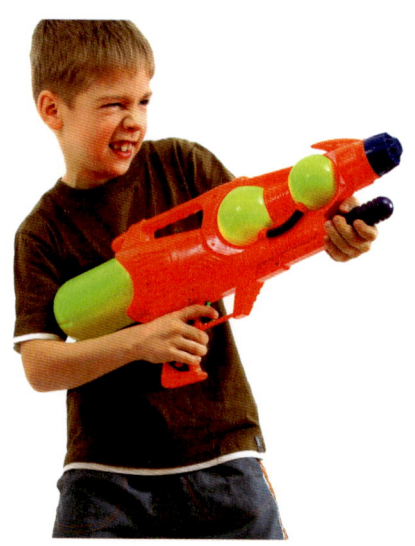

Auf in den Kampf!
Angriff ist die beste Verteidigung

Messer, Pistolen, Schwerter und Stöcke, ob aus Gummi oder Holz, ob Spielzeug oder später, wenn sie alt genug sind, echt – Waffen sind die Lieblingsutensilien der Tuberculinum-Kinder, denn sie möchten gern kämpfen: Das Kindergartenkind mit seinen Holzschwertern oder Spielzeugpistolen, der Jugendliche mit seinem Kampfsport. Dabei geht es nicht in erster Linie um das Ausleben von Aggressivität, sondern um die Lust am Kämpfen – und um Selbstverteidigung.

Das Tuberculinum-Kind möchte groß und stark sein und kein Angsthase. Kleinere Ängste wird es deswegen gar nicht erst zeigen. Es mag auch ausgesprochen mutig, ja sogar waghalsig erscheinen mit seiner Lust, auf Bäume zu klettern und seiner Behändigkeit, die es dabei an den Tag legt. Aber eine Angst kann das Tuberculinum-Kind nicht verstecken: Die Angst vor Hunden.

Das Kleinkind schreit schon, wenn der Hund in großem Abstand hinter einem Zaun steht und bellt. Größere Kinder müssen wegen ihrer Angst vor Hunden manchmal einen Umweg gehen, weil sie nicht an einem bestimmten Grundstück vorbeigehen wollen, auf dem ein Hund bellt, auch wenn der Hund angebunden ist und gar nicht raus kann.

Essen und Trinken

Typisch ist, dass das Tuberculinum-Kind lieber deftig isst als süß. Auch Kleinkinder mögen schon Gewürztes und ausgefallene Geschmacksrichtungen. Es kann ruhig salzig, sauer und auch scharf sein. Das Kind mag Heringe, Rollmöpse, Roquefort-Käse, also Dinge, die Kleinkinder oft noch nicht mögen. Außerdem leckt dieses Kind gern an der Butter oder isst sie löffelweise. Jugendliche – die Tuberculinum-Teenager kommen gern spät in der Nacht nach Hause – machen sich gern vor dem ins Bett Gehen noch eine Pfanne voller Spiegeleier mit Speck oder Schinken. Viele Kinder des Tuberculinum-Typs trinken gern Milch oder Kakao, der aber eiskalt sein soll, auch im Winter. Nicht ganz kalte Milch wird abgelehnt, das Tuberculinum-Kind quittiert einen recht geringfügigen Unterschied in der Temperatur mit absoluter Ablehnung.

Schlaf

Nachts im Schlaf knirscht das Kind laut mit den Zähnen. Es kommt vor, dass es im Schlaf aufschreit oder sogar eine ganze Weile schreit, wobei es erstmal seine Mutter nicht richtig erkennt, verwirrt erscheint und sich nicht so schnell trösten lässt (→ Nachtschreck). Einige Tuberculinum-Kinder neigen zu Nachtschweiß.

Umwelteinflüsse

Kinder und Jugendliche, die Tuberculinum als Heilmittel brauchen, erkälten sich leicht und haben häufig Mandelentzündungen. Schwere Erkrankungen, wie z.B. eine Lungenentzündung, treten häufig im Frühjahr auf, wenn das Wetter sich erwärmt.

Auslösende Ereignisse

Jegliche Aufregung – wie der eigene Geburtstag, Weihnachten, ein tolles neues Spielzeug oder auch der Verlust eines geliebten Spielzeugs – kann beim Kind eine Krise auslösen, die zu Erkrankung führt. Vor allem aber geistige Anstrengung kann das Kind und auch der Jugendliche schlecht ertragen, weshalb längere Schulzeiten, Hausaufgaben, und das konzentrierte Lernen überhaupt zu Beschwerden führen. Das Kind blockt dann ab und wird unruhig, aber es kann nicht formulieren, was es eigentlich vom Lernen abhält. Es ist eher ein unbestimmtes Unbehagen, das sich paart mit seiner inneren Unruhe, so dass das Lernen schon schnell aufgegeben oder gar nicht erst begonnen wird. Der Jugendliche macht eine eigene Philosophie daraus: Er möchte sich nur so viel anstrengen, wie es gerade notwendig ist, um durch die Schule, den Test, die Prüfung zu kommen, aber kein bisschen mehr. Er sagt sich: *„Ich mache mir nichts daraus, so gut zu sein wie die anderen (das sind doch nur Streber), ich will es schaffen, sonst nichts weiter."* Dahinter steckt eine deutliche Intoleranz gegenüber geistiger Anstrengung, die seine Laune und sein gesamtes Befinden verschlechtert und sogar körperliche Schmerzen verursachen kann.

Typische Merkmale

Das Kleinkind im Tuberculinum-Zustand kann sehr zart gebaut sein und bei jedem Infekt die gerade mühsam entstandene kleine Fettreserve wieder verlieren. Ganz schwierig wird es, wenn das Kind auch noch sehr klein ist, was die Eltern, Verwandten und Freunde in Sorge versetzt, das Kind könne nicht richtig wachsen, es nehme ja nicht an Gewicht zu. Daraus ergibt sich eine übermäßige Aufmerksamkeit um das Essen – verbunden mit dem Ziel der Eltern, die Nahrung unbedingt in das Kind hineinzubringen, was das starrköpfige Kind wiederum dazu veranlasst, das Essen gänzlich abzulehnen. *„Das Kind isst überhaupt nichts, es will nur trinken"* hört man die verzweifelten Eltern klagen. Hier kann man nur den schwierig zu befolgenden Rat geben, die übermäßigen Bemühungen, das Kind zu füttern, einzustellen und abzuwarten, bis es selbst nach Essen verlangt. Hochkalorische Kost, wie Brot mit dicker Butter und Salami, Eier, Sahne oder Schmand kann Abhilfe schaffen, da dieses Kind meist gern Wurst oder fetten Schinken, Butter, Sahne und Eier isst. Auch für geräucherten Lachs oder andere Delikatessen ist es zu haben.

Der Tuberculinum-Jugendliche ist oft hoch gewachsen und mager, eine „Bohnenstange", aber das ist nur eine mögliche Variation, denn es kommen auch kleine, dicke Jugendliche vor. Da der Jugendliche an sich nicht von träger Natur ist, kann er/sie jedoch plötzlich anfangen, wenig oder gar nichts mehr zu essen und entsprechend gewollt abzunehmen. Es kann zu einem wiederholten Wechsel im Essverhalten kommen: mal sehr viel und gierig, dann wieder nichts.

Und entsprechend wechselt die Figur von schlank bis mager zu füllig. Diese Tendenz wird sich, wenn sie sich in der Jugendzeit eingespielt hat, auch im Erwachsenenalter fortsetzen.

Erkennungszeichen

- Zart gebautes Kind (aber zäh!) oder mager und groß
- Auffällig lange Wimpern
- Dunkle Behaarung entlang der Wirbelsäule
- Kleine Kinder: sehr starrköpfig, bestehen auf Ritualen
- Böse: Fluchen, Werfen, mutwillig Zerstören
- Starker Bewegungsdrang, läuft einfach davon.
- Kopfstoßen gegen Möbel
- Kopfschütteln oder -stoßen beim Einschlafen

Typische Erkrankungen

- Wiederholte Mandelentzündungen und Halsweh (vor allem Jugendliche)
- Eine oder sogar mehrere Lungenentzündungen
- Neigung zu Bronchitis
- Allergien: Heuschnupfen, Asthma, Hautausschläge
- Dauerschnupfen
- Große Erkältungsneigung
- Starker Bewegungsdrang der Beine
- ADHS
- Ticstörung

Stärken

- Sehr zähes Kind: Sieht aus, als ob es jeder Windhauch umwehen kann, das Gegenteil ist aber der Fall.
- Durchsetzungsstark (Kehrseite: Starrköpfigkeit)
- Möchte mutig sein. Ist bereit, zu kämpfen.
- Versteckt geschickt seine Schwächen.
- Unternehmungslustig

Schwächen

- Zerstörerisch mit dem eigenen, aber auch mit dem Hab und Gut anderer
- Nimmt keine Rücksicht auf Verluste, auch nicht auf eigenen Schmerz.

263

- Sprunghaft, wechselhaft, bleibt nicht bei einer Sache (auch evtl. nicht im späteren Leben).
- Ruhelos, muss laufen, auch wenn es gerade nicht passt.
- Kann sich nicht geistig anstrengen.

KAPITEL 4: DAS WICHTIGSTE IN KÜRZE

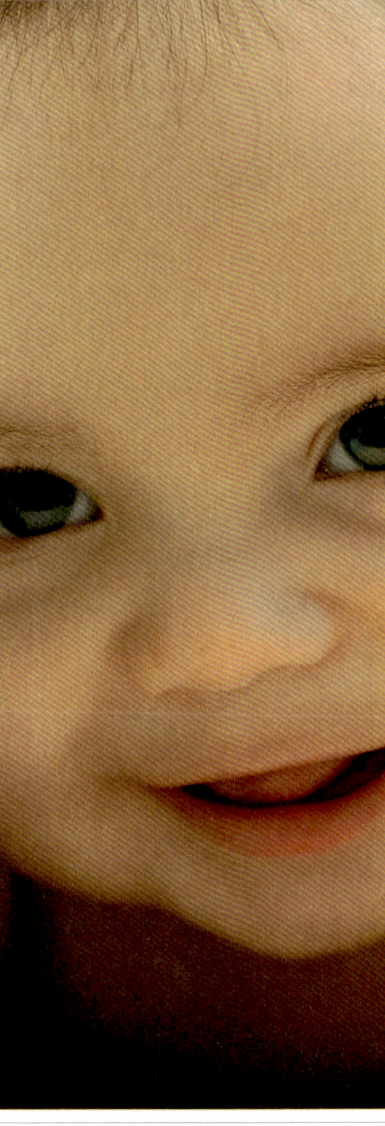

▶ Die meisten Krankheiten und Störungen im Kindesalter sind über kurz oder lang überwindbar.

▶ Je genauer Sie Ihr krankes Kind beobachten, umso bessere Informationen können Sie dem Arzt geben.

▶ Je genauer Sie dem Arzt den Zustand und die Symptome Ihres kranken Kindes schildern, umso besser kann er sich ein zutreffendes Bild machen und herausfinden, welche Behandlung für Ihr Kind richtig ist.

▶ Allgemeine Verhaltensweisen, Gefühlsäußerungen, Ess-, Trink-, und Schlafverhalten tragen dazu bei, für Ihr Kind das passende homöopathische Mittel zu finden.

▶ Die Symptome des Kindes werden auch von Umwelteinflüssen, auslösenden Ereignissen, Vorerkrankungen sowie individuellen Stärken und Schwächen geprägt.

▶ Versuchen Sie nicht, Ihr Kind zu streng in eines der hier dargestellten Arzneimittelbilder einzuordnen.

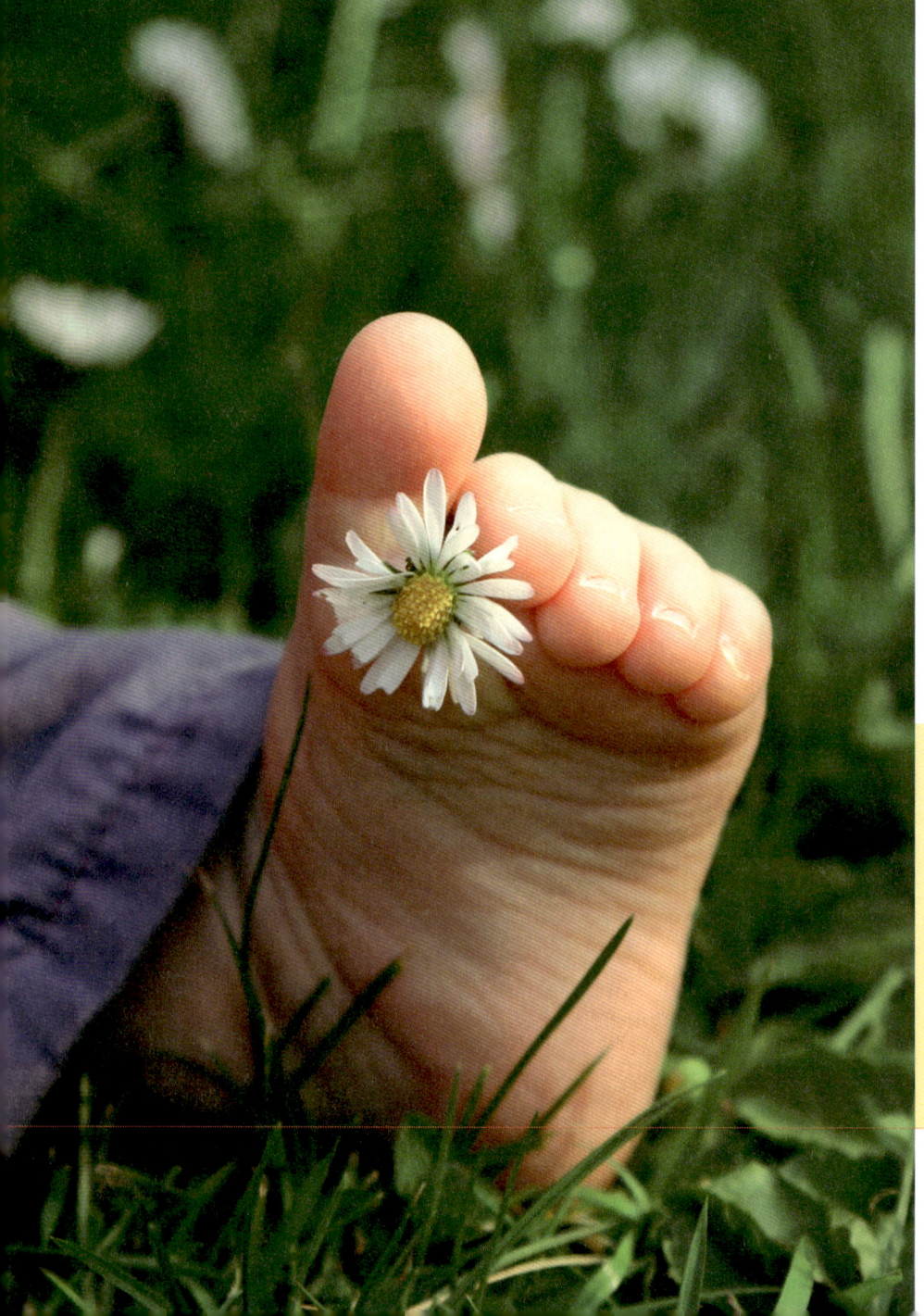

Brauchen wir eigentlich immer eine Medizin?

In diesem Kapitel erfahren Sie, ...

► dass nicht jeder Arztbesuch unbedingt mit der Verschreibung eines Medikaments, auch nicht eines homöopathischen Mittels, enden muss

► was man in der Homöopathie unter Heilungshindernissen versteht

► warum man bei Kindern besonders auf Heilungshindernisse achten muss

► welche Faktoren die Infektanfälligkeit von Kindern beeinflussen

► welchen Sinn die Krankheit eines Kindes für die Familie haben kann

► wie wichtig eine stabile, kontinuierliche Beziehung des Kindes zu seinen Eltern ist

► dass es bei der Behandlung kranker Kinder oft an Ruhe, Zeit und Zuwendung fehlt

PHARMAKOTHERAPIE IST NICHT ALLES

Es wird häufig bemängelt, dass der Arzt-Patienten-Kontakt in der Regel mit der Verschreibung eines Medikamentes endet – oder auch nur daraus besteht. Viele Ärzte sind der Ansicht, dass die Patienten ein Medikament verlangen und deshalb auch eins kriegen sollen, weil sie sonst unzufrieden aus der Praxis gehen. Gerade im Notdienst oder in der überlaufenen Allgemeinpraxis wiegt beispielsweise die Gabe eines Antibiotikums den Arzt manchmal in einer Scheinsicherheit, das Nötige für den Erkrankten getan zu haben – auch, um sich gegen juristische Anfeindungen zu schützen („Defensivmedizin"). Wenn heute auch die „sprechende Medizin" wegen der herrschenden Abrechnungspraxis in der medizinischen Grundversorgung immer mehr zu kurz kommt, besteht die eigentliche ärztliche Tätigkeit trotzdem noch immer nur zu einem kleinen Teil aus Pharmakotherapie.

Das muss auch für die Homöopathie gelten. Auch hier ist die Erwartung der Patienten, dass die Konsultation mit der Gabe eines oder mehrerer Kügelchen endet, groß. *Hahnemann*, der Begründer de Homöopathie, hat selbst vorgegeben, dass eine *„arzneiliche Hülfe"* nicht immer notwendig sei. So heißt es im § 150 Organon 6. Aufl.: *„Werden dem Arzte ein oder ein paar geringfügige Zufälle geklagt, welche seit Kurzem erst bemerkt worden, so hat er dieß für keine vollständige Krankheit anzusehen, welche ernstlicher, arzneilicher Hülfe bedürfte. Eine kleine Abänderung in der Diät und Lebensordnung reicht gewöhnlich hin, diese Unpäßlichkeit zu verwischen."* Weder in der Homöopathie noch sonst in der Medizin muss die Konsultation mit der Verschreibung einer Arznei enden.

HEILUNGSHINDERNISSE

Nicht zu unterschätzen sind die Faktoren, die man in der Homöopathie als „Heilungshindernisse" bezeichnet: Hindernisse, die der Heilung im Wege stehen. Im einfachsten Fall ist ein Heilungshindernis ein Fremdkörper in einer Wunde. Solange der Fremdkörper nicht entfernt ist, kann die Wunde nicht heilen. Auch innere Erkrankungen können nicht heilen, solange das Heilungshindernis nicht beseitigt ist: Ein Raucherhusten wird ohne Aufgeben des Rauchens ebenso wenig heilbar sein wie eine alkoholische Lebererkrankung ohne Weglassen des Alkohols. In der heutigen Zeit haben wir es mit vielen Heilungshindernissen zu tun, die wir zu einem guten Teil gar nicht beeinflussen können:

Umweltgifte, Lärm, Hektik, Druck und Stress am Arbeitsplatz sind nur einige. Andere kennen wir in ihren Auswirkungen nicht, wie Radioaktivität oder elektromagnetische Felder. Wieder andere bewegen sich eher auf der Gemütsebene wie Liebeskummer, Beziehungsstress, Tod geliebter Angehöriger.

Hahnemann, der seelisch-körperliche Zusammenhänge genau kannte und klar benannte, sagte dazu in der *„Lehre von den chronischen Krankheiten": „Mit weit*

weniger Beeinträchtigung der Gesundheit kann der unschuldige Mensch zehn Jahre in der Bastille oder auf der Galeere körperlich qualvoll verleben als etliche Monate, bei aller körperlichen Bequemlichkeit, in einer unglücklichen Ehe oder mit einem nagenden Gewissen."

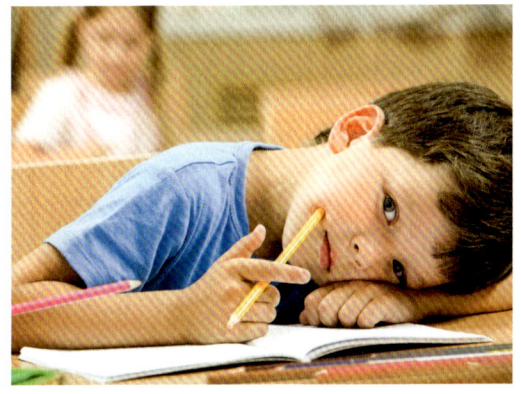

Heilungshindernisse:

Was steckt hinter der Krankheit?

Folgerichtig ist es sinnvoll, bei der Behandlung auf solche Heilungshindernisse besonderes Augenmerk zu richten, sie zu erkennen und zu behandeln. Dann kann eine Mittelgabe entweder unnötig sein, oder sie muss sich auf dieses Heilungshindernis beziehen. In einigen Fällen wird der Patient erst durch eine für seinen Zustand gewählte Arznei überhaupt in den Stand versetzt, die Heilungshindernisse anzugehen: sich aus einer unbefriedigenden Beziehung zu lösen, die Arbeitsstelle zu wechseln, sich zu wehren etc..

Bei Kindern wiegt das Thema „Heilungshindernis" besonders schwer, weil sie leicht zum Opfer unlösbarer familiärer oder sozialer Situationen werden und daran kranken. In den folgenden Abschnitten werden wir darauf näher eingehen und betrachten, warum Kinder manchmal nicht gesund sein dürfen oder werden können. Dabei wird immer wieder von Heilungshindernissen die Rede sein.

INFEKTANFÄLLIGKEIT

Der häufig benutzte Begriff „Infektanfälligkeit" ist schlecht zu fassen. Ob eine normale oder erhöhte Infektanfälligkeit vorliegt, ist je nach Alter des Kindes und nach der Schwere der Erkrankungen sehr unterschiedlich zu sehen. Bestimmte Phasen gehäufter Infekte sind alterstypisch und im Wesentlichen durch das Umfeld bedingt. Unsere Lebensweise trägt einiges dazu bei: Viele Kinder auf engem Raum, wie in einer Kita oder im Kindergarten, vervielfachen das Risiko, an den vielen möglichen banalen Infekten, vor allem der Atemwege und des Magen-Darm-Traktes, zu erkranken. Aber auch äußeren Faktoren, besonders das Passivrauchen, spielen eine Rolle. Ein Kind als „infektanfällig" anzusehen, kann auf mangelhafter Berücksichtigung solcher Faktoren beruhen und für das Kind unter Umständen schwerwiegende Folgen mit sich bringen. Ein Beispiel dafür ist die „Polypenentfernung" nach dem ersten Kindergartenwinter eines Dreijährigen. Dieser Eingriff wird als „erfolgreich" angesehen, weil ohnehin nach dem Ende des Frühjahrs und der durch den ersten Kindergartenwinter erfolgten „Grundimmunisierung" die Infektanfälligkeit deutlich nachlassen wird. Die Aktivierung des Lymphgewebes und damit die Vergrößerung der Rachen- und Gaumenmandeln ist nicht Ursache, sondern Folge der Infektanfälligkeit.

Für die Wertung gehäufter Infektionen sind viele Dinge bedeutsam. Neben der individuellen Empfänglichkeit kommt es darauf an, in welchem Ausmaß ein Kind Infektionsmöglichkeiten ausgesetzt ist. Naturgemäß ist das in allen Gemeinschaftseinrichtungen der Fall, weniger bei Tagesmüttern mit nur wenigen Kindern. Je größer die Einrichtung ist, umso mehr ist sie ein „Infektnest". Überfüllte, überwärmte Räume und der Lärmpegel tun ihr Übriges, um die Abwehrkräfte zu schwächen. Die so genannten „Waldkindergärten" sind hier eine löbliche Ausnahme. Die dort betreuten Kinder haben generell einen wesentlich niedrigeren Krankenstand. Auch die Stellung in der Geschwisterfolge ist von Bedeutung: Das jüngere Geschwisterkind eines frisch in eine Gemeinschaftseinrichtung aufgenommenen Kindes wird häufig mit erkranken, so dass das Familiensystem, besonders häufig beim dritten Kind, an den Rand der Kompensation gerät.

Gerade in der heutigen Zeit, in der dem beruflichen Wiedereinstieg der Mütter eine so große Bedeutung beigemessen wird, unterläuft dann die „Infektanfälligkeit" die Planungen und Vorstellungen: Die Berufstätigkeit der Mutter wird durch die Erkrankungen gefährdet, komplizierte Haushaltsplanungen und Absprachen werden durch solche unerwarteten Zwischenfälle unterlaufen – und das „nervt". Vorwurfsvoll kommen die Eltern zum Arzt und verlangen nach raschen Problemlösungen.

Mit einer Infekthäufung haben wir es besonders bei Kindergartenbeginn zu tun, der in der Regel mit dem Beginn der kalten Jahreszeit zusammenfällt. Gerade wenn das Kind „bisher immer gesund gewesen" ist, aber auch wenig Kontaktmöglichkeiten gehabt hat, ist das für die Familien oft sehr belastend und unverständlich – liegt doch die Erklärung gerade in der noch mangelnden Auseinandersetzung des kindlichen Organismus' mit Krankheitserregern. Eine Infekthäufung findet sich aber auch oder gerade in Belastungssituationen, da in dieser Situation die Kinder den Eltern selten den Gefallen tun, gesund sein zu wollen, wenn sie an etwas „kranken", wie schon die Umgangssprache sagt. Das Spektrum reicht von vordergründig leicht zu erfassenden Ereignissen wie Geschwistergeburt über den Beginn der Berufstätigkeit der Mutter bis zur Arbeitslosigkeit des Vaters, um nur einige wenige zu nennen.

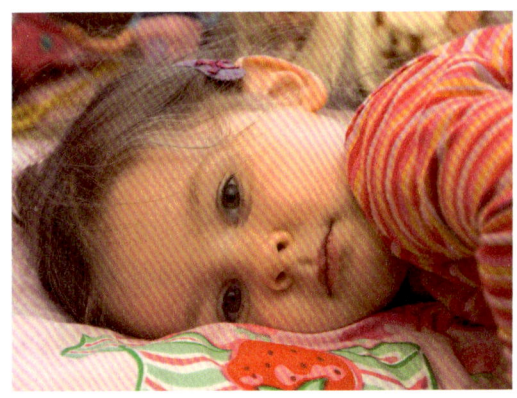

Erstes Kindergarten-Jahr:
Acht bis zehn Infektionen sind normal

Von einer Infektanfälligkeit wird gesprochen, wenn die Anzahl oder Schwere der Infekte über die noch als normale Häufung geltende hinausgehen. Das ist alters- und situationsvariabel. Im ersten Kindergartenjahr geht man normalerweise von acht bis zehn Infekten pro Jahr aus. Bei einer durchschnittlichen Dauer von sechs bis neun Tagen *(„Drei Tage kommt's, drei Tage bleibt's, drei Tage geht's")* haben die Eltern tatsächlich das Gefühl, dass ihr Kind gar nicht mehr gesund wird. Die mitunter schwierige Aufgabe besteht darin, zu differenzieren, ob es sich um einen Neuinfekt oder die Komplikation des vorangegangenen handelt.

Wichtigste Ursachen einer Infektanfälligkeit nach schulmedizinischer Sichtweise sind neben der Exposition gegenüber Zigarettenrauch die Mundatmung bei Adenoiden (Polypen), eine Allergie oder das „hyperreaktive" Bronchialsystem. Dementsprechend wird je nach Hintergrund des behandelnden Arztes die Polypenentfernung (Adenotomie), eine antiallergische Behandlung oder die Langzeitbehandlung mit Kortisoninhalationen vorgeschlagen oder das Kind in eine Kur geschickt. Dort wird es unter Umständen weiter krank werden bzw. bleiben, denn auch dort sind häufig viele Kinder auf einem Haufen und viele gestresste Mütter und Väter. Dennoch kann die Klimaänderung sinnvoll sein, auch im übertragenen Sinne. Die Kureinrichtungen sind heute allerdings nicht in der Lage, in der Kürze der Zeit umfassende Veränderungen einzuleiten. Allenfalls werden bereits bestehende Therapien überprüft und optimiert.

EIN KINDERLEBEN VOLLER INFEKTE?

Wenn wir uns das Kinderleben mit Infekten in zeitlicher Abfolge vor Augen führen, können wir uns dem Begriff der „Infektanfälligkeit" nähern. In den ersten Lebenswochen, aber auch im ersten halben Jahr, ist eine Infekthäufung ungewöhnlich, der „Nestschutz" sorgt in Form regelrecht in das Neugeborene hineingepumpter Antikörper passiv, aber nach neueren Erkenntnissen auch aktiv für einen sehr wirksamen Schutz gegen „banale" Infekte.

Ab dem zweiten Lebenshalbjahr tritt eine Lücke zwischen der nicht mehr vorhandenen mütterlichen „Leihimmunität" und der noch nicht erworbenen eigenen Immunität auf, und es besteht eine ganz normale „physiologische" Abwehrschwäche, eine Infektanfälligkeit. Je nach der Stellung in der Geschwisterfolge und den Kontakten zu anderen Kindern äußert sich diese aber erst mit dem Eintritt in eine Gemeinschaftseinrichtung: Hier führt die Infektanfälligkeit dann regelmäßig zu einer Infekthäufung.

Heute wird als wichtigste Ursache der Infekthäufung „Kinderhäufung" oder neudeutsch „Crowding" genannt – also viele Kinder auf engem Raum. Durch die heutigen Forderungen nach frühzeitiger Unterbringung der Kinder haben wir es häufig mit einem Teufelskreis zu tun, in dem das Kind wegen der Berufstätigkeit seiner Mutter in eine Gemeinschaftseinrichtung muss, aber daran und darin erkrankt. Weil der Mutter aber nur ein gewisses Kontingent an Tagen für die Pflege ihres erkrankten Kindes zugestanden wird und ein weiteres soziales Netz häufig nicht mehr existiert, muss auch das noch nicht genesene Kind wieder in die Einrichtung. Das heißt, dass sich das „Infektnest" verstärkt und andere Kinder wiederum angesteckt werden. Im Übrigen geht es den Mitarbeitern solcher Einrichtungen nicht anders: Im ersten Jahr ihrer Beschäftigung fallen sie oft aus und können ihre Rolle als Ersatz-Bindungsperson auch bei bester Organisation einer „Bezugspflege" nicht ausfüllen.

DAS IMMUNSYSTEM

Das Immunsystem hat sich durch neuere Forschungen als noch wesentlich komplizierter herausgestellt, als man denkt, und entzieht sich als Ganzes einem wissenschaftlichen Erfassen. Das gilt auch für scheinbar messbare Faktoren wie Antikörperbestimmungen, die letztlich nicht die Immunabwehr selbst messen. Das Immunsystem wächst an seinen Aufgaben und muss trainiert werden. Deshalb muss jedes Kind den Erregern ausgesetzt werden, um sein Immunsystem zu entwickeln und zu stärken. Da es allein über hundert verschiedene Magen-Darm-Viren, über hundert Schnupfenviren und fast ebensoviele Pneumokokken-Bakterienstämme gibt, ist die Zahl der möglichen Erkrankungen immens.

Ein Erreger allein macht noch keine Erkrankung, es gehört auch immer der Wirt dazu – wie bei einem Streit braucht es immer zwei. Natürlich kann der Erreger besonders streitsüchtig, „virulent" sein, oder in so großer Zahl vorhanden sein, dass der Organismus überwältigt wird – immer aber liegt ein Ungleichgewicht vor. Ein Denken, das darauf abzielt, allein die Erreger abzutöten, führt auf die Dauer in eine Sackgasse, weil die Erreger sich anpassen und „erlegte" Erreger nur den Platz für andere, möglicherweise schlimmere, frei machen. Dennoch ist es die vorherrschende Ansicht in der Medizin, den Erregern beizukommen und diese auszurotten, anstatt in ökologischen Gleichgewichten zu denken.

Die sich daraus ergebenden Probleme sind in den Kliniken bereits gut bekannt: Nicht mehr mit Antibiotika zu behandelnde, da stark selektierte „multiresistente" Erreger machen sich breit und sorgen für Panik und Hilflosigkeit, die nach dem Prinzip „mehr desselben" nach neuen Medikamenten ruft, anstatt die Gabe von Antibiotika stark einzuschränken und so „einfachen" Erregern wieder mehr Platz einzuräumen. Denn das Leben ist nicht steril, sondern ein komplexes Miteinander von Geben und Nehmen in nicht sehr stabilen Gleichgewichtszuständen. Diese müssen wir respektieren und beachten – und nicht voreilig eingreifen. *"Halte Maß und bedenke die Folgen"*, dieses Motto Kaiser Maximilians I. ist auch eines der Grundsätze der Homöopathie. Anders drückte es *Gandhi* aus: *"Auge um Auge bedeutet nur, dass die Welt erblindet."* Ein Kampf, der immer nur nach "mehr desselben" ruft, endet in einer Situation, in der es nur noch Verlierer gibt.

IMMUNDEFEKTE

Eine Infektanfälligkeit durch einen echten Immundefekt wird oft vermutet, ist aber sehr selten. Ein schwaches Immunsystem finden wir bei Frühgeborenen, bei Mangelernährung und bei Erkrankungen wie vor allem HIV-AIDS. Auch Virusinfekte wie z. B. Masern können vorübergehend zu einer Abwehrschwäche führen, die die Ursache für Komplikationen sein kann – nicht der Virusinfekt selbst. Heute spielen vor allem Immundefekte durch ärztliche Maßnahmen eine zunehmende Rolle, z. B. durch Chemotherapie und immunsuppressive Behandlung bei Krebs oder schweren Autoimmunerkrankungen oder auch durch unkritische Kortisonbehandlungen.

Wie kann man aber diese sehr seltenen Immundefekte von der häufigen Infektanfälligkeit abgrenzen? Früher hatten wir hierzu nur sehr vage Vorstellungen, durch die weltweite AIDS/HIV-Epidemie sind heute die Zeichen eines Zusammenbruchs des Immunsystems allgemein bekannt. Die Leitsymptome von Immundefekten sind wiederholt auftretende schwere bakterielle Infektionen wie Lungen- und Mittelohr- sowie Nebenhöhlenentzündungen, bei denen die antibiotische Behandlung versagt, oder Infekte mit ungewöhnlichen oder normalerweise wenig gefährlichen Erregern. Es kommt zu Gedeihstörungen und Wachstumsverzögerungen, zu Impfkomplikationen, zu Abszessen innerer Organe, Tumoren an Haut und Schleimhäuten oder zu unklaren Hautreaktionen.

WAS MUSS BEI EINEM INFEKTANFÄLLIGEN KIND UNTERSUCHT WERDEN?

Ein ausführliches Erheben der Vorgeschichte im Sinne einer homöopathischen Erstanamnese ist das Wichtigste. Diese Anamneseerhebung, die von den aktuellen Beschwerden ausgehen sollte, muss vor allem die Eltern bzw. den Patienten zu Wort kommen lassen und am besten in ihrer Sprache, in ihren Worten, aufgezeichnet werden. Im Sinne eines gelenkten Berichts wird anschließend für Nachfragen des Arztes Raum gegeben, der schließlich ganz von vorn anfangen wird: Schwangerschaft, Geburt, Neugeborenenzeit, Meilensteine der Entwicklung wie erstes Lächeln, Zahnen, Drehen, freies Laufen, Sauberkeitsentwicklung usw. . Diese Anamnese hat eine so große Bedeutung, dass sie im Sinne einer Klärung oft schon allein wirksamer Bestandteil der Therapie ist.

Die Untersuchung und Befunderhebung schließt sich an. Bei Kindern ist vor allem auf den Wachstumskurvenverlauf und die Harmonie der Gesamtentwicklung zu achten. Eine Ultraschalluntersuchung kann viele ernste Erkrankungen ausschließen. Schon eine einmalige Röntgenaufnahme der Brustorgane bei chronischen Atemwegsproblemen und Dauerhusten kann zum Beispiel angeborene Anomalien oder eine zystische Fibrose (Mucoviszidose, CF) ausschließen. Einige einfache Laboruntersuchungen (Urinbefund, Blutbild incl. Differentialblutbild, Blutsenkung, Eiweiß-Elektrophorese, Leberenzyme und Nierenwerte) müssen bei einer Akuterkrankung nur durchgeführt werden, wenn unmittelbare therapeutische Konsequenzen zu erwarten sind.

HEILUNGSHINDERNISSE:
„WAS IST DAS ZU BEHANDELNDE?"

Aus der Auswertung der Anamnese werden sich Anhaltspunkte ergeben, an was das Kind „krankt". Wir fragen uns in erster Linie: *„Wie geht es dem Patienten?"* – und nicht: *„Was ‚hat' der Patient?"* Was beeinträchtigt das Kind, was stört (nur?) die Eltern: Hustet das noch im Elternbett schlafende Dreijährige den Eltern nachts in die Ohren, während es selbst friedlich schläft? Oder leidet das Kind selbst? Wie ist die Geschichte der Beschwerden, angefangen von der beschriebenen normalen Infekthäufigkeit bei Kindergartenbeginn bis hin zur überspannten Erwartung der Eltern an die Dauer des Verlaufes einer banalen Erkrankung? In vielen Fällen ist neben dem Klärungsaspekt, bei dem uns schon die Anamnese hilft, das „Reassurement", das sich „Ver-sichern", ausreichend. Die Erwartung, dass der Arzt nun etwas Heilendes verschreibt, liegt oft mehr in den Köpfen der Ärzte selbst als in der Erwartung der Patienten. Viele Patienten sind sehr zufrieden, wenn man ihnen die Situation hinreichend erklärt, und sie sind beruhigt, dass es „nichts Ernstes" ist.

Dann muss auch die Frage erlaubt sein: *„Wem dient die Krankheit?", „Wer ist der Krankheitsgewinner?"* Ist es der Vater, der ohnehin meinte, dass die Mutter lieber daheim bei Kind und Haushalt bleiben sollte, oder die Schwiegermutter, der man es doch nicht recht machen kann? Wer will wem „eins auswischen?"

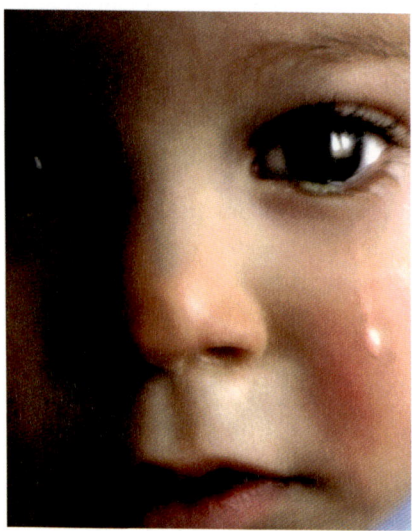

Krankes Kind:
Wer ist der „Krankheitsgewinner"?

oder: Wer will was? Geht es zum Beispiel um eine Kur? Sind familienentlastende Maßnahmen notwendig? Gerade problematische Familienbeziehungen profitieren häufig vom kranken Kind als Symptom-Träger – es lenkt von den eigentlichen Problemen ab, führt zu Aktivitäten, schafft Sinngebung, wenn die Beziehung sonst leer ist. Wie sind die sozialen Beziehungen? Wie geht es im Kindergarten, in der Schule? Gibt es Trennungsprobleme? Gelingen Auswärtsübernachtungen? Gibt es Kummer? Auch diesen nicht spontan geäußerten, da schambesetzten oder peinlichen Themen muss man sich behutsam nähern.

AMBIVALENZ, FAMILIENGEHEIMNISSE, KRANKHEITSGEWINN

Die Mütter sind oft zwischen Kindern und Beruf hin- und hergerissen, so dass auf der einen Seite das Kind gesund sein soll, auf der anderen Seite aber nicht gesund sein darf. Jeder der beiden Funktionszustände hat einen eigenen Wert und wird so je nach Bedarf verstärkt: Das Kind muss „funktionieren" – das Kind muss aber auch krank sein dürfen.

Weiter sind zu nennen: Paarkonflikte, Patchwork-Familien, dann auch „Familiengeheimnisse", die wie ein Nebel oder eine dunkle Wolke über dem Kind und seiner Familie schweben: Der Vater ist nicht der Vater, oder die Mutter wollte die Schwangerschaft nicht und gab das Kind zunächst weg – oder andere derartige Geschichten, die sich erst im Einzelgespräch oder oft erst nach Jahren klären lassen.

Neben dem bereits erwähnten Krankheitsgewinn ist die Angst ein Heilungshindernis: Die letztlich nie ganz auszuräumende Angst, es könne doch eine schlimme noch unentdeckte Krankheit vorliegen, die sich hinter der Infektanfälligkeit verbirgt. Oft schüren die Ärzte diese Angst in hohem Maße. Immer wieder ist von Untersuchungen, die noch nicht gemacht sind, die Rede, von Krankheiten, an die wir noch denken müssen, die noch nicht ausgeschlossen sind – das ist ein Fass ohne Boden. Immer weiter gehende Diagnostik wird irgendwann zu kontrollbedürftigen Befunden führen, so dass sich der Teufelskreis schließt. Nun ist das Kind wirklich krank gemacht, ganz im Sinne einer „Defensivmedizin", die aus der Angst vor Unterlassungsvorwürfen aus Sicherheitsgründen mehr macht, als die Vernunft eigentlich gebieten würde.

DAS PROBLEM IM NOTDIENST

Was ist ein Notfall? Häufig berichten die Eltern: *„Dann mussten wir zum Notdienst, dann mussten wir in die Klinik...".* Mussten sie – oder *sind* sie zum Notdienst oder in die Klinik gegangen? Wer bestimmte das „Müssen"? Notfallambulanzen haben etwas Tückisches: Im Notfall wird eben „notfallmäßig" entschieden, das heißt, der Arzt weiß nicht, wo der Patient herkommt, wohin er geht, und so wird das „Sicherheitsdenken" noch mehr auf die Spitze getrieben. Häufig fehlt es an Diagnostik und Fachwissen, so dass es im Nachhinein manchmal nicht leicht fällt, die Befunde nachzuvollziehen. Im Einzelfall wäre das häufig nicht so schlimm, führt aber dazu, dass bei wiederholten Erkrankungen häufig weitere Diagnostik nötig ist, wie zum Beispiel Blasen-Röntgen bei wiederholten Harnwegsinfektionen, oder Operationen wie die Einlage von Paukenröhrchen bei ständigen Mittelohrentzündungen oder die Einleitung einer Langzeitbehandlung mit Kortisoninhalationen bei asthmatischer Bronchitis. Losgelöst vom akuten Druck des Notfalls ist oft erst nachträglich eine sicherere Bewertung möglich. Aber häufig ist der Weg durch die bereits gestellten Diagnosen vorgezeichnet.

HAHNEMANNS LEHRE
VON DEN CHRONISCHEN KRANKHEITEN

Hahnemann beschreibt neben den „natürlichen" chronischen Krankheiten, auf die hier nicht näher eingegangen werden soll:

- Die iatrogenen (vom Arzt verursachten) Krankheiten
- Die „uneigentlichen" chronischen Krankheiten durch krankmachende äußere Faktoren, deren Beseitigung zur Ausheilung führt
- Die Komplizierung eines natürlichen Krankheitsverlaufs durch unterdrückende Behandlung

Über die vom Arzt verursachten Erkrankungen schreibt er: *„Diese, durch die allöopathische Unheilkunst (am schlimmsten in den neueren Zeiten) hervorgebrachten, Verhunzungen des menschlichen Befindens sind unter allen chronischen Krankheiten die traurigsten, die unheilbarsten und ich bedauere, dass, wenn sie zu einiger Höhe getrieben worden sind, wohl nie Heilmittel für sie scheinen erfunden oder erdacht werden zu können".* Dem ist auch heute nichts hinzuzufügen.

Fieber

Das Symptom „Fieber" ist ein Zeichen der Auseinandersetzung des Organismus mit dem Krankheitserreger – es muss nicht sofort gesenkt werden. Fieber ist keine Diagnose, sondern ein Symptom. Gut fiebern zu können ist ein Zeichen einer guten Abwehrlage und einer vitalen Konstitution. Nur chronisch kranke Menschen sind nicht mehr in der Lage, mit Fieber zu reagieren, ein bedenkliches Zeichen. Wir erleben bei unreifen Frühgeborenen oder kranken Neugeborenen mit schweren Infektionen, dass sie eher grau und schlecht aussehen, Atemstörungen entwickeln und zunehmend verfallen, ohne zu fiebern. Wiederum ist die wichtige Frage: *„Wie geht es dem Kind?"* – und nicht: *„Wie hoch ist das Fieber?"*

Ein Therapieversuch mit einem chemischen Fiebermittel wie Paracetamol oder Ibuprofen kann in Ausnahmefällen einmal hilfreich sein, um den Ernst der Lage zu klären: Die beschleunigte Atmung bei einer Lungenentzündung geht nämlich durch Fiebersenkung nicht weg, ebenso wenig ein „Akuter Bauch". Auch um Ruhe und für die ganze Familie einen erquicklichen Schlaf zu erreichen, kann eine medikamentöse Fiebersenkung angezeigt sein. Nur muss man wissen, dass es sich um eine Art „Doping" handelt, denn der eigentlich kranke Organismus wird künstlich in einen leistungsfähigeren „Normalzustand" versetzt, bleibt aber dennoch krank. Die Folgen kennen wir nicht gut, in der Homöopathie wird das als Unterdrückung bezeichnet. Im Einzelfall erlaubt, ist eine ständige und systematische Unterdrückung folgenschwer. Ein homöopathisches Akutmittel, ein Phytotherapeutikum oder eine physikalische Maßnahme können ebenso unterdrücken wie ein chemisches Medikament. Im übrigen ist auch bei Fieber ein kurzfristiger Aufenthalt an der frischen Luft oder ein Transport zum Arzt möglich. Denn Hausbesuchsmedizin ist – abgesehen von der Erfassung der familiären Gesamtsituation, die bei einem gesunden Kind allerdings besser möglich ist – meist schlechte Medizin, die dem nahekommt, was über das Problem Notfallmedizin bereits gesagt wurde. Zur Gesundung braucht es vor allem all das, woran es heute am meisten fehlt: Zeit, Ruhe, liebende Fürsorge. Die wichtigsten vorbeugenden Maßnahmen gegen Infektionen sind ein stabiler seelischer Zustand, das Vermeiden des „crowding", eine ausgewogene, vitaminreiche Ernährung, die Vermeidung von Schadstoffen (Passivrauchen), viel frische Luft und Bewegung im Freien, eine angemessene, aber nicht übertriebene Hygiene und allgemein abhärtende Maßnahmen wie Frischluft, Meeresaufenthalt, Klimawechsel usw. Kranken Kindern fehlt es in der Regel nicht an ausreichenden eigenen Abwehrkräften. Das immer noch verbreitete Rauchen in Haushalten, in denen Kinder leben, stellt eine Misshandlung der kindlichen Gesundheit dar. Harte medizinische Daten wie das vermehrte Auftreten des plötzlichen Kindstodes, der ständigen Mittelohrentzündungen und Bronchitiden sowie des Asthmas bei Schulkindern sprechen hier eine deutliche Sprache.

„MACH MICH NICHT KRANK": „MÜNCHHAUSEN"-KRANKHEITEN?

In der Medizin versteht man unter Münchhausen-Krankheiten das absichtliche Erzeugen oder Vortäuschen von körperlichen oder psychischen Symptomen oder Behinderungen. Bei dieser Störung nehmen die Patienten oder die Bezugspersonen bei Kindern Symptome wahr, die sie entweder selbst herbeigeführt haben oder erfinden und sie dann dem Arzt und anderen plausibel und dramatisch präsentieren. Auch Therapeuten und Ärzte können Symptome erzeugen, erfinden oder harmlose Symptome dramatisieren, die sie anschließend behandeln wollen. Das fängt bei Knicksenkfüssen und dem Verkaufen von Einlagen an, geht über unnötige und belastende Medikamentengaben bis hin zu überflüssigen Operationen. Da wir in hohem Masse hochqualifizierte medizinische Einrichtungen besitzen, die sich auch bezahlt machen müssen, ist die Gefahr einer Überdiagnostik und Übertherapie sehr groß – vor allem, wenn Ärzte sich durch die klagenden Eltern unter Druck gesetzt fühlen.

Wenn wir ein Kind vor uns haben, über das eine bunte Symptomatik wechselnder, beliebiger, ausgeprägter Symptome wie Schmerzen unterschiedlicher Lokalisation, Ohnmachts- oder andere Anfälle, Blutungen oder anhaltend auffällige Laborbefunde berichtet wird, und bei dem in der Frage nach Vorbehandlungen ein häufiger Arztwechsel und verschiedene Krankenhausaufenthalte ohne befriedigende Diagnosestellung, aber mit aufwändigen Untersuchungen und Behandlungen und sogar erfolglosen Operationen zu erheben sind, müssen wir uns fragen, ob hier das Kind systematisch krank gemacht wird. Vor allem bei einem häufigen Arztwechsel ist der Verdacht auf eine solche Störung naheliegend.

Die Motivation für das Vortäuschen von Krankheitssymptomen liegt darin, dass Symptome eine Art Eintrittskarte für das Gesundheitswesen darstellen. Wir erleben das täglich in der Praxis, wenn ein Kind wegen einer Warze vorgestellt wird und es in Wirklichkeit um die Schwiegermutter geht, die in die Erziehung hineinredet. Die Warze ist das „Feigenblatt", das ermöglicht, ärztliche Hilfe in Anspruch zu nehmen. Da Erziehungs- und familiäre Probleme keine hinreichende Begründung für einen Arztbesuch sind, wird diese zum Beispiel im Symptom „Warze" gesucht. Solche Dinge laufen meist unterbewusst ab. Würde man den Eltern das bewusste Vorschieben eines Symptoms vorwerfen, würden sie wahrscheinlich „aus allen Wolken fallen" und den Vorwurf empört zurückweisen. Wenn nun zum Beispiel der Arzt mit dem Skalpell oder einer Arznei auf die Warze losgeht und die eigentliche Botschaft nicht hören kann oder will, ist er schon in diesem System gefangen.

Der Krankheitsgewinn besteht in der Erlangung von Zuwendung – und sei es nur durch ärztliche Untersuchungen, diagnostische und therapeutische Prozeduren bis hin zu Krankenhausaufenthalten und unnötigen operativen Eingriffen. Da medizinische Untersuchungen und Eingriffe ohne die Mitwirkung von Ärzten nicht möglich sind, werden Ärzte zu Mittätern.

EIN BISSCHEN MÜNCHHAUSEN...

In einer „Leicht-Variante" sind nach unserer Auffassung die Münchhausen-Symptome sehr verbreitet und bilden den Hintergrund zum Beispiel für eigentlich unnötige Beschneidungswünsche bei kleinen Jungen oder auch für

Polypen- und Mandelentfernungen, wenn die Eltern durch Infekthäufungen genervt sind und statt geduldigem Zuhören und „Reassurement" die schnelle Lösung des Problems mit dem Skalpell angeboten wird. Aber auch bei Verhaltensauffälligkeiten und Erziehungsproblemen wird die eigene Rolle und die Bedeutung der Lebensumstände oft schwer akzeptiert. Leichter ist es, dann von „Wahrnehmungsstörungen", „Aufmerksamkeitsstörungen" oder „Hyperaktivität" zu sprechen und diese als biologische Störung anzunehmen, zumal es ja entsprechende Behandlungskonzepte gibt und Heerscharen von Therapeuten, vom Ergotherapeuten bis zum Verschreiber von Psychopharmaka, bereit stehen. Man muss leider sagen, dass sich manche Ärzte zum Komplizen in dieser Konstellation machen, wenn sie noch normale Zustände für krankhaft, behandlungs- oder gar operationsbedürftig erklären.

Vielleicht scheint es provokativ, Münchhausen-Erkrankungen von dieser Seite zu betrachten, aber uns scheint es notwendig, sich angesichts einer bestehenden Symptomatik die Frage immer neu zu stellen, wer bei einem kranken oder krank erscheinenden Kind in diesem komplexen Beziehungs- und Interessengeflecht der „Gewinner" sein soll: Es sollte das *Kind* sein, nicht „nur" die Eltern – und nicht der Oberarzt, der Chef, die Einrichtung oder die Industrie.

Die Abrechnungssysteme in unserem Gesundheitssystem verleiten dazu, Erkrankungen „verschlimmern" zu lassen und die Patienten kränker zu machen, als sie sind. Oft hat man den Eindruck, der beste Patient sei der chronisch Kranke – in der Kinderheilkunde glücklicherweise seltener als in anderen Fächern. So gibt es heute fast nur noch Risikoschwangerschaften, Risikogeburten und Risikokinder.

Im alten China, so wird berichtet, wurden die Ärzte nur bezahlt, solange der Patient gesund blieb. Sollte nicht Gesundheit das Ziel unserer Bemühungen sein? Ärzte und andere Therapeuten sind angetreten, helfen zu wollen. Wenn sie sich aber mit der eigenen Hilflosigkeit nicht gut auseinandersetzen können und von außen „Druck" bekommen, ist der erste Schritt zu drastischeren Methoden schnell getan. Damit werden die Kinder als unschuldiges, wehrloses und schwächstes Glied in einer Kette bestraft.

KINDER IN UNSERER GESELLSCHAFT

Entgegen allen Beteuerungen haben Kinder in unserer Gesellschaft allenfalls ein paar geschützte Reservate, aber keinen generellen Platz. Die Straße oder „Draußen" als Spiel- und Erlebnisraum sind häufig nicht mehr vorhanden. Entsprechende Erfahrungen müssen nicht selten im nachgestellten „Labor" einer ergotherapeutischen Praxis gemacht werden. Sprache und Sprechen sind auf Comic-Sprechblasenähnliche Kommunikationen reduziert, das Lesen wird ersetzt durch Konserven, die in Form von Spots, Filmen und Videospielen die Phantasien aufdrängen und anheizen, sich aber nicht spontan entwickeln lassen. Das heute übliche „Zappen" betrifft nicht nur den raschen Programmwechsel zwischen verschiedenen Kanälen. Selbst der normale Spielfilm zeichnet sich durch rasche Schnitte und Szenenwechsel aus.

Der Mensch der Zukunft muss entsprechend wach und anpassungsfähig sein, um diesen raschen Veränderungen folgen zu können; sie betreffen ja auch den Verkehr, den Arbeitsplatz, das Familienleben. Wechselnde Partner, wechselnde Lebensgemeinschaften, wechselnde Geschwister – ein hohes Maß an Anpassungsfähigkeit ist gefragt. Hyperaktivität, Unkonzentriertheit, Aufmerksamkeitsstörung: Erscheinungen unserer schnelllebigen Zeit, die die Menschen durch ständig wechselnde und steigende Anforderungen oft an die Grenzen ihrer Belastbarkeit bringt – nicht nur uns Erwachsene, sondern auch unsere Kinder. Schon am Beispiel der raschen Verbreitung der Mobiltelefone lässt sich leicht zeigen, wie schnell um der persönlichen Bequemlichkeit willen gesundheitliche Bedenken über Bord geworfen werden. Während wir mit dem Blutzoll des Verkehrs anscheinend leicht leben können, versetzt uns jede noch so harmlose Erkrankung oder gar Seuche schnell in Panik – wegen ihrer Unplanbarkeit und Unvorhersehbarkeit. Hier werden dann per Handstreich Milliardensummen mobilisiert, die an anderer Ecke fehlen und von denen nur wenige profitieren.

Im Bereich der Säuglinge und Kleinkinder ist der fehlende Stellenwert und Platz in unserem Leben besonders dramatisch, da an den Bedürfnissen dieser Altersgruppe radikal vorbeigeplant wird. Ein Säugling gehört zumindest im ersten Lebensjahr vorrangig zu seiner Mutter, eine andere konstante Bezugsperson kann nur ein Kompromiss sein.

THEORIE UND PRAXIS DER KLEINKINDER-BETREUUNG

Mit der Schaffung von Krippenplätzen ist es nicht getan. Die Mitarbeiter von Tageseinrichtungen und Kindergärten sind schon heute überfordert und stehen in einem weiten Spagat zwischen Aufbewahrungs- und Bildungsstätte. Kinder wollen nicht (weg-) verwaltet werden, sondern brauchen liebevolle Zuwendung. Zwar kann die für den Umgang mit Säuglingen und Kleinkindern notwendige Feinfühligkeit in Grenzen gelernt werden; die notwenige Kontinuität und Individualität kann eine institutionalisierte Erziehung aber nicht leisten.

BINDUNGSSICHERHEIT

Die Bindungstheorie und die Erforschung von Bindung hat in den letzten Jahren viel Interesse hervorgerufen. Man versteht darunter die Schaffung einer stabilen, kontinuierlichen Beziehung des Kindes als Voraussetzung für ein seelisch gesundes Leben. Die Bedeutung einer „sicheren Basis" als Voraussetzung für die Entwicklung psychischer Sicherheit und seelischer Gesundheit von Kindern ist inzwischen zwar wissenschaftliches Allgemeingut geworden. Aber in ihrer Bedeutung und Konsequenz wird sie für weite Bereiche der Betreuung von Kindern von der Geburt an nicht in der Alltagspraxis umgesetzt – auch nicht von den Institutionen, die sich das Kindswohl besonders auf die Fahnen geschrieben haben. Viele geburtshilfliche Einrichtungen und Kliniken berücksichtigen grundlegende Erkenntnisse der Bindungsforschung nicht. Mit dem Argument einer medizinischen Notwendigkeit werden elementare Bedürfnisse der Kinder außer acht gelassen.

Bereits 1951 veröffentlichte der „Vater der Bindungstheorie", *John Bowlby*, im Auftrag der Weltgesund-

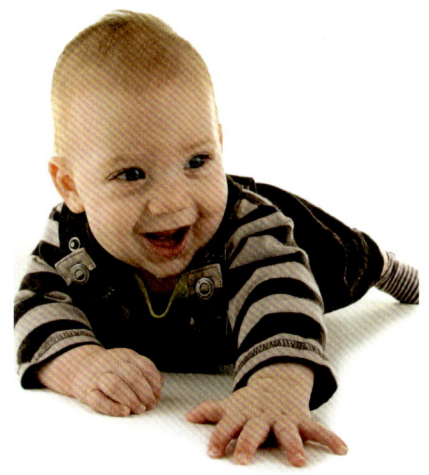

Gute Beziehung:
Schon in frühester Kindheit wichtig

heitsorganisation seine Untersuchungen über kindliche Deprivation und deren Folgen. Populär wurde sein Buch *„Frühe Bindung und kindliche Entwicklung"*. Hier ist eine Unzahl von Untersuchungen und Fakten über die Folgen von Fremdbetreuung zusammengetragen. Das Wissen wurde seither weiter akkumuliert, ohne dass aber die wesentlichen Erkenntnisse alltagspraktisch umgesetzt wurden. So fanden schon *Dorothy Burlingham* und *Anna Freud* durch ihre Erfahrungen bei der Leitung eines Heimes für Kleinkinder im 2. Weltkrieg, dass für eine angemessene Betreuung so viele Personen notwendig seien, dass es besser sei, das Heim zu schließen und den Helferinnen ein paar wenige Kinder zur Pflege mit nach Hause zu geben.

Übertragen auf die Frage nach der Schaffung von mehr Krippenplätzen heißt das, dass es wesentlich besser ist, Kleinkindergruppen von 3-4 Kindern daheim betreuen zu lassen, als größere Einrichtungen aus dem Boden zu stampfen, die mit noch so viel Personal nicht das leisten können, was eine individuelle, konstante Bezugsperson für Kleinkinder bedeutet. Das heißt nicht, dass es eine institutionalisierte Erziehung nicht geben darf; sie sollte aber nicht zum allgemein gültigen Prinzip erhoben werden.

Die Ergebnisse der Bindungsforschung haben gezeigt, dass erstens das zweite Lebenshalbjahr für Trennungssituationen von der Hauptbindungsperson ganz besonders kritisch ist, und dass Kleinkinder unter drei Jahren überhaupt nicht gut „horizontal", d.h. gemeinsam mit vielen Kindern einer Altersgruppe betreut werden können. Individuelle Betreuungsmöglichkeiten wie Tagesmütter mit 3-4 Kindern oder, noch besser, ein Zusammenschluss mehrerer Eltern, die ihre Kinder abwechselnd betreuen, sind nicht nur bindungstheoretisch, sondern auch ökonomisch und ökologisch sinnvoller. Es ist nicht notwendig, dass bereits Babys und Kleinkinder regelmäßig, meist mit dem Auto, über weite Strecken in Einrichtungen transportiert werden müssen.

KINDERSCHUTZ

Ein weiteres aktuelles und Besorgnis erregendes Thema sind die Kinderschutzgesetze. Der Kinderschutz ist eine wichtige gesellschaftliche Aufgabe, der heute aus verschiedenen Gründen eine besondere Bedeutung zukommt. Die Situation junger Familien in unserer Gesellschaft ist durch die Problematik von Ausbildungs- und Arbeitsstellen schwierig. Und die erzieherische Inkompetenz ist oft groß – auch, weil grundlegendes Wissen zur Kindererziehung in der Schule nicht vermittelt wird. Man glaubt, erziehen könne jeder. Unseres Erachtens gehören die Grundlagen erzieherischer Kompetenz und Kenntnisse über die Bedürfnisse von Neugeborenen, Säuglingen und Kleinkindern bereits in die Schulausbildung, und zwar in allen Schulzweigen. Außerdem brauchen Schwangere, aber auch werdende Väter, Hilfestellungen und Wissen – nicht nur zu Schwangerschaft und Geburt, sondern auch zu den elementaren Bedürfnissen der Kinder.

Diese Form der primären Prävention ist trotz ärztlicher Vorsorgetermine zur Zeit gar nicht vorhanden. Hebammen und Geburtshelfer beschäftigen sich vorgeburtlich mit Geburtsablauf, Atmen, Beckenboden- und Schwangerschaftsgymnastik, Schwangerschaftsstreifen, aber kaum mit Gedanken zur Kindererziehung. Auch sollten geburtshilfliche Abteilungen und Geburtshäuser mehr psychosoziale Kompetenz entwickeln und kein Kind entlassen, ohne dass die Weiterbetreuung sichergestellt ist.

Wünschenswert und in einigen Städten bereits modellhaft entwickelt ist ein System, das jedes Neugeborene von einem dazu eingerichteten Dienst der Gemeinde besucht – im Sinne einer freudigen Neubürgerbegrüßung mit der offenen Frage nach etwaigen Problemen und Hilfsmöglichkeiten. Dazu gehören auch banale Informationen über die Beantragung von Elternzeit, Kindergeld und anderen sozialen Hilfen, die sich nicht auf das breite Angebot von Fremdunterbringungsmöglichkeiten beschränken dürfen.

Bei erkannten „Risikosituationen" könnte früh eine kontinuierliche Begleitung eingeleitet werden, wie sie durch das System der Familienhebammen und der frühen Hilfsprojekte an manchen Orten bereits eingeführt ist. Irritierend ist allerdings, dass die bekannt gewordenen spektakulären Fälle von Kindesvernachlässigung und Misshandlung bis hin zur Tötung in behördlich bekannten Problemfamilien aufgetreten sind.

Der Arzt oder das Gesundheitssystem allgemein sollten in dieser Frage nur eine untergeordnete Rolle spielen. Es gibt nur einen Grund, Kinderschutz über das Gesundheitssystem zu organisieren: die „Niedrigschwelligkeit". Gegenüber Behörden besteht eine viel größere Berührungsangst als gegenüber dem Arzt. Außerdem müssen die meisten behördlichen Maßnahmen, zum Beispiel nach dem Kinder- und Jugendhilfegesetz, aktiv beantragt werden und werden in der Regel aus Unkenntnis abgelehnt – trotz eines klar festgelegten Rechtsanspruches, den jede Familie einfordern kann.

Kinderschutz scheint heute durch das Gesetz „vorhanden" zu sein. Aber die

Verantwortung bleibt an den Kinder- und Allgemeinärzten hängen. Die aber haben allein weder das Recht dazu noch die Kompetenz dafür. Denn der Kinderschutz wird in der ärztlichen Ausbildung nicht gelehrt und ist kein Bestandteil der vertragsärztlichen Tätigkeit.

Die „verpflichtenden Vorsorgen" kommen als Kontrollinstanz für das Kindeswohl viel zu spät, da das Jugendamt dabei frühestens eingeschaltet wird, wenn das Kind fast ein halbes Jahr alt ist, also das bindungspsychologisch wichtigste frühe Säuglingsalter schon vorbei ist. Zwar scheint die Lage der Kinder, aber auch der sie betreuenden Kinder- und Jugendärzte endlich ernst genommen und von der Politik „entdeckt" worden zu sein. Aber wie soll geleistet werden, was vertragsärztlich gar kein Leistungsinhalt ist? Die Zeit dafür, die „Sprechende Medizin", ist leider im derzeitigen Medizinsystem völlig untergegangen. Was noch geht, sind Vorsorgen und Impfungen, und darauf stürzt sich die ambulante Medizin nicht ohne entsprechende Nebenwirkungen. Ausgerechnet ein kompletter Impfschutz wird als „Kinderrecht" verkauft – während sonst jede Form einer Realisierung von Kinderrechten, wie nach dem Kinder- und Jugendhilfegesetz, unüberbrückbare Hürden aufwirft.

VORSORGEN – AUCH EIN RISIKO?

Es ist gut und richtig, dass Kinder regelmäßig zu Vorsorge-Untersuchungen vorgestellt werden sollen, um ihre Entwicklung, ihr altersgemäßes Wachsen und Gedeihen zu überprüfen und zu dokumentieren. Unsere Gesundheitsvorstellung geht davon aus, dass Erkrankungen nur möglichst früh erkannt werden müssen, um möglichst gut heilbar zu sein. Dennoch verursacht dieses „Früherkennungs-Dogma" ein Unbehagen, werden doch Zustände frühzeitig erkannt, deren nachfolgende Krankheitswertigkeit gar nicht klar ist.

Besonders trifft das für die vielen heute in der Schwangerschaft entdeckten Auffälligkeiten beim Ungeborenen zu. Hier werden die werdenden Eltern oft schon früh verunsichert und ihr natürlicher Optimismus nachhaltig gestört. Das bange Warten darauf, welcher Befund sich nun letztlich herausstellen wird, belastet die Schwangerschaft und lenkt von anderen wichtigen Bereichen der Geburtsvorbereitung ab. So werden viele Eltern in ihrem Gesundheitsbewusstsein verunsichert. Was uns gesund erhält, die Lebenskraft, wird durch das Vertrauen auf Gesundheit und den eigenen Körper gestärkt und durch Verunsicherung geschwächt.

286

Der Arzt soll kranken Menschen helfen und ihnen Hinweise und Hilfen zur Gesundung geben. So sollten Ärzte bemüht sein, mit ihrer Behandlung die Selbstheilungskraft zu stärken, nicht zu schwächen. Sie sollten störende Faktoren körperlicher, seelischer oder sozialer Art erkennen und mildern. Dazu ist aber ein anderes Krankheitsverständnis als das vorherrschende körperlich-mechanistische notwendig. Voreilig und unbedacht gegebene Medikamente sind ebenso abzulehnen wie unüberlegte chirurgische Maßnahmen. Denn vermeintlich rasche Problemlösungen stellen noch keine Heilung dar. Ärzte soll-

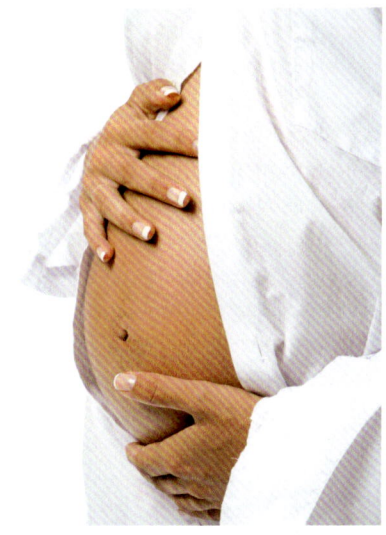

Natürlicher Optimismus:
Lebenskraft für neues Leben

ten unabhängige Ratgeber und „Anwalt des Kindes" sein und Kinder schützen – vor Krankheit, vor Gewalt, vor kinderfeindlichen Lebensbedingungen, aber auch vor unnötigen medizinischen Maßnahmen und vor den wachsenden Ansprüchen einer allumfassenden „Medikalisierung".

WAS FEHLT, IST ZEIT

In der Erziehung, aber auch in der Behandlung – sowohl in der Praxis als auch vor allem daheim – fehlt es am häufigsten an Ruhe, Zeit und Zuwendung, auch des Arztes. In unserer von Hast und Eile geprägten Zeit muss immer alles sofort sein, man muss sofort wissen, was das Kind „hat", was ihm „fehlt". Und so erleben wir es täglich, dass uns Kinder vorgestellt werden, die seit „fünf Minuten" krank sind und plötzlich hoch fiebern. Besonders unbefriedigend ist es, wenn die das Kind begleitende Person (zum Beispiel die Oma oder die Patentante, die mal eben um fünf vor sechs noch schnell zum Arzt geschickt wird) weder weiß, was in der Umgebung an Infekten umläuft, noch, wie es dem Kind sonst geht. Hier sind eklatante Fehleinschätzungen möglich.

Der alte Begriff des „Ausbrütens" einer Erkrankung versinnbildlicht die Wärme des Brütens, den Faktor Zeit und das sich in jedem Falle einstellende Ergebnis. Ein krankes Kind braucht Trost und die Gewissheit, nicht allein gelassen zu werden. Ungeduld und Angst helfen nicht weiter.

Unser Rat: Haben Sie Geduld – zuerst einmal mit sich selbst, dann mit Ihrem Kind und nicht zuletzt mit Ihrer Ärztin oder Ihrem Arzt: Denn auch die sind nur Menschen und nur mit menschlichem Wissen und Fähigkeiten ausgestattet. Sie können weder hellsehen noch zaubern. Der Maler van Gogh sagte über seinen letzten Arzt, den Psychiater und Homöopathen *Paul Gachet,* zweifelnd: *„Ich glaube, auf Gachet darf man in keiner Weise rechnen: Erstens ist er meiner Meinung nach kränker als ich oder sagen wir, ebenso krank wie ich. Wenn ein Blinder einen anderen Blinden führt, fallen da nicht beide in den Graben?".* Aufklären heißt sehend machen, nicht blind vertrauen.

KAPITEL 5: DAS WICHTIGSTE IN KÜRZE

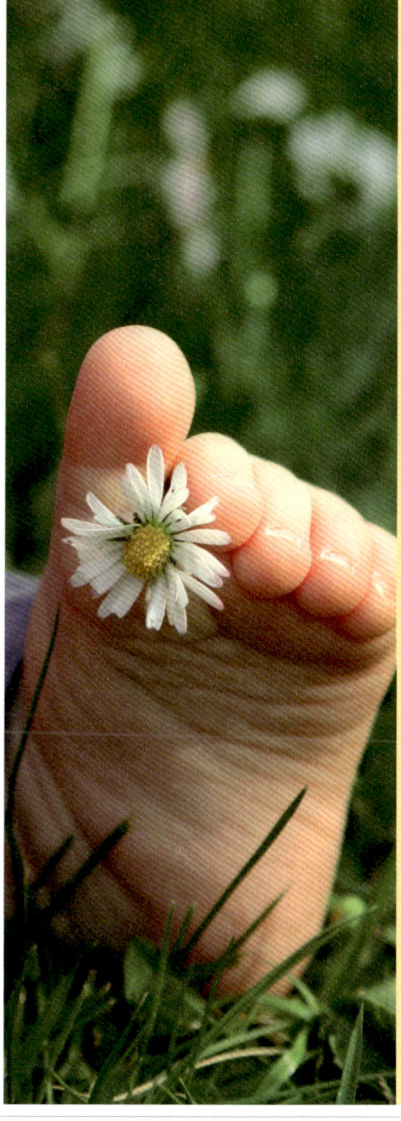

- ▶ Heilungshindernisse sind Faktoren, die der Heilung im Wege stehen.
- ▶ Bei Kindern wiegt das Thema „Heilungshindernisse" besonders schwer, weil sie leicht zum Opfer unlösbarer familiärer oder sozialer Situationen werden und daran erkranken.
- ▶ Wie infektanfällig ein Kind ist, liegt nicht nur daran, wie empfänglich es für Infekte ist, sondern auch daran, wie stark das Kind Infektionsmöglichkeiten ausgesetzt ist – zum Beispiel in Gemeinschaftseinrichtungen wie KiTa oder Kindergarten.
- ▶ Beim Aufspüren von Heilungshindernissen hilft auch die Frage, welche Bedeutung die Krankheit für das Familiensystem haben kann.
- ▶ Eine stabile, kontinuierliche Beziehung des Kindes zu seinen Eltern ist eine der Voraussetzungen für ein seelisch gesundes Leben.
- ▶ Leider haben Arzt und Eltern heute meist zu wenig Ruhe, Zeit und Zuwendung für das kranke Kind.

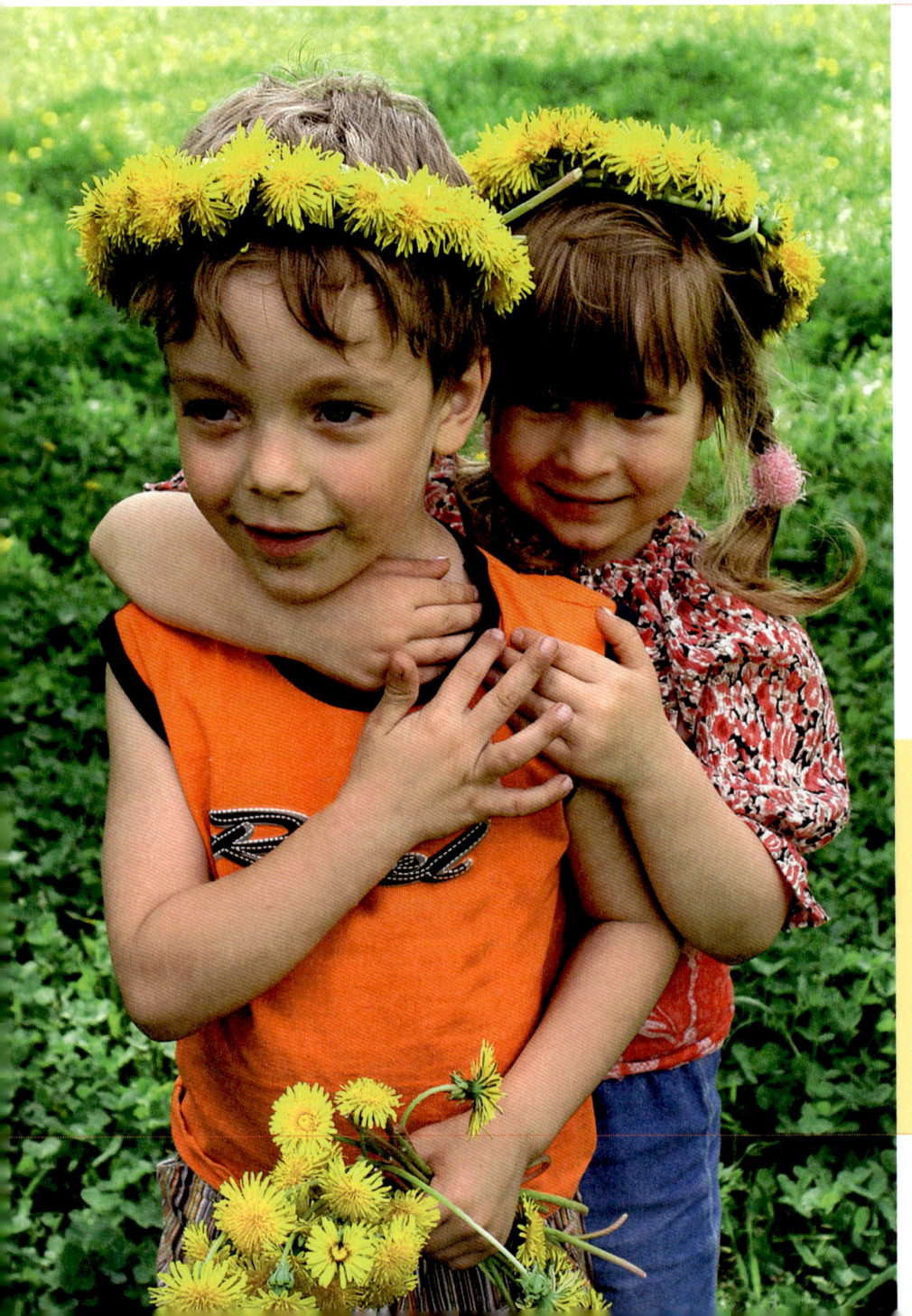

SAMUEL HAHNEMANN – DER BEGRÜNDER DER KLASSISCHEN HOMÖOPATHIE

In diesem Kapitel erfahren Sie, ...

▶ welche Grundsätze der klassischen Homöopathie *Samuel Hahnemann* schon vor 200 Jahren in seinem „Organon der Heilkunst" formuliert hat

▶ dass diese Grundsätze heute genauso gültig und aktuell sind wie damals

▶ welch ein bewegtes Leben *Hahnemann* geführt hat – immer im Dienste der Homöopathie

HAHNEMANNS
„ORGANON DER HEILKUNST"

Samuel Hahnemann, der Begründer der Homöopathie, hat schon 1810 seine Ansichten umfassend in einem zu seinen Lebzeiten immer wieder aktualisiertem Werk zusammengefasst, das als „Organon", (dt. Werkzeug), zur „Bibel" der Homöopathie geworden ist. Bis zu seinem Tod 1843 arbeitete er an einer fortwährenden Verbesserung seiner Heilmethode. Die letzten Erkenntnisse wurden erst achtzig Jahre nach seinem Tod der Nachwelt bekannt. Schon im ersten der insgesamt 291 Paragraphen wird die Basis für eine rationale Heilkunde gelegt: *„Der einzige Beruf des Arztes ist schnelles, sanftes, dauerhaftes Heilen – und nicht das Schmieden theoretischer Systeme und Erklärungsversuche."*

Die konventionelle Medizin geht von der Annahme aus, dass entweder Erreger den Organismus hinterhältig überfallen, angeborene oder erworbene Stoffwechselstörungen vorliegen, oder biologische Stoffwechselwege, („pathways") durch eine ungeklärte Veränderung (einen „pathologischen shift") den Stoffwechsel in eine falsche Richtung gehen lassen. Von einem wirklichen ökologischen Denken, einem Denken in Regelkreisen und Gleichgewichten, sind wir noch weit entfernt.

Mit einer medikamentösen Behandlung wird der Organismus mit tief wirkenden, oft lange und häufig wiederholten Medikamentengaben konfrontiert, deren langdauernde Wirkungen niemand im individuellen Fall vorhersagen kann. Die gleichzeitige Einnahme mehrerer solcher Substanzen macht die Situation vollends unübersichtlich. Die Langzeitanwendung kann dem Organismus neue und zum Teil unbehandelbare Arzneikrankheiten beibringen.

Sicher verlangt der Patient auch nach Medikamenten, die die Symptome recht schnell beseitigen. Die davon ausgehenden Gefahren sind gut bekannt. Zufrieden kann man schon sein, wenn diese symptomatischen Behandlungen die Krankheit nicht noch verstärken und letztlich verschlimmert hinterlassen.

Außerdem werden verschiedene lokale Symptome oft als eigenständige Erkrankungen behandelt, die zufällig und „allein für sich bestehend" jeweils einzeln durch Medikamente abgearbeitet werden müssen. Ein Gesamtzusammenhang wird nicht gesucht oder vermutet.

Durch diese Konzentration auf die Symptome wird das Leiden in den Untergrund gezwungen und kann an einer tiefer liegenden – und letztlich bedenklicheren – Stelle ausbrechen. Das wird in der Homöopathie als „Unterdrückung" beschrieben. Wenn die Ärzte dann nicht wissen, was sie mit der nicht weichenden oder sich verschlimmernden Krankheit anfangen sollen, geben sie schnell Antibiotika oder Kortison. Im Jahr 2006 erhielt jedes Kind bis zehn Jahre rechnerisch eine einwöchige Antibiotikatherapie!

Hahnemann bemerkte, es sei das unselige Hauptgeschäft der Medizin, die Mehrzahl der Krankheiten – nämlich die langwierigen – durch fortwährendes Schwächen und Quälen des ohnehin schon an seiner Krankheitsplage leidenden, schwachen Kranken und durch Hinzufügung neuer, zerstörender Arzneikrankheiten, wo nicht tödlich, doch wenigstens unheilbar zu machen. Das gilt auch heute noch.

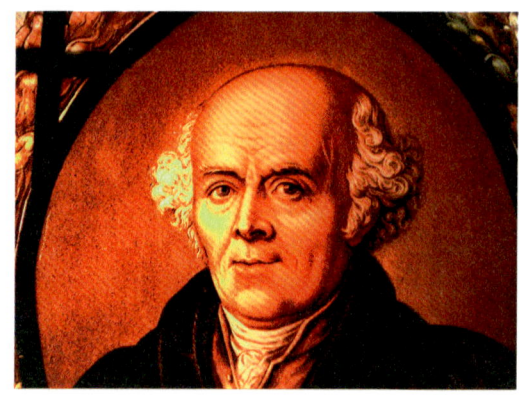

Samuel Hahnemann:

Vater der klassischen Homöopathie

Nichts ist einfacher, als schnell zum Rezeptblock zu greifen und etwas aufzuschreiben. Aber Medizin kann gefährlich sein.

Allein was die arzneiliche Behandlung angeht (von Operationen oder anderen medizinischen Maßnahmen ganz abgesehen) kann man sich mit jeder Arznei Nebenwirkungen einhandeln – in Deutschland in mindestens 300.000 Fällen pro Jahr, wie das Bundesministerium für Arzneimittel und Medizinprodukte bestätigte. Jährlich werden 16.000 bis 25.000 Todesfälle durch Neben- und Wechselwirkungen verursacht. An Medikamenten sterben weit mehr Menschen als an Verkehrsunfällen und Suiziden zusammen. Nicht eine häufig behauptete unzureichende Versorgung mit Arzneien, sondern die Überversorgung verursacht Milliardenschäden.

Die Homöopathie geht davon aus, dass die Krankheiten der Menschen nicht auf etwas Stofflichem, sondern auf Verstimmungen der geistartigen, den Körper des Menschen belebenden Kraft, der Lebenskraft beruhen. In der Homöopathie erfolgt Heilung durch eine Gegenwirkung der Lebenskraft gegen die eingenommene, richtige Arznei. Diese Heilung ist umso sicherer und schneller, je stärker die Lebenskraft noch ist.

Die Homöopathie vermeidet daher jegliche Schwächung der Lebenskraft, auch möglichst jeden Schmerz, weil auch Schmerz die Kräfte raubt. Sie nutzt zur Heilung diejenigen Arzneien, deren Vermögen, das Befinden (dynamisch) zu verändern und umzustimmen, genau bekannt ist. Der Homöopath sucht dann diejenige heraus, deren verändernde Kräfte (Arzneikrankheit) die vorliegende natürliche Krankheit durch Ähnlichkeit (similia similibus) aufheben können. Der Kranke erhält die Arznei in einfachen Gaben, die so klein sind, dass sie, ohne selbst Schmerz oder Schwächung zu verursachen, eben ausreichen, das natürliche Übel aufzuheben. Ohne den Patienten im Mindesten zu schwächen oder zu quälen, wird die natürliche Krankheit ausgelöscht. Schon während der Besserung wird der Patient von selbst gestärkt und so geheilt. Das scheint alles einfach, ist aber doch ein sehr nachdenkliches, mühsames, schweres Unterfangen. Weil es aber die Kranken in kurzer Zeit beschwerdefrei und völlig gesund macht, ist es ein heilbringendes und beseligendes Geschäft – so *Hahnemann*, frei übertragen, in seinem *„Organon der Heilkunst".*

HAHNEMANNS LEBEN

Christian Friedrich Samuel Hahnemann (1755-1843) wurde als drittes Kind des *Christian Gottfried Hahnemann*, Porzellanmalers in Meißen, geboren. 1770 bekam er nach abgebrochener Krämerlehre eine Freistelle an der Fürsten-und Landesschule St. Afra. 1775 begann er das Medizinstudium in Leipzig, wo nur theoretisch gelehrt wurde, weswegen er 1777 für neun Monate nach Wien zu *Joseph von Quarin* (1733-1814), Leibarzt von *Kaiserin Maria Theresia*, ging, der ihm eine Stelle als Hausarzt und Bibliothekar bei *Baron Samuel von Brukenthal*, Hermannstadt, Siebenbürgen, vermittelte. 1779 verbrachte er ein Promotionssemester in Erlangen.

1782 heiratete er *Henriette Küchler*, Apothekerstochter aus Dessau. Ab 1783 lebte er als Physikus und Übersetzer in Gommern bei Magdeburg und erwarb sich zunächst einen wissenschaftlichen Ruf als Übersetzer aus dem Englischen, Französischen und Italienischen: Belletristik, Naturwissenschaften, Medizin. 1790, bei der Übersetzung eines Standardwerkes zur Arzneimittellehre von *William Cullen* (1712-1790) konnte ihn die Erklärung der Wirkung der Chinarinde nicht überzeugen: *Cullen* hatte sie auf eine Stärkung des Verdauungstraktes zurückgeführt. Bei dem Versuch, die Arzneimittelwirkung bei sich selbst auszuprobieren, entwickelte *Hahnemann* Symptome, die ihn an Wechselfieber erinnerten. So kam er dem „simile"-Prinzip auf die Spur, die er fortan weiter verfolgte und als *„Versuch über ein neues Princip zur Auffindung der Heilkräfte der Arzneisubstanzen, nebst einigen Blicken auf die bisherigen"* (1796) im Journal der practischen Arzneykunde *Christoph Wilhelm Hufelands* (1762-1836) veröffentlichte. Das gilt als die Geburtsstunde der Homöopathie: *Similia Similibus*. *Hahnemann* begann ab etwa 1800, seine Patienten homöopathisch zu behandeln. Die erhaltenen Krankengeschichten, 54 aus den Jahren 1801 bis 1843, zeigen, dass sein therapeutisches Vorgehen von Experiment und Empirie, nicht von theoretischen Spekulationen geprägt war. Sein Hauptwerk, die „Bibel" der Homöopathie, ist das 1810 in Dresden in erster Auflage erschienene *„Organon der rationellen Heilkunde"*, das zu Lebzeiten *Hahnemanns* fünf fortwährend ergänzte und verbesserte Auflagen erfuhr.

Das Neue seines Heilverfahrens kurz und bündig (§ 27 Organon): *„Das Heilvermögen der Arzneien beruht daher auf ihren der Krankheit ähnlichen und dieselben an Kraft überwiegenden Symptomen, so daß jeder einzelne Krankheitsfall nur durch eine, die Gesammtheit seiner Symptome am ähnlichsten und vollständigsten im menschlichen Befinden selbst zu erzeugen fähigen Arznei, welche zugleich die Krankheit an Stärke übertrifft, am gewissesten, gründlichsten, schnellsten und dauerhaftesten vernichtet und aufgehoben wird."*

In der Folge entwickelte *Hahnemann* nach sorgfältiger empirischer Beobachtung die Potenzierung als stufenweise vorzunehmende Verdünnung und Verschüttelung der homöopathischen Arznei mit einem Wasser-Alkohol-Gemisch. Er erkannte, dass die verabreichte Arznei desto wirksamer schien, je kleiner sie verdünnt wurde.

Das Verdünnen, aber vor allem auch das Verschütteln führte zu einer *Arzneikraft-Entwicklung*, die er in Anm. 7 zu § 270 folgendermaßen beschrieb: *„Ungemein wahrscheinlich wird es hiedurch, daß die Materie mittels solcher Dynamisationen (Entwickelungen ihres wahren, innern, arzneilichen Wesens) sich zuletzt gänzlich in ihr individuelles geistartiges Wesen auflöse."*

1812 habilitierte er sich und wurde Privatdozent an der Medizinischen Fakultät der Universität Leipzig. 1821 zog er nach Köthen, wo ihm ein ehemaliger Patient, *Herzog Ferdinand von Anhalt-Köthen*, das Recht der Selbstdispensierung (Selbstherstellung von Arzneien) zugesichert hatte. Dort schrieb er die *„Reine Arzneimittellehre"* und entwickelte das Potenzieren weiter.

Ab etwa 1820 entwickelte *Hahnemann* die Lehre von den chronischen Krankheiten: *„Die chronischen Krankheiten: ihre eigentümliche Natur und homöopathische Heilung, 4 Teile, Dresden und Leipzig 1828-1830"*, die die Miasmenlehre begründete: Alle chronischen Leiden sind demzufolge auf die drei Miasmen *Psora, Syphilis und Sykose* zurückzuführen. Die inneren miasmatischen Erkrankungen, die von einer früheren Ansteckung oder familiärer Belastung herrühren, äußern sich in Lokalsymptomen auf der Haut. Daher gilt es nicht diese, sondern die tiefer liegende Störung der Lebenskraft zu behandeln.

1829 feierte er das Goldene Doktorjubiläum und gründete eine bis heute bestehende Gesellschaft homöopathischer Ärzte. Am 31.3.1830 starb seine Frau *Henriette,* er lernte *Melanie d´Hervilly-Gohier,* eine aus Paris angereiste Patientin kennen, die er am 18.1.1835 heiratete und mit der er nach Paris zog. Dort eröffneten sie eine große, elegante Praxis, und er erfuhr eine große Wertschätzung. Er erlebte dort sein 60. Doktorjubiläum und arbeite bis zu seinem Tode an der 6. Auflage des Organon.

Am 2.7.1843 starb *Hahnemann*, 88 Jahre alt geworden, in Paris, wo er auf der Cimetière de Montmartre bestattet und 55 Jahre später auf den Père Lachaise umgebettet wurde. Hier ist heute noch sein Grab zu sehen.

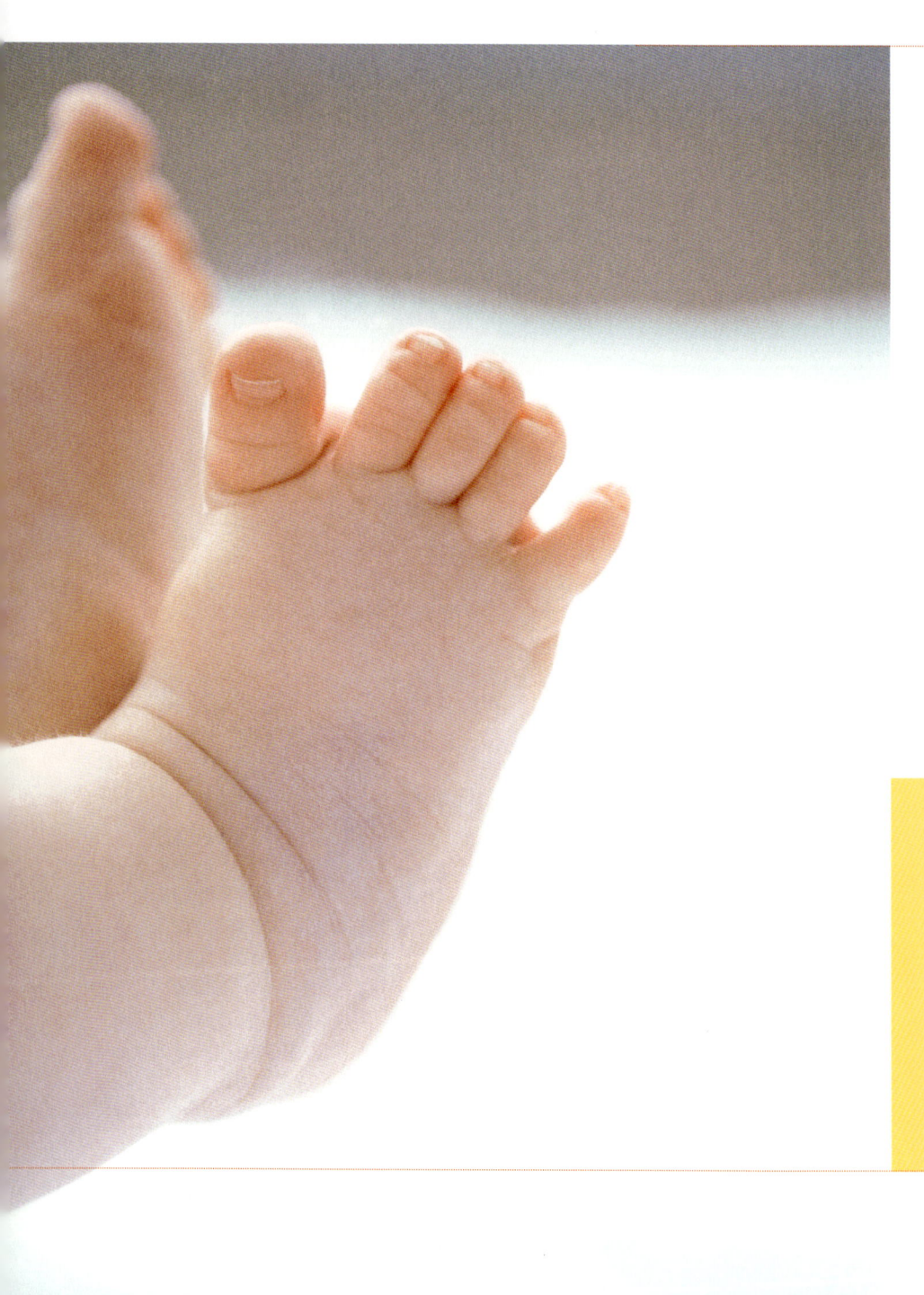

INFO-MAGAZIN

- ▶ Homöopathische Hausapotheke für Kinder und Jugendliche
- ▶ Glossar
- ▶ Nützliche Adressen
- ▶ Literatur-Hinweise

HOMÖOPATHISCHE HAUSAPOTHEKE FÜR KINDER UND JUGENDLICHE

20 ARZNEIMITTEL MIT IHREN BEWÄHRTEN ANWENDUNGSBEREICHEN

Es gibt viele verschieden zusammengestellte Hausapotheken. Diese Auswahl hat sich bei uns bewährt und ist besonders für Kinder und Jugendliche geeignet. Wir geben drei Globuli als Einzelgabe oder, bei anhaltenden Akutzuständen, „verkleppert" (→ siehe Verkleppermethode)

Auch für die Potenzwahl kursieren sehr unterschiedliche Empfehlungen. Das richtige Mittel ist wichtiger als die Potenz.

Faustregel für die Potenzwahl: Je akuter der Zustand, umso höher sollte die Potenz sein. Das gilt vor allem bei Kindern, die aus voller Gesundheit plötzlich erkranken, und vor allen Dingen für Verletzungen. Wir empfehlen daher, wie im Text beschrieben, eine C 200, möglich ist auch eine C 30.

Patienten, die bereits ständig in homöopathischer Behandlung sind, sollten sich vor der Gabe eines Akutmittels möglichst mit ihrem Homöopathen besprechen.

Aconitum
Plötzlich krank, akute Erkältung mit Fieber, ängstlich und unruhig, Folge von kaltem trockenem Wetter, Folge von Schreck oder Unfall

Arnika
Alle schmerzhaften Verletzungen, Prellungen, Blutergüsse

Apis
Bienen- oder Wespenstiche mit starker blassrosa Schwellung der ganzen Umgebung, stechend, brennend, Kälte bessert.

Arsenicum
Lebensmittel- oder Fischvergiftung, Brechdurchfall mit starker Schwäche

Belladonna
plötzliches Fieber, hochrotes Gesicht, Ohrenschmerzen, Halsschmerzen, Rachen düsterrot, Sonnenstich, klopfender Schmerz, Berührung oder Erschütterung verschlechtert die Beschwerden.

Bryonia
Grippe mit Gliederschmerzen, Bewegung verschlechtert, Durst!

Cantharis
Verbrennung mit Blasenbildung
Chamomilla
Zahnungsbeschwerden, unruhig und zornig, Kind will getragen werden.
Colocynthis
Magenschmerzen nach Ärger, krümmt sich.
Dulcamara
Krankheit nach Kaltbaden, Temperatur- oder Wetterwechsel
Ferrum phosphoricum
Erkältung, Fieber mit blassem Gesicht, Ohrenschmerzen
Gelsemium
Lampenfieber, Prüfungsangst, Kopfgrippe, Grippe mit Gliederschmerzen, Beschwerden durch schlechte Nachrichten
Ignatia
Beschwerden durch Kummer, Schreck, Liebeskummer, Eifersucht, Seufzen, wechselhafte Stimmung
Ipecacuanha
Bronchitis bei Kindern mit Rasselgeräuschen, Würgen und Erbrechen
Ledum
Schmerzhafter Tierbiss oder -stich ohne Schwellung oder Rötung, Kälte bessert.
Nux vomica
„Kater" nach zuviel Essen und Trinken, Magenschmerzen oder Übelkeit nach Alkohol, auch nach Kaffee, Cola, Nikotin oder durch Ärger
Pulsatilla
Ohrenschmerzen bei Schnupfen, Weinerlichkeit, Eifersucht, Geschwisterrivalität
Rhus toxicodendron
Verrenkung, Verstauchung, Muskelkater und Schmerzen nach körperlicher Überanstrengung, Erkältung nach Schwitzen oder Nasswerden, Bewegung verbessert die Beschwerden, unruhig
Silicea
Furunkel mit Eiterbildung, Austreibung von oberflächlichen Fremdkörpern
Staphisagria
Schnittverletzungen, vor allem im Gesicht oder im Genitalbereich. Beschwerden durch Kummer mit Kränkung (Mobbing).

GLOSSAR

Akute Erkrankung: In der Homöopathie wird darunter eine akute Infektion oder ein durch akuten äußeren Einfluss (wie bei einer Verletzung) bedingte Beeinträchtigung der Gesundheit verstanden.

Anamnese: Erheben der Krankheitsvorgeschichte.

Arzneimittelbild: Zusammenfassung sämtlicher charakteristischer Symptome einer Arznei, ähnlich, wie ein Krankheitsbild die Gesamtheit der typischen Symptome einer Erkrankung darstellt

Chronische Erkrankung: Immer wieder oder dauerhaft in derselben Art bestehende Beeinträchtigung der Gesundheit, die aus einer inneren Krankheitsveranlagung (→ Miasma) entsteht und nicht von selbst ausheilt

Globulus, Globuli: Zuckerstreukügelchen als Trägerstoff der homöopathischen Arznei

Erstanamnese: Ausführliches Erheben der Symptome und der Krankheitsvorgeschichte vor der homöopathischen Behandlung chronischer Krankheiten

Konstitution: Die körperlich-geistig-energetische Verfassung eines Menschen, die in der Homöopathie durch das entsprechende Arzneimittelbild ausgedrückt wird

Lebenskraft: Die Urenergie, die Kennzeichen des Lebendigen ist. Ihre Störung ist Ursache der Erkrankungen. Die Lebenskraft ist der Wirkort der homöopathischen Arzneien.

Miasma, Miasmen: Eigentlich: Befleckung, Ausdünstung. In der Homöopathie von außen in die Lebenskraft eingedrungene Fehlinformationen, die diese in ihrer Funktion dauerhaft und generationsübergreifend beeinträchtigen.

Nosode: Homöopathisch potenzierte Arzneimittel aus Krankheitsprodukten oder Krankheitserregern

Organon der Heilkunst: 1810 erschienene erste systematische Darstellung der Homöopathie von *Hahnemann*, „Bibel" der Homöopathie. Die letzte ist die sechste Auflage von 1843.

Potenz, Potenzierung: Zubereitung der homöopathischen Arznei durch Verdünnung und Verschüttelung

NÜTZLICHE ADRESSEN

Übergeordnetes Portal der **europäischen homöopathischen Gesellschaften** mit Weiterleitung in die entsprechenden Länder
www.welt-der-homöopathie.de

DEUTSCHLAND

Arbeitsgemeinschaft freier Stillgruppen e.V. (AFS) Bundesverband
www.afs-stillen.de

Berufsverband der Ärzte für Kinder- und Jugendpsychiatrie, Psychosomatik und Psychotherapie
www.bkjpp.de

Berufsverband der Kinder- und Jugendärzte e.V. (BVKJ):
Die Gesundheitsplattform für die ganze Familie. Hier finden Sie Tipps und Hinweise, die alle Bereiche der Gesundheit Ihres Kindes betreffen.
www.kinderaerzte-im-netz.de

Berufsverband Deutscher Laktationsberaterinnen IBCLC e.V. (BDL)
www.bdl-stillen.de

Bund Deutscher Hebammen e.V. (BDH)
www.bdh.de

Bundesarbeitsgemeinschaft Elterninitiativen e.V.
www.bage.de

Bundesarbeitsgemeinschaft Kinder- und Jugendschutz e.V.
www.bag-jugendschutz.de

Bundesministerium für Familie, Senioren, Frauen und Jugend
www.bmfsfj.de

Bundesverband Patienten für Homöopathie e. V.
www.bph-online.de

Bundeszentrale für gesundheitliche Aufklärung
Kostenlose werbefreie Broschüren zu medizinischen Sachverhalten, von Vorsorgeprogrammen und Impf-Plänen bis zu Aufklärungsschriften
www.bzga.de

Bund freiberuflicher Hebammen Deutschlands (BfHD)
www.bfhd.de

Deutsche Gesellschaft für Kinderheilkunde und Jugendmedizin
Dachverband der Fachverbände der Kinder- und Jugendmedizin. Hier finden sich auch Stellungnahmen der Akademie der DGKJ zu aktuellen Themen.
www.dgkj.de

Deutsche Gesellschaft für Sozialpädiatrie und Jugendmedizin
Die Gesellschaft stellt eine Reihe interessanter Leitlinien (z.B. zur frühen Mutter-Kind-Interaktion) abrufbereit zur Verfügung. Hier finden Sie auch alle Adressen sozialpädiatrischer Zentren und Frühförderstellen Deutschlands nach Postleitzahlen geordnet.
www.dgspj.de

Deutsche Liga für das Kind
Unter www.liga-kind.de finden Eltern eine breite Palette wichtiger Informationen über Kindheit und Entwicklung.

Deutscher Kinderschutzbund Bundesverband e.V.
Auf der Website www.kinderschutz-bund.de kann man über den Menüpunkt „Verbandsdatenbank" direkt auf Beratungssuche gehen.

Deutscher Zentralverein homöopathischer Ärzte
Website mit Informationen zur Homöopathie in Deutschland, zu den Strukturverträgen, zur Arztsuche und zu Tagungen und Fortbildungsmöglichkeiten
www.dzhae.org

Hahnemann-Gesellschaft
Arbeitsgemeinschaft klassisch homöopathisch behandelnder Ärzte
www.hahnemann-gesellschaft.de

La Leche Liga (LLL)
La Leche Liga Deutschland e.V.
www.lalecheliga.de

PEKiP e.V. – Prager Eltern-Kind-Programm
www.PEKiP.de

Robert-Koch-Institut
Daten zur Epidemiologie in Deutschland, Herausgabe des wöchentlich erscheinenden „Epidemiologischen Bulletin" zur aktuellen Infektionslage in Deutschland
www.rki.de

Tagesmütter-Bundesverband für Kinderbetreuung und Tagespflege e.V.
www.tagesmuetter-bundesverband.de

www.trostreich.de
Diese Selbsthilfevereinigung für den Bereich „Schreibaby" listet ständig aktualisiert und nach Postleitzahlen geordnet Schreiambulanzen und Schreibabysprechstunden auf, die Ihnen weiterhelfen können. Hier finden Sie schnell Hilfe in Ihrer Nähe.

Verband alleinerziehender Mütter und Väter, Bundesverband e.V.
www.vamv.de

Verband klassischer Homöopathen Deutschlands e. V.
www.vkhd.de

Zentralverein der Ärzte für Naturheilverfahren und Regulationsmedizin
Hier finden die Fortbildungen in klassischer Homöopathie durch die Autoren dieses Buches statt.
www.zaen.de

ÖSTERREICH

Hebammenzentrum
Verein freier Hebammen
www.hebammenzentrum.at

Informationen über zahlreiche Verbände zum Thema Kindergesundheit
www.kinderjugendgesundheit.at

Österreichische Gesellschaft für Homöopathie
www.homöopathie.at

Österreichisches Hebammengremium
www.hebammen.at

Die Adressen sämtlicher **Selbsthilfegruppen** in den österreichischen Bundesländern finden Sie unter
www.netdoktor.at

SCHWEIZ

Zahlreiche **Informationen zu sämtlichen Gesundheitsthemen** finden Sie unter
www.gesundheit.ch

Schweizerische Ärztegesellschaft für Homöopathie
www.sahp.ch

Schweizerischer Hebammenverband
www.sage-femme.ch/de

LITERATUR-HINWEISE

ZUM THEMA „HOMÖOPATHIE"

Deutscher Zentralverein homöopathischer Ärzte e. V. Berlin. **Publikationen des DZVhÄ** unter www.dzvhae.com

Dorsci, M. (2001). **Handbuch der Homöopathie** – Geschichte, Theorie, Praxis. München, Bassermann.

Dorsci, M. (2002). **Homöopathie heute.** Ein praktisches Handbuch. Reinbek, rororo Gesundes Leben.

Hahnemann, S. (2005 nach der Ausgabe 1921). **Organon der Heilkunst.** Das Standardwerk der Homöopathie. Wiesbaden, Matrix.

Hirte, M. (2008). **Impfen Pro & Contra:** Das Handbuch für die individuelle Impfentscheidung. München, MensSana.

Jütte, R. (2005). **Samuel Hahnemann. Begründer der Homöopathie.** München, dtv-Taschenbuch.

Mateu i Ratera, M. (2006). **Erste Hilfe durch Homöopathie:** in der Praxis, in der Freizeit und auf Reisen. Greifenberg, Hahnemann Institut.

Renz-Polster, H. & Menche, N. & Schäffler, A. (2008), **Gesundheit für Kinder:** Kinderkrankheiten verhüten, erkennen, behandeln. München, Kösel.

Schmidt, J. M. (2003), **Organon der Heilkunst.** Neufassung mit Systematik und Glossar, textkritische Ausgabe. München, Elsevier.

Trapp, C. (2003). **Homöopathie besser verstehen:** Was sie ist. Wie sie wirkt. Wo sie hilft. Stuttgart, Haug.

Vithoulkas, G. (2005). **Die Praxis homöopathischen Heilens.** München, Elsevier.

Vithoulkas, G. (1979). **Medizin der Zukunft.** Kassel, Wenderoth.

von Ribbeck, J. (2009). **Schnelle Hilfe für Kinder:** Notfallmedizin für Eltern. München, Kösel.

Wettig, J. (2008) **Schicksal Kindheit.** Kindheit beeinflusst das ganze Leben – Fakten statt Mythen – verständlich und klar. Heidelberg, Springer Medizin.

ZUM WEITERLESEN

Aust-Claus, E. & Hammer, P.-M. (2008). **Das ADS-Buch.** Neue Konzentrationshilfen für Zappelphilippe und Träumer. Düsseldorf, Oberstebrink.

Bensel, J. (2009), **Wie Sie Ihr Schreibaby verstehen und beruhigen.** Entlastung für Eltern – Beruhigung fürs Baby. Düsseldorf, Oberstebrink.

Edelmann, K. & Gebauer-Sesterhenn, B. (2010). **Erfolgreich durch die Grundschule.** So können Sie die Schulprobleme Ihres Kindes erkennen und lösen. Düsseldorf, Oberstebrink.

Freund, R. & Fröhlich, W. & Nase, J. (2008). **So helfen Sie Ihrem Kind bei Asthma.** Asthma und Allergien – vorbeugen, erkennen, behandeln. Düsseldorf, Oberstebrink.

Haug-Schnabel, G. (2008). **Wie Kinder sauber werden können.** Was Sie als Eltern wissen müssen, damit das Sauberwerden klappt. Düsseldorf, Oberstebrink.

Haug-Schnabel, G. & Schmid-Steinbrunner, B. (2002). **Wie man Kinder von Anfang an stark macht.** So können Sie Ihr Kind erfolgreich schützen – vor der Flucht in Angst, Gewalt und Sucht. Ratingen, Oberstebrink.

Horsch, H. & Müller, G. & Spicher, H.-J. (2006). **Hoch begabt – und trotzdem glücklich.** Was Eltern, Schule und Kindergarten tun können, damit die klügsten Kinder nicht die Dummen sind. Ratingen, Oberstebrink.

Largo, R. H. (2005). **Babyjahre.** Die frühkindliche Entwicklung aus biologischer Sicht. München, Piper.

Largo, R. H. (2000). **Kinderjahre.** Die Individualität des Kindes als erzieherische Herausforderung. München, Piper.

Liebich, D. (2006). **So klappt's mit dem Familienleben.** Vom Baby bis zur Pubertät: Entwicklungsschritte und Erziehungs-Phasen. Ratingen, Oberstebrink.

Liebich, D. & Garnett-von der Neyen, S. (2007). **Wie Sie Ihr Kind erfolgreich fördern.** So stärken und entwickeln Sie die Kompetenzen Ihres Kindes. Ratingen, Oberstebrink.

Lothrop, H. (2000). **Das Stillbuch.** München, Kösel.

Nase, J. & Nase, B. (2009). **Kinderkrankheiten. Was hat mein Kind? Was kann ich tun? Düsseldorf, Oberstebrink.**

Schloß, M. (Hrsg.) (2006). **Wie Geschwister Freunde werden.** So helfen Sie Ihren kleinen Rivalen, sich zu verstehen und zu vertragen. Ratingen, Oberstebrink.

Weidemann-Böker, P. (2007). **Das neue Ein- und Durchschlaf-Buch.** Die sechs besten Einschlaf-Programme für Kinder – Für jedes Kind die richtige Methode. Ratingen, Oberstebrink.

Die richtigen Eltern-Ratgeber
für die wichtigen Jahre

Entwicklung und Erziehung

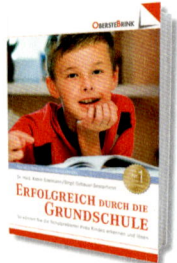

978-3-934333-43-7

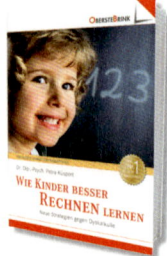

978-3-934333-42-0

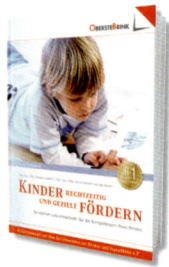

978-3-934333-34-5

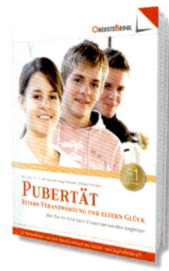

978-3-934333-35-2

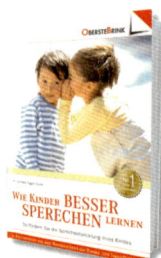

978-3-934333-37-6

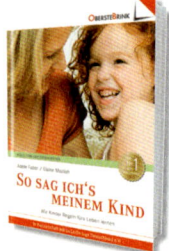

978-3-934333-41-3

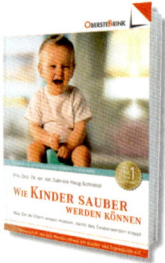

978-3-934333-11-6

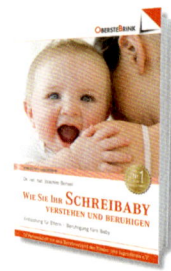

978-3-934333-40-6

Kindergarten und Schule

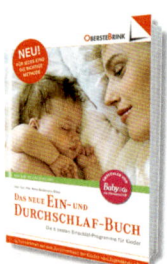

978-3-934333-33-8

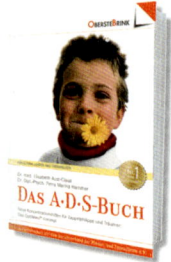

978-3-9804493-6-6

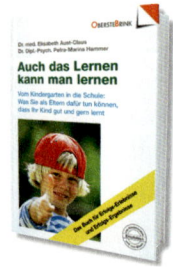

978-3-9804493-2-8

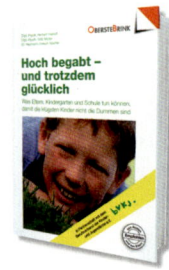

978-3-934333-16-1

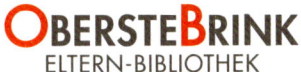

OBERSTEBRINK
ELTERN-BIBLIOTHEK

FAMILIE

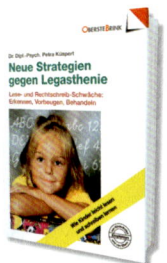

978-3-934333-12-3

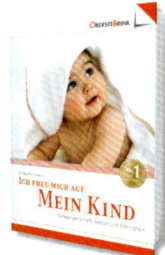

978-3-934333-32-1

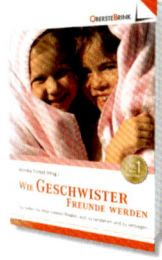

978-3-934333-26-0

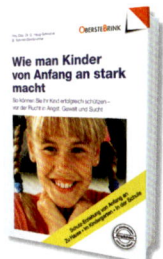

978-3-934333-01-7

GESUNDHEIT

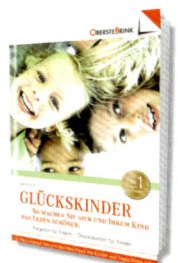

978-3-934333-38-3

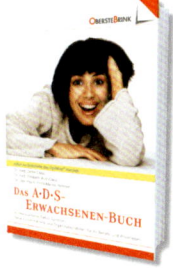

978-3-934333-06-2

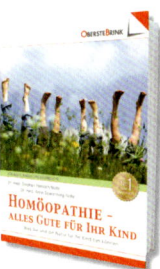

978-3-934333-17-8

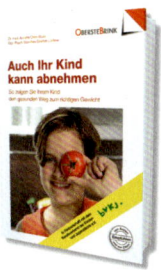

978-3-934333-28-4

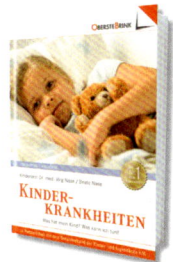

978-3-934333-39-0

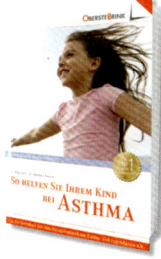

978-3-934333-36-9

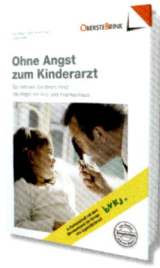

978-3-934333-29-1

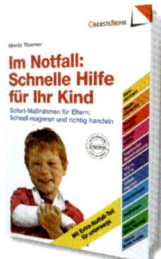

978-3-934333-05-5